B.K.S. IYENGAR

O mais respeitado professor de *yoga* do mundo

# Luz sobre os *Yoga Sūtras* de Patañjali

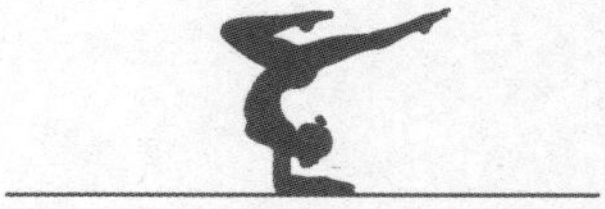

*O livro é a porta que se abre para a realização do homem.*

Jair Lot Vieira

# B.K.S. IYENGAR

# Luz sobre os *Yoga Sūtras* de Patañjali

*Tradução*

**Marcia Neves Pinto**

Procuradora Regional da República aposentada,
com pós-graduação em Tradução Inglês-Português pela Universidade Estácio de Sá (EAD),
é atualmente tradutora e intérprete.
Professora certificada desde 2014 pelo Ramamani Iyengar Memorial Yoga Institute,
em Puna (Índia), estuda regularmente com discípulos diretos de B.K.S. e Geeta Iyengar.
Estuda filosofia do *yoga* com o professor doutor Edwin. F. Bryant (http://www.edwinbryant.org/)
e Prashant Iyengar (*Yoga Sutras* at RIMYI – http://yogasutras-rimyi.blogspot.com/).

*Revisão técnica*

**Filipe Castelo**

Professor certificado desde 2013 pelo Ramamani Iyengar Memorial Yoga Institute
em Puna (Índia), estuda regularmente com discípulos diretos de B.K.S. e Geeta Iyengar.

mantra.

Originally published in the English language by HarperCollins Publishers Ltd. under the title *Light on the Yoga Sutras of Patanjali*


Grafia conforme o novo Acordo Ortográfico da Língua Portuguesa.

1ª edição, 2021.

**Editores:** Jair Lot Vieira e Maíra Lot Vieira Micales
**Coordenação editorial:** Fernanda Godoy Tarcinalli
**Tradução:** Marcia Neves Pinto
**Revisão técnica:** Filipe Castelo
**Preparação de textos:** Lygia Roncel
**Revisão do sânscrito:** Daniel M. Miranda
**Revisão do português:** Brendha Rodrigues Barreto
**Diagramação:** Ana Laura Padovan e Karine Moreto de Almeida
**Projeto gráfico e adaptação de projeto:** Estúdio Design do Livro e Karine Moreto de Almeida
**Índice remissivo:** Ana Laura Padovan e Brendha Rodrigues Barreto
**Capa:** Marcela Badolatto | Studio Mandragora
**Crédito da estampa da capa e do miolo:** KatikaM | iStock by Getty Images

Dados Internacionais de Catalogação na Publicação (CIP)
(Câmara Brasileira do Livro, SP, Brasil)

Iyengar, B. K. S., 1918-2014

Luz sobre os Yoga Sutras de Patañjali / B. K. S. Iyengar ; tradução Marcia Neves Pinto ; revisão técnica Filipe Castelo. – 1. ed. – São Paulo : Mantra, 2021.

Título original: Light on the Yoga Sutras of Patañjali.

ISBN 978-65-87173-04-7 (impresso)
ISBN 978-65-87173-05-4 (e-pub)

1. Evolução espiritual 2. Filosofia indiana 3. Ioga 4. Patañjali, Yogasutras 5. Vida espiritual 6. Yoga I. Castelo, Filipe. II. Título.

21-54156 CDD-181.45

Índice para catálogo sistemático:
1. Yoga : Filosofia oriental : 181.45

Maria Alice Ferreira – Bibliotecária – CRB-8/7964



**mantra.**

São Paulo: (11) 3107-7050 • Bauru: (14) 3234-4121
www.mantra.art.br • edipro@edipro.com.br
@editoraedipro @editoraedipro

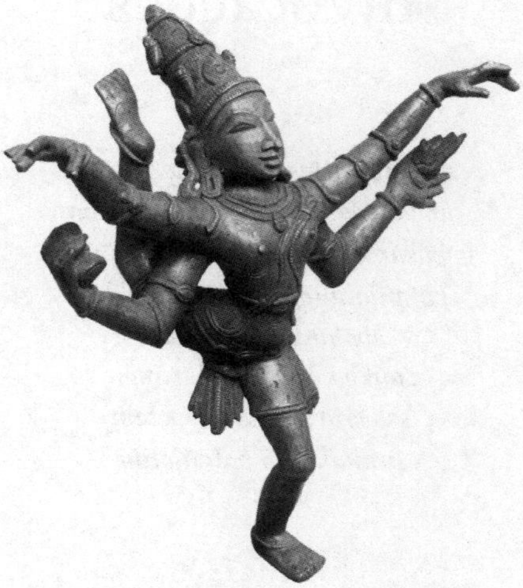

*Este trabalho é minha dádiva*
*ao meu Invisível, Primeiro e Principal* Guru,
*Senhor Patañjali.*

# Invocações

*yogena cittasya padena vācāṁ*
*malaṁ śarīrasya ca vaidyakena*
*yopākarottaṁ pravaraṁ munīnāṁ*
*patañjaliṁ prāñjalirānato'smi*
*ābāhū puruṣākāraṁ*
*śaṅkha cakrāsi dhāriṇam*
*sahasra* śirasaṁ *śvetaṁ*
*praṇamāmi patañjalim*

Inclinemo-nos diante do mais nobre dos sábios, Patañjali,
Que nos ofereceu o *yoga* para serenar e santificar a mente,
A gramática para aclarar e purificar a linguagem,
E a medicina para aperfeiçoar a saúde.
Prostremo-nos ante o sábio Patañjali,
Encarnação de Ādiśeṣa,
Cuja parte superior do corpo tem forma humana,
Cujos braços seguram uma concha e um disco,
E que é coroado por uma serpente de mil cabeças.

Onde há *yoga*, há prosperidade e beatitude conjugada à liberdade.

*yastvāktvā rūopamādyaṁ prabhavati jagato'nekadhānugrahāya*
*prakṣīṇakleśarāśirviṣamaviṣadharo'nekavaktraḥ subhogī*
*sarvajñānaprasūtirbhujagaparikaraḥ prītaye yasya nityaṁ*
*devohīṣaḥ sa vovyātsitavimalatanuryogado yogayuktaḥ*

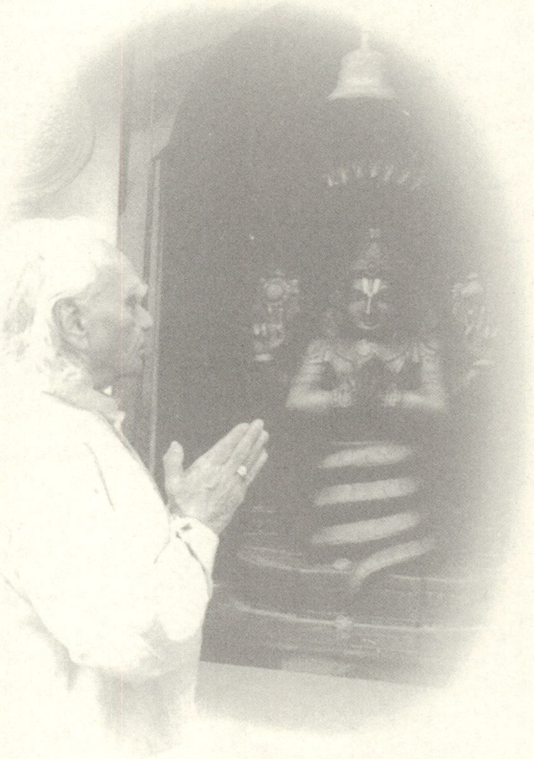

Prostremo-nos diante do Senhor Ādiśeṣa,
que se manifestou na Terra como Patañjali
para agraciar a humanidade com saúde e harmonia.
Saudemos o Senhor Ādiśeṣa,
aquele da miríade de cabeças e bocas de serpente portadoras de venenos nocivos
que foram descartadas quando veio à Terra como o ser de uma única cabeça, Patañjali,
com o objetivo de erradicar a ignorância e banir o sofrimento.
Prestemos nossas reverências a Ele, o depositário de todo o conhecimento,
em meio à Sua comitiva de assistentes.
Oremos ao Senhor cuja forma primordial reluz em branco e puro esplendor,
imaculado no corpo, um mestre de *yoga* que nos concede sua luz
a fim de habilitar a humanidade a repousar na morada do espírito imortal.

# Sumário

Lista de tabelas e diagramas ........ 11

Apresentação da tradução, por *Marcia Neves Pinto* ........ 13
Mensagem do senhor *Yehudi Menuhin* ........ 21
Prefácio, por *Godfrey Devereux*, autor de *Dynamic Yoga* ........ 23
Prefácio à edição brasileira, por *Prashant S. Iyengar* ........ 25

Dicas sobre transliteração e pronúncia ........ 27
Lista de termos importantes no texto ........ 31
Agradecimentos ........ 33
Introdução à nova edição ........ 35
Sobre o *Yoga* ........ 39
Patañjali ........ 41
Os *Yoga Sūtras* ........ 43
Temas dos quatro *pādas* ........ 51
I. *Samādhi pāda* ........ 51
II. *Sādhana pāda* ........ 61
III. *Vibhūti pāda* ........ 72
IV. *Kaivalya pāda* ........ 77

*YOGA SŪTRAS*: Texto, tradução e comentários
Parte Um: ***Samādhi pāda*** ........ 85
Parte Dois: ***Sādhana pāda*** ........ 147
Parte Três: ***Vibhūti pāda*** ........ 213
Parte Quatro: ***Kaivalya pāda*** ........ 281

Epílogo ........ 333
Apêndice I: Chave temática para os *Yoga Sūtras* ........ 337

Apêndice II: Interconexão dos *Sūtras* .......... 341
Apêndice III: Índice alfabético dos *Sūtras* .......... 345
Apêndice IV: *Yoga* em síntese .......... 351
Glossário .......... 361
Índice .......... 395

# Lista de tabelas e diagramas

**Tabelas**


1. Níveis de *sādhaka*, níveis de *sādhana* e estágios de evolução .......... 58
2. Níveis de *sādhakas* e tipos de percepção consciente .......... 118
3. Estágios na purificação de *citta* .......... 134
4. Os estágios de *samādhi* .......... 142
5. Os sete estados da consciência, conforme descritos por Patañjali, Vyāsa e no *Yoga Vasiṣṭha*, e os correspondentes níveis de conhecimento e integração segundo cada autor .......... 180
6. A ordem das transformações de *citta* e *prakṛti* .......... 230
7. Os quatro planos da consciência .......... 238
8. Os elementos e suas propriedades .......... 269


**Diagramas**


1. Estágios de *vairāgya* (desapego) e a involução de *prakṛti* .......... 106
2. As ações do *kriyā yoga* e os caminhos da *Bhagavad Gītā* .......... 151
3. Os cinco *kleśas* (aflições) e o cérebro .......... 153
4. A evolução de *citta* .......... 168
5. A evolução e a involução de *prakṛti* .......... 170
6. Os sete *kośas* (invólucros do corpo) e os estados de consciência correspondentes .......... 179
7. Cosmogonia .......... 352
8. Razões para as flutuações, a emancipação e a libertação absoluta .......... 354
9. O ciclo dos sete estados de percepção consciente e consciência .......... 356
10. A árvore do *aṣṭāṅga yoga* .......... 358

# Apresentação da tradução

*Yoga* é *arte, ciência e filosofia.*
*Ele toca a vida humana em todos os níveis – físico, mental e espiritual.*
*É um método prático para dar significado, utilidade e nobreza à vida. (p. 39.)*
— B.K.S. Iyengar —

A leitura da trilogia *Luz sobre o Yoga*, *Luz sobre o Prāṇāyāma* e *Luz sobre os Yoga Sūtras de Patañjali* é absolutamente indispensável para os praticantes, estudantes e professores de *yoga* no método Iyengar, e enfaticamente recomendada a todos os praticantes, estudantes e professores de *yoga*, no mínimo, em virtude de ser literatura clássica desta disciplina.

Guruji,[1] ao longo de seus 95 anos e cerca de oitenta deles dedicados ao ensino, deixou um legado precioso documentado em muitos livros, traduzidos para dezenas de idiomas e publicados no mundo inteiro, generosamente compartilhando com a humanidade seu aprendizado e sua prática de *yoga*, que se tornou lendária.

É importante assinalar que a versão dos *Yoga Sūtras de Patañjali* do Guruji é bastante diferente das demais, uma vez que não é exatamente uma tradução comentada dos aforismos do sânscrito para o inglês, mas uma interpretação dos ensinamentos de Patañjali derivada da sua vivência de cada linha do texto, fugindo de uma tradução literal, erudita e hermética para a maioria das pessoas. Em suas próprias palavras:

> Cada comentarista baseia suas interpretações em certos pontos ou temas principais, tecendo seus pensamentos, sensações e experiências em torno deles. Minhas próprias interpretações derivam do estudo do *yoga* efetuado por toda a minha vida,

1. Guruji (*guru*, aquele que conduz o discípulo da escuridão da ignorância para a luz do conhecimento, + *ji*, aquele que é muito amado) é o tratamento dado por milhares de praticantes de *haṭha yoga* espalhados por todo o mundo a seu mestre, Bellur Krishnamachar Sundararaja (B.K.S.) Iyengar. Um homem nascido em uma família simples na cidade de Bellur, Índia, em 14 de dezembro de 1918, que os conduziu no caminho do conhecimento através da prática do *yoga* da ação (*karma yoga*) até 20 de agosto de 2014, dia em que sua luz migrou para se tornar mais uma estrela no firmamento.

e das experiências que obtive na prática de *āsana*, *prāṇāyāma* e *dhyāna*. Estes são os aspectos fundamentais do *yoga* que uso para interpretar os *sūtras* da maneira mais simples e direta, sem partir dos significados tradicionais conferidos por sucessivos professores. (Veja p. 43 desta edição.)

Esta é uma tradução dos *sūtras* voltada para os praticantes do *yoga*, escrita de uma forma que possamos compreender e colocar em prática os ensinamentos de Patañjali em toda a sua extensão, ao mesmo tempo em que é um testemunho pessoal de Guruji sobre a plenitude da disciplina do *yoga*, na qual espelhou e centrou sua vida.

## Notas de tradução

Inicialmente, gostaríamos de esclarecer que procuramos manter as palavras utilizadas em sânscrito em sua forma transliterada e adotada nas obras de B.K.S. Iyengar. Eventualmente a grafia da transliteração do original foi alterada propositalmente, com base na vontade do autor, para seguir a grafia contida nos livros mais recentes, manifestada por ocasião da tradução elaborada por nós da obra *Luz sobre o Yoga*.

Esforçamo-nos por padronizar a transliteração para evitar ocorrências de diversas grafias para um mesmo termo, conferindo ao presente livro certa unidade no uso de diacríticos, para tanto consultando as obras mencionadas na seção *Referências bibliográficas utilizadas nesta tradução* e dicionários[2].

Embora em sânscrito se escrevam termos compostos unidos, como se pode ver na transliteração dos *sūtras*, Guruji muitas vezes escolheu grafá-los separadamente para efeitos didáticos, mantendo a morfologia e a declinação das palavras compostas quando as separou. Como exemplo vemos as palavras compostas com *ātman* (tema), cujo nominativo singular é *ātmā*, mas que, quando empregada em termos compostos, escreve-se *ātma-*, como em *ātma bhāva, ātma bīja, ātma darśana, ātma jñāna, ātma jyoti*.

Ainda em prol da coerência interna, buscamos utilizar a forma temática (ou "absoluta") dos substantivos e adjetivos em vez da desinência do nominativo singular, conforme o próprio autor fez com, por exemplo, *yogin*, *jñānin*, *bhaktam*, *paravairāgin* e *ātman*, salvo quando empregadas em termos compostos em um só sintagma, onde as alterações consonanto-vocálicas eventualmente modificam a morfologia.

Apesar do sânscrito não indicar o plural com "s", o autor empregou a desinência "s" para os plurais em vez de grafar o plural em sânscrito, por exemplo: *Vedas* em vez de *Vedāḥ*, *Upaniṣads* em vez de *Upaniṣadaḥ*, *kośas* em vez de *kośāḥ*, *cakras* em vez de *cakrāḥ*, *nāḍīs* em vez de *nāḍyaḥ*. E, onde não o fez, acrescentamos o "s" nas frases em que foi necessário preservar as regras de concordância nominal do nosso idioma.

---

2. *Monier-Williams Sanskrit-English Dictionary* (1899) e *Apte Practical Sanskrit-English Dictionary* (1890), considerados autoridades nos estudos de sânscrito, digitalizados pelo Departamento de Indologia da Universidade de Colônia (Alemanha) e transliterados conforme o sistema IAST (*International Alphabet of Sanskrit Transliteration*), entre outros disponíveis em edição digital.

Com referência à concordância nominal, adotamos o gênero dos substantivos na forma como designados em sânscrito, empregando o gênero masculino quando o gênero da palavra é neutro, para tanto consultando diversos dicionários.

O sânscrito não tem letras maiúsculas. Portanto, somente as mantivemos nos nomes próprios, títulos de obras ou inícios de frase. Entretanto, o autor parece diferenciar *Puruṣa* (em maiúscula) de *puruṣa* (em minúscula), o primeiro representando uma entidade especial e distinta – o Senhor (Deus) – e o segundo representando o ser interior. Similarmente, o autor propõe uma distinção entre "o Si-mesmo" (*Ātman*) e o "si-mesmo" (*ātman*). Nesses casos, preservamos o uso de maiúsculas ou minúsculas, tal como no original.

Durante o trabalho de tradução, tomamos a liberdade de adicionar ao texto algumas notas explicativas que tanto se referem a justificativas das escolhas lexicais empregadas, quanto a questões de cunho filosófico e hinduísta. O objetivo de tais notas foi sempre fornecer ao leitor algum auxílio para o enfrentamento da complexidade do texto e contextualização da cultura indiana.

Por fim, tendo em vista o movimento de tradutores e escritores em benefício do uso da linguagem inclusiva, buscamos adotá-la sempre que foi possível, por exemplo, substituindo "marido" e "mulher" por "cônjuge", "homem" por "pessoa", "homens" por "seres humanos", "*yogī*" por "*yogin*", motivo pelo qual padronizamos o uso de *yogin* (a não ser que a distinção entre *yogī* e *yoginī* faça parte da narrativa) etc.

**Traduzindo a tradução**

Guruji procurou expressar o significado dos termos sânscritos em inglês, oferecendo-nos um glossário de verbetes, conquanto muitas das palavras em sânscrito não encontrem correspondência em outro idioma. Buscamos traduzir as palavras para o português em sua acepção no contexto da obra, procurando encontrar o significado mais próximo possível e recorrendo a notas de tradutor para explicitar a acepção em que tais palavras foram empregadas, quando o próprio autor não o fez. Para tanto, consultamos extensamente as obras do próprio B.K.S. Iyengar, de seu filho Prashant Iyengar, e também outras fontes listadas na seção *Referências bibliográficas utilizadas nesta tradução*, assim como nas sessões ocorridas no *Ramamani Iyengar Memorial Yoga Institute* (RIMYI), em Puna, Índia, conduzidas por Srineet Sridharan e Prashant Iyengar.[3]

Quando traduzimos textos de *yoga darśana*, parece indispensável buscar não a tradução mais frequente de uma palavra, mas a que realmente corresponde ao significado e à significação do texto original, se outra indicação não é dada pelo autor. Algumas vezes se fez necessário buscar uma composição de palavras a fim de demonstrar a sutileza dos diferentes níveis de desenvolvimento. Exemplo disso é o

3. *Learning the Yoga Sūtras with Clarity and Rigour*. (Disponível em: http://yogasutras-rimyi.blogspot.com/2018/10/. Acesso em: 20 jan. 2021.)

emprego da palavra "*awareness*", que tanto pode significar atenção, percepção, percepção consciente ou consciência, todos estágios diferentes da consciência no *yoga*. "Percepção consciente" é um exemplo de expressão cunhada para indicar que, naquele trecho, a palavra inglesa "*awareness*" aponta o estágio no qual a consciência não se limita a estar consciente do que pode perceber, mas também está consciente da sua própria percepção, e percebe a si mesma. É o momento em que a atenção se converte em percepção consciente e antecede à consciência pura.

Prosseguindo no tema da evolução da consciência, na seção *O estudo da consciência* (veja p. 54 desta edição), Guruji explica que, *antes de descrever os princípios do* yoga, *Patañjali fala sobre a consciência e a contenção de seus movimentos.* Aqui Guruji faz uma distinção entre "*consciousness*" e "*conscience*" que, em português, são a mesma palavra: consciência. Mais adiante ainda acrescenta "*conscientiousness*", tornando-se imprescindível encontrar uma palavra que traduza apropriadamente cada uma delas.

Para elucidar a questão, buscamos auxílio em outras obras do autor, nas quais leciona que o corpo mental possui vários componentes, sendo eles: a mente (*manas*), a inteligência (*buddhi*), a individualização ou ego (*ahaṁkāra*) e a personificação (*ahaṁ-ākāra*),[4] a conscienciosidade (*dharmendriya*)[5] e o si-mesmo (*ātman*), todos compondo *antaḥkaraṇa*,[6] o princípio pensante ou consciente. Ainda segundo o autor (veja *sūtra I.2*):

> O princípio pensante ou consciência íntima (*antaḥkaraṇa*) conecta o princípio motivador da natureza (*mahat*) com a consciência individual, a qual pode ser considerada como um fluido envolvendo o ego (*ahaṁkāra*), a inteligência (*buddhi*) e a mente (*manas*).

Assim, elegemos como tradução para "*antaḥkaraṇa*" as expressões "princípio pensante" ou "consciência íntima", aquela que incorpora os princípios éticos e morais, deste modo diferenciando-a da consciência relativa a *citta*, que é a consciência discriminativa, "*conciousness*" no original, e "conscienciosidade" para "*conscientiousness*", que significa ser consciencioso, meticuloso, cuidadoso.

O autor emprega a palavra inglesa "*soul*" diversas vezes e em diferentes contextos, sendo a tradução mais comum para a palavra sânscrita "*ātman*". Iyengar dedicou um subcapítulo ao significado de "alma" no contexto desta obra (veja *O que é a alma?*,

---

4. Quando *ahaṁkāra* é tomada como uma só palavra, significa o ego ou o agente (*I-maker*). Se a mesma palavra é separada, *ahaṁ-ākāra* (*I-ness*), é nada menos que o *puruṣa* sem forma transformado em um ser personificado (*sākāra*: साकार, ter forma). Para mais informações, consulte: *Core of the Yoga Sūtras*, p. 51, veja seção *Referências bibliográficas utilizadas nesta tradução*.
5. *Dharmendrya* corresponde à consciência íntima do dever, a ser mais que côncio, ser consciencioso, isto é, regido pela própria consciência.
6. *Yaugika Manas*, p. 34-35, veja seção *Referências bibliográficas utilizadas nesta tradução*.

em "Temas dos quatro *pādas*", *Samādhi pāda*, p. 51). O *sūtra II.20* deixa claro que *ātman*, *puruṣa* e si-mesmo são uma só e única entidade, a consciência pura.

A expressão "aquele que vê" foi adotada para traduzir a palavra "*seer*", também traduzida como "vidente" em algumas ocorrências, porque Patañjali usa o genitivo da palavra *draṣṭḥ*, aquele que vê, literalmente (da raiz *dṛṣ*: ver). Todavia, vale notar que por "ver" Patañjali não se refere à faculdade da visão (*draṣṭṛtva*), manifestada por meio dos olhos, mas a uma metáfora para a consciência em si, que vê no sentido de ter percepção consciente.[7] *Śrī* T. Krishnamāchārya, em seu comentário ao *sūtra I.23*,[8] diz que *draṣṭṛ* é aquele que percebe e auxilia na percepção. Portanto, embora a palavra seja "ver", na tradição do *yoga* aquele que vê é *puruṣa*, *ātman*, o si-mesmo, a consciência pura, que vê por meio da consciência.

"*Realization*" é outra palavra largamente utilizada na obra e com diferentes significados, dependendo do contexto em que foi empregada: concretizar, realizar, conquistar, perceber ou revelar, esta última quando "*realization*" está empregada como tradução de "*sākṣātkaraṇa*". Prashant Iyengar, em comentário ao *sūtra I.9*,[9] esclarece que a palavra "*realization*" é usada como tradução para "*sākṣātkaraṇa*", que não significa conhecer, realizar ou concretizar, mas "ver diretamente com nossos próprios olhos e mente" (veja *Glossário*). De fato, como se pode notar por meio da leitura do livro, "*realization*" foi empregada com o significado de *(1)* se tornar plenamente consciente de algo como um fato ou *(2)* conquistar algo desejado ou antecipado.[10] Deste modo, empregamos a palavra "revelação", que significa tanto deixar ver quanto fazer conhecer o que era ignorado ou secreto para a primeira acepção, "conquista" para a segunda, e "realização" ou "concretização" para as demais situações.[11,12]

Neste sentido, no comentário ao *sūtra I.3*, Guruji diz:

> Quando as ondas de consciência são serenadas e silenciadas, não podem mais distorcer a verdadeira expressão da alma. Revelado em sua própria natureza radiante, aquele que vê reside em sua própria grandeza.

---

7. Edwin F. Bryant, *The Yoga Sūtras of Patañjali*, comentário ao *sūtra I.3*, p. 22, veja seção *Referências bibliográficas utilizadas nesta tradução.*
8. Disponível em: https://yogastudies.org/sutra/yoga-sutra-chapter-1-verse-23/. Acesso em: 20 jan. 2021.
9. A tradução encontra apoio, ainda, no livro de Edwin F. Bryant, *Bhagavata Puraṇa, The Tale and Teachings of Lord Brahmā, The Primordial Yogī* (Livro II, capítulo 9, versos 4 e 9; e Livro III, capítulo 8, verso 22), do qual se apreende que: podemos perceber nosso *ātman*, mas Deus, Bhagavān, só pode ser conhecido pela revelação.
10. Disponível em: https://www.urbandictionary.com/define.php?term=realization. Acesso em: 20 jan. 2021.
11. Disponível em: https://dictionary.cambridge.org/pt/dicionario/ingles-portugues/realization. Acesso em: 20 jan. 2021.
12. Disponível em: https://dicionario.priberam.org/revela%C3%A7%C3%A3o. Acesso em: 20 jan. 2021.

*"Self"* é outra palavra cuja tradução se fez necessária, tendo em vista a especificidade de seu emprego. O termo *"self"* admite variados significados, contudo, no contexto dessa obra, Iyengar define a acepção em que é empregado no texto quando disserta sobre *samādhi pāda*, nos "Temas dos quatro *pādas*" (veja p. 51). Nesta tradução empregamos o termo "si-mesmo" para designar a "entidade individual" que é o *"self"*.

Por fim, embora o novo acordo ortográfico tenha decretado a inexistência do hífen com o elemento "não", quando advérbio de negação ou fazendo papel de prefixo, mantivemos o hífen onde o autor o empregou para indicar um comportamento específico, em prol da clareza,[13] sempre que achamos que fazia mais sentido no texto e a fim de destacar distinções, como no caso da tríade "apego", "não-apego" e "desapego", no qual o "não-apego" é descrito como *um passo em direção ao desapego, entre o apego e o desapego, e o* sādhaka *precisa cultivá-lo antes de pensar em renúncia* (p. 57). Ou ainda, em "específico", "não-específico" e "inespecífico"; ou mesmo em "não-violência", porque o uso do hífen reforça o grau de intensidade ou de estágios, e reproduz o estilo do autor.

*Marcia Neves Pinto*
Professora certificada em
Iyengar Yoga por RIMYI

---

13. Fundamentados em http://www.linguabrasil.com.br/mural-consultas-detail.php?i=4772&busca=. Acesso em: 20 jan. 2021.

**Referências bibliográficas utilizadas nesta tradução**

Arieira, Gloria. *O yoga que conduz à plenitude – Os Yoga Sūtras de Patañjali*. Rio de Janeiro: Sextante, 2017.

Bryant, Edwin F. *Bhakti Yoga, The Tales and Teaching of the Bhagavata Puraṇa*. New York: North Point Press, 2017.

Bryant, Edwin F. *The Yoga Sūtras of Patañjali*. New York: North Point Press, 2009.

Grimes, John. *A Concise Dictionary of Indian Philosophy*. Varanasi: Indica, 2009.

Iyengar, B.K.S.[14] *Core of the Yoga Sūtras – The Definitive Guide to the Philosophy of Yoga*. London: Harper Thorsons, 2013.

Iyengar, B.K.S. *Light on Aṣṭāṅga Yoga*. New Delhi: Alchemy, 2008.

Iyengar, B.K.S. *Light on Prāṇāyama – The Yogic Art of Breathing*. New York: The Crossroad Publishing Company, 2009.

Iyengar, B.K.S. *Lumière sur les Yoga Sūtras de Patañjali*. Paris: Buchet-Chastel, 2012.

Iyengar, B.K.S. *Luz sobre los Yoga Sūtras de Patañjali*. Barcelona: Editorial Kairós, 2018.

Iyengar, B.K.S. *Luz sobre o Prāṇāyāma*. São Paulo: Mantra, 2021.

Iyengar, B.K.S. *Luz sobre o Yoga*. São Paulo: Pensamento, 2016.

Iyengar, B.K.S. *Patañjala Yoga Sūtra Paricaya – Introduction of Patañjala Yoga Sutras*. New Delhi: Mojarji Desai National Institute of Yoga, 2011.

Iyengar, B.K.S. *Yaugika Manas*. New Delhi: Alchemy, 2010.

Iyengar, Prashant. *Ashtanga Yoga of Patanjali (Philosophy, Religion Culture, Ethos and Practice)*. New Delhi: New Age Books, 2016.

Iyengar, Prashant. *Light on Vyasa Bhashya*. Pune: RIMYI, 2017.

Johnson, W. J. *Dictionary of Hinduism*. New York: Oxford University Press, 2009.

Larson, Gerald James; Bhattacharya, Ram Shankar. *Encyclopedia of Indian Philosophies*, v. XII, *Yoga: India's Philosophy of Meditation*. Delhi: Motilal Banarsidass Publishers, 2008.

Mallison, James; Singleton, Mark. *Roots of Yoga*. UK: Penguin Classics, 2017.

Tola, Fernando; Dragonetti, Carmen. *Filosofía de la India*. Barcelona: Editorial Kairós, 2014.

White, David Gordon. *The Yoga Sutra of Patanjali – A Biography, Lives of Great Religious Books*. UK: Princeton University Press, 2014.

Zimmer, Heinrich. *Filosofias da Índia*. São Paulo: Palas Athena, 2008.

14. Para ver todas as obras de B.K.S. Iyengar, consulte: http://bksiyengar.com/modules/Referen/Books/book.htm. Acesso em: 20 jan. 2021.

# Mensagem do senhor Yehudi Menuhin

É um feito notável e um tributo à continuidade do empenho humano que hoje, cerca de 2.500 anos após o *yoga* ter sido descrito pela primeira vez pelo renomado Patañjali, seu legado vivo seja comentado e apresentado ao mundo moderno por um dos maiores expoentes do *yoga* atual, meu próprio professor, B.K.S. Iyengar.

Não há muitas artes, ciências e perspectivas práticas sobre o aperfeiçoamento do corpo, da mente e do espírito humanos que tenham sido praticados por tão longo tempo, sem se vincular a um credo ou catecismo religioso particular. *Qualquer um* pode praticar *yoga*, e esta contribuição importante para a história do *yoga* e sua validade atual é para todos.

*Yehudi Menuhin*

# Prefácio

Os *Yoga Sūtras* de Patañjali são a bíblia do *yoga*. Contudo, nas mãos dos estudiosos e acadêmicos, sua inacessibilidade deixou os praticantes de *yoga* à deriva, sem mapa nem bússola. A tradução de B.K.S. Iyengar, baseada em mais de cinquenta anos de prática e ensino dedicados e bem-sucedidos, é única em sua relevância e utilidade para praticantes de *yoga* contemporâneos. A profundidade de sua prática e de sua compreensão brilham através da sua elucidação dos *sūtras*, frequentemente concisos e obscuros. A habilidade de Iyengar em esclarecer Patañjali em termos pragmáticos é uma extensão da sua explanação sobre a sutileza e a integridade da prática de *yoga*. Isso é mais evidente na rigorosa precisão com que ele entende e articula o corpo nas posturas de *yoga*. Entretanto, vai mais além e mais fundo que isso. Em sua investigação singular do alinhamento, Iyengar não apenas revela a necessidade terapêutica da integridade estrutural no corpo, mas também seu sutil e igualmente necessário impacto no fluxo de energia e consciência na mente.

O que Iyengar provou, para aqueles desejosos de testarem isso em si próprios, é que a aparente divisão entre matéria e espírito, corpo e alma, e físico e espiritual é somente isso: aparência. Por meio de sua insistência sobre a integridade estrutural, ele abriu a porta da espiritualidade para milhões de pessoas, para as quais, de outro modo, a mente jamais iria desistir de suas sutilezas. Aqui, em sua apresentação de Patañjali, tal porta está escancarada. Isto está especialmente claro, mesmo para o estudante menos provido de mente acadêmica, nas suas interpretações profundas e práticas dos *sūtras* relacionadas com os *āsanas* e *prāṇāyāmas*. Aqui, particularmente, a genialidade de Iyengar surge como uma grande dádiva ao esclarecimento e um *insight* que podem somente aprofundar a compreensão e apoiar a prática de qualquer estudante interessado.

A incomparável experiência de Iyengar, na qualidade de um indiano professor de ocidentais, combinada com sua experiência como brâmane[15] e membro de uma linhagem genuína da tradição do *yoga*, confere à sua perspectiva a autoridade e a autenticidade que, muito frequentemente, não estão presentes. Ela oferece a inter-

15. Palavra em português para *brāmaṇa*, que se refere a um membro da primeira casta, a sacerdotal. (N.T.)

pretação lúcida e pragmática das percepções e sutilezas do *guru* originário do *yoga*. Praticar *yoga* sem a profunda e panorâmica cartografia interna dos *Yoga Sūtras* é estar à deriva em um oceano problemático e potencialmente perigoso. Usar este mapa sem a bússola da experiência profunda e qualificada de Iyengar é deixar alguém em desvantagem desnecessariamente. Nenhum praticante de *yoga* deveria ficar sem este trabalho clássico e precioso.

*Godfrey Devereux*,
autor de *Dynamic Yoga*[16]

16. Sem tradução para o português. (N.T.)

# Prefácio à edição brasileira

Estou grato e em débito com a *Associação Brasileira de Iyengar Yoga* (ABIY), a tradutora, o revisor e a editora brasileira por publicar *Luz sobre os Yoga Sūtras de Patañjali*, do Yogacharya B.K.S. Iyengar. Os dedicados estudantes do Brasil já conseguiram traduzir e obter a publicação de outras obras de Guruji, tais como *A Árvore do Yoga*, *Luz sobre o Yoga*, *Luz sobre o Prāṇāyāma*, *Luz sobre a Vida*, *A sabedoria e a prática da Ioga* e *A Luz da Ioga – Conciso.*

Os entusiastas do *yoga* de língua portuguesa desejarão fortemente este livro, o qual é um texto fundamental para o *yoga* e a prática de filosofia.

Posso imaginar o trabalho árduo por trás desta obra. Nenhum louvor é suficiente.

*Prashant S. Iyengar*
Puna, Índia

# Dicas sobre transliteração e pronúncia

O sânscrito é uma língua indo-europeia antiga e é o idioma das escrituras indianas consideradas eternas. Elas eram recitadas ou cantadas em sânscrito milhares de anos atrás, e ainda hoje são.

A própria palavra "sânscrito" significa perfeito, aperfeiçoado, literário, polido. É uma língua altamente organizada, com uma gramática complexa. Entretanto, algumas obras são escritas de uma forma mais simples, não sendo tão difícil para nós compreendê-las. Pertencem a esse tipo de trabalho a *Bhagavad Gītā*, as *Upaniṣads* e, também, os *Yoga Sūtras de Patañjali*.

As letras sânscritas, tanto vogais quanto consoantes, estão dispostas consecutivamente de acordo com o órgão que as pronuncia, começando com a garganta (gutural), então o palato (palatal), seguidas de um grupo de sons denominado cerebral (a moderna "retroflexão", que pode não ter pertencido originalmente ao grupo indo-europeu), então a dental e a labial. Depois destas, seguem-se as semivogais, as sibilantes e as totalmente aspiradas. Filólogos deram diversos nomes a estes sons, mas estamos dando-lhes o significado equivalente aproximado de seus significados em sânscrito.

Estas classificações aplicam-se a vogais e consoantes.

Segue-se uma lista de vogais que inclui ditongos, anasalados (semissom de "n") e aspirados (som do "h"). As vogais são curtas ou longas, e os ditongos são longos. O som aspirado repete a vogal que lhe precede (por exemplo: aḥ = aha, iḥ = ihi etc.).

| **PRONÚNCIA**[17] | | **PRONÚNCIA** | |
|---|---|---|---|
| a | como em m**a**pa | ā | como em **á**lamo |
| i | como em f**i**ta | ī | como em f**í**sica |
| u | como em m**u**ro | ū | como em **ú**nico |
| ri/ru | como em po**r**ta ("r" caipira) | rī/rū | como em po**r**ta ("r" caipira mais longo) |

17. Sendo necessário identificar os sons, tomamos a liberdade de buscar palavras em português com som fonético aproximado, em vez de traduzirmos para o português as palavras contidas no original em inglês, no intuito de obtermos maior clareza. Para tanto, contamos com o auxílio prestimoso de Ramiro Murillo, a quem agradecemos. (N.T.)

| | | | |
|---|---|---|---|
| e | como em g**e**ma (ê) | ai | como em g**ai**ta |
| o | como em g**o**ma (ô) | au | como em m**au** |
| aṁ | como em be**m** (anasalado) | aḥ | como em b**arra**ca ("r" carioca) |

A seguir, encontram-se as consoantes e semivogais. Os primeiros cinco grupos consistem em: *I)* a principal consoante forte, *II)* sua forma aspirada, *III)* a consoante suave correspondente, *IV)* sua forma aspirada e *V)* sua consoante anasalada.

| GRUPO | CONSOANTES | PRONÚNCIA |
|---|---|---|
| I Gutural | k | **c**asa |
| | kh | *ban**k-h**oliday* |
| | g | **g**ato |
| | gh | *do**gh**ouse* |
| | ṅg | ma**n**ga |
| II Palatal | ch | **tch**au |
| | chh | **tch**eco[18] |
| | j | a**dj**etivo |
| | jh | *he**dgeh**og* |
| | ñ | ma**nh**ã |
| III Cerebral[19] | ṭ | **t**aco |
| | ṭh | ***at h**ome* |
| | ḍ | **d**ata |
| | ḍh | *har**dh**eaded* |
| | ṇ | a**n**o |
| IV Dental | t | **t**aco |
| | th | ***at h**ome* |
| | d | **d**ata |
| | dh | *kin**dh**earted* |
| | n | **nu** |
| V Labial | p | **p**au |
| | ph | ***u**p**h**old* |
| | b | **b**om |
| | bh | *a**bh**or* |
| | m | **m**el |

18. O "h" é mais forte, como em "*church*" no inglês. (N.T.)

19. As consoantes cerebrais (retroflexas) não possuem correspondente em nenhum idioma latino anglossaxônico. São dados exemplos aproximados, devendo-se incluir o movimento da língua retroflexa. Para se entender este movimento, imite o "r" caipira e perceba o movimento retroflexo da língua, tocando a ponta no palato mole. Assim, o "ṭ" é como o "t", porém com a língua retroflexa. (N.T.)

| | | |
|---|---|---|
| VI Semivogais | y | **i**ate |
| | r | ca**r**o |
| | l | **l**á |
| | v | **v**éu |
| VII Sibilantes | ś | **ch**á (palatal) |
| | ṣ | ro**x**o (cerebral) |
| | s | **s**al |
| VIII Aspiradas | h | **r**omã |

Deve-se observar o seguinte:

1. O som do "h" nas consoantes aspiradas deve ser sempre pronunciado.
2. Para pronunciar os sons do grupo "cerebral", a língua se enrola para trás, tocando o céu do palato com a parte de baixo da ponta da língua.
3. O grupo dental é semelhante ao português, só que a língua toca a parte de trás dos dentes quando pronuncia os sons.
4. Há algumas variações locais de pronúncia.
5. Um traço oblíquo debaixo de uma consoante assinala que ela é pronunciada sem a vogal que lhe é intrínseca.

As letras juntam-se para formar um silabário e, também, para formar "conjuntos" de consoantes em combinações variadas.[20]

20. Por exemplo: em "*prāṇa*", "p" e "r" se juntam como em "primo". (N.T.)

# Lista de termos importantes no texto

Ao longo dos *Yoga Sūtras* vemos repetir-se a referência e a discussão de alguns termos e conceitos especialmente importantes. O leitor que não está familiarizado com a filosofia do *yoga* ou com o sânscrito pode encontrar auxílio na pequena lista desses termos vitais a seguir. No glossário encontra-se uma lista completa de palavras em sânscrito com sua equivalência em português.

| | |
|---|---|
| *yoga* | união do corpo, da mente e da alma com Deus. |
| *aṣṭāṅga yoga* | oito aspectos do *yoga* descritos por Patañjali como: |
| *yama* | restrições do comportamento. |
| *niyama* | observâncias espirituais. |
| *āsana* | assento, postura, prática de posturas. |
| *prāṇāyāma* | expansão da energia vital por meio do controle da respiração. |
| *pratyāhāra* | retração dos sentidos. |
| *dhāraṇā* | concentração. |
| *dhyāna* | meditação. |
| *samādhi* | completa absorção. |
| *saṁyama* | integração (de *dhāraṇā*, *dhyāna* e *samādhi*). |
| *citta* | consciência, composta dos três seguintes aspectos: |
| *manas* | mente. |
| *buddhi* | inteligência. |
| *ahaṁkāra* | ego. |
| *asmitā* | senso de individualidade. |
| *vṛttis* | ondas de pensamento. |
| *nirodha* | controle, contenção, cessação. |
| *abhyāsa* | prática. |
| *vairāgya* | renúncia, desapego. |
| *sādhana* | prática, disciplina na busca de um resultado. |
| *sādhaka* | praticante, aspirante. |

| | |
|---|---|
| *dharma* | ciência do dever, observância dos deveres. |
| *kośa* | invólucro, camada. |
| *kleśa* | aflição. |
| *avidyā* | ignorância, falta de conhecimento espiritual, origem de todas as aflições. |
| *duḥkha* | sofrimento, pesar. |
| *karma* | ação e seu resultado; lei universal de causa e efeito. |
| *jñāna* | conhecimento, sabedoria. |
| *bhakti* | devoção. |
| *saṁskāra* | impressões subliminares. |
| *prāṇa* | força vital, energia vital, alento. |
| *pāda* | parte, quarta parte, capítulo. |
| *puruṣa* | a alma, aquele que vê. |
| *prakṛti* | natureza. |
| *mahat* | o grande princípio da natureza, inteligência cósmica. |
| *guṇas* | as características da natureza: |
| *sattva* | luminosidade. |
| *rajas* | vibração. |
| *tamas* | dormência, inércia. |
| *kaivalya* | liberação, emancipação. |
| Īśvara | Deus. |
| *ātman* | o espírito individual, aquele que vê, alma. |
| Brahman | O Espírito Universal, Alma. |

# Agradecimentos

Primeiramente, quero expressar minha gratidão ao meu estimado amigo, o falecido senhor Gerald Yorke, leitor da Allen & Unwin, que originalmente publicou *Luz sobre o Yoga* e *Luz sobre o Prāṇāyāma*. Ele ensinou-me enormemente sobre a redação de livros por meio de sua colaboração nesses trabalhos anteriores. Nas admoestações sobre meu estilo, o senhor Yorke era tão contundente quanto meu *guru*, *śrī* T. Krishnamāchārya, era acerca do meu *yoga*.

Embora eu fosse um professor com trinta anos de experiência, nunca havia tentado escrever sequer um artigo sobre *yoga*. Ademais, meu inglês naquela época não era bom. A minha primeira tentativa de escrever foi *Luz sobre o Yoga*, que se converteria em um livro-texto[21] padrão.

Na primeira vez em que ele viu minhas seiscentas estranhas fotografias em conjunto com o texto, impressionou-se com as ilustrações e as explicações. Ele reconheceu a qualidade e a originalidade da parte técnica, mas achou que a seção introdutória estava cheia demais de alusões literárias e precisava de notas explicativas.

"Você deve reescrever e trazer a introdução para o nível da parte prática ou jamais verá o livro publicado", disse-me. "Não há dúvida com relação às suas técnicas diretas, você é um professor de primeira qualidade, mas como escritor, você tem *tudo* por aprender."

Gerald Yorke assumiu o imenso trabalho de dar-me orientações para reescrever o texto harmonizando ritmo e estilo, bem como dando homogeneidade ao livro. Seu encorajamento foi minha pedra de toque, o que me estimulou a expressar meus pensamentos da forma mais exata e precisa possível. Desde então, eu o considero meu "*guru* literário".

Quando estava na Inglaterra nos anos 1980, encontrei-o com o manuscrito de *The Art of Yoga*. Afirmando não ter conhecimento algum de arte, e diante de seu interesse por filosofia, sugeriu que, em vez disso, escrevesse sobre os *Yoga Sūtras* de Patañjali, prometendo me ajudar. Entretanto, ao partir, disse-me: "Deixe *Art of Yoga* comigo, que vou dar uma olhada". Poucos dias depois de ter retornado à minha casa, enviou-me de volta o manuscrito dizendo que talvez não vivesse o suficiente para

21. Livro adotado nas escolas como texto básico para determinada disciplina. (N.T.)

vê-lo finalizado. Sua premonição infelizmente se cumpriu, já que recebi o manuscrito no mesmo dia em que ele deixou a Terra.

Deste modo, este trabalho é fruto da iniciativa dele, combinada com a subsequente insistência dos meus alunos. Que este trabalho possa preencher todas essas expectativas.

Devo meus agradecimentos também à senhora Shirley D. French e à minha filha Geeta, por analisarem todo o manuscrito e suas valiosas sugestões.

Sou grato a *śrī* C. V. Tendulkar por redatilografar muito pacientemente o manuscrito diversas vezes, e ao meu aluno senhor Patxi Lizardi, da Espanha, por datilografar elegantemente, e com grande devoção e estilo, a cópia final. Meus agradecimentos também são devidos à senhora Silva Mehta, pela leitura das provas.

Finalmente, gostaria de agradecer meus amigos e alunos, senhora Odette Plouvier e senhor John Evans, por sua ajuda para completar este trabalho. A senhora Plouvier generosamente permitiu longas estadias de John em Puna, onde ele pôde corrigir meu inglês e oferecer sugestões úteis para a apresentação do trabalho. Tê-lo por perto me auxiliou a formular minhas ideias e a trazer à vida aspectos dos *sūtras* que, de outro modo, poderiam ter permanecido pendentes. Sou grato a ambos por sua ajuda.

Expresso minha gratidão a Julie Friedeberger pelo cuidado empregado ao editar o livro, mantendo meu estilo e tom.

Sou também muito grato à HarperCollins Publishers por publicar e apresentar meu trabalho para o público de todo o mundo.

Ao finalizar estes agradecimentos, rogo para que Patañjali abençoe os leitores, de modo que os raios luminosos do *yoga* possam penetrá-los e alcançá-los, e que o equilíbrio e a paz fluam neles como um rio perene flui para o mar da sabedoria espiritual.

# Introdução à nova edição

Expresso minha gratidão à Thorsons por trazer minha *Luz sobre os Yoga Sūtras de Patañjali* nesta nova e atrativa concepção, como um deleite, não somente para os olhos físicos, mas também para os olhos intelectuais e espirituais.

Como uma alma mortal, é um pouco embaraçoso para mim, com minha inteligência limitada, escrever acerca da obra imortal de Patañjali sobre a disciplina do *yoga*.

Se considerarmos Deus como a semente de todo o conhecimento (*sarvajña bijan*), Patañjali é o conhecedor de tudo, de toda a sabedoria (*sarvajñan*), de todo o conhecimento. A terceira parte de seu *Yoga Sūtras* (o *vibhūti pāda*) deixa claro que devemos respeitá-lo como um conhecedor de todo o conhecimento e uma personalidade versátil.

É impossível, mesmo para mentes sofisticadas, compreender plenamente o conhecimento que ele detinha. Nós o encontramos falando sobre uma enorme variedade de disciplinas – arte, dança, matemática, astronomia, astrologia, física, química, psicologia, biologia, neurologia, telepatia, educação, teorias do tempo e da gravidade – com um conhecimento espiritual divino.

Ele era um perfeito mestre em energia cósmica; conhecia os centros de energia prânica[22] no corpo; sua inteligência (*buddhi*) era limpa e clara como um cristal, e suas palavras revelam o ser perfeitamente puro que era.

Os *sūtras* de Patañjali usufruem de sua grande versatilidade linguística e mental. Ele reveste os aspectos íntegros e virtuosos das questões religiosas com um tecido secular e, fazendo isso, é capaz de apresentar habilmente a sabedoria dos mundos material e espiritual, misturando-os como uma cultura universal.

Patañjali preenche cada *sūtra* com a sua inteligência experiencial, esticando-o como um fio (*sūtra*) e tecendo-o em uma guirlanda de pérolas de sabedoria a ser saboreada e apreciada, em suas vidas, por aqueles que amam e vivem no *yoga*, assim como pelos sábios.

Cada *sūtra* transmite a prática e a filosofia por trás da prática, como uma filosofia prática a ser seguida por aspirantes e praticantes (*sādhakas*) em suas vidas.

### O que é *sādhana*?

*Sādhana* é um meio sequencial, metódico, de o *sādhaka* atingir as metas de vida. Os objetivos do *sādhaka* são o dever correto (*dharma*), o propósito e os meios legítimos (*artha*), as inclinações corretas (*kāma*) e a libertação ou emancipação finais (*mokṣa*).

---

22. Neologismo, adjetivo de *prāṇa*. (N.T.)

Se *dharma* é a expiação do dever (*dharma śāstra*), *artha* é o meio de purificação da ação (*karma śāstra*). Nossas inclinações (*kāma*) tornam-se boas por meio do estudo dos textos sagrados e do crescimento em direção à sabedoria (*svādhyāya* e *jñāna śāstra*); e alcança-se a emancipação (*mokṣa*) por intermédio da devoção (*bhakti śāstra*) e da meditação (*dhyāna śāstra*).

É o *dharma* que ergue aqueles que decaíram, ou estão prestes a decair, física, mental, moral, intelectual e espiritualmente. Portanto, *dharma* é aquilo que nos mantém, sustém e suporta.

Todos esses objetivos são estágios no caminho para o conhecimento perfeito (*vedānta*). O termo *vedānta* advém de *veda*, que significa conhecimento, e de *anta*, que significa finalidade do conhecimento. O verdadeiro fim do conhecimento é a emancipação e a liberação de todas as imperfeições. Assim, a jornada, ou *vedānta*, é o ato de buscar a visão da sabedoria para transformar a conduta e as ações de uma pessoa, para que vivencie a realidade final da vida.

As ações e a conduta de uma pessoa são perturbadas devido à falta de conhecimento ou à má compreensão, ao medo, ao amor-próprio, ao apego e à aversão com relação ao mundo material. Essa perturbação aparece como luxúria (*kāma*), ira (*krodha*), ganância (*lobha*), paixão (*moha*), intoxicação (*mada*) e malícia (*mātsarya*). Todas essas turbulências emocionais afetam a psique, obscurecendo a inteligência.

O *yoga sādhana* de Patañjali vem a nós como uma penitência para minimizar ou erradicar esses pensamentos emotivos perturbadores e destrutivos, e as ações advindas deles.

### ***Yoga sādhana* de Patañjali**

*Sādhana* é a prática ritmada, em três níveis (*sādhana traya*), que cobre os oito aspectos ou pétalas do *yoga*, encapsulando-os como *kriyā yoga*, o *yoga* da ação, em que todos as ações são entregues à Divindade (veja *sūtra II.1*, no *sādhana pāda*). Esses três níveis (*sādhana traya*) representam o corpo (*kāyā*), a mente (*manasā*) e o discurso (*vāk*).

Portanto:

- No nível do corpo, *tapas*, ou o esforço direcionado à purificação, desenvolve o estudante por meio da prática no caminho da ação correta (*karma mārga*).
- No nível da mente, por intermédio do estudo cuidadoso do si-mesmo e da consciência da mente, o estudante desenvolve o conhecimento do si-mesmo (*svādhyāya*), o que o conduz ao caminho da sabedoria (*jñāna mārga*).
- Posteriormente, a meditação profunda usando a voz para entoar o universal *āuṁ* (veja *sūtras I.27-28*) direciona o si-mesmo no sentido do abandono do ego (*ahaṁkāra*) e de sentir a virtuosidade (*śīlatā*), deste modo tornando-se o caminho da devoção (*bhakti mārga*).

*Tapas* é o desejo ardente pelo *sādhana* ascético, devotado, por meio de *yama*, *niyama*, *āsana* e *prāṇāyāma*, o que purifica o corpo e os sentidos (*karmendriya* e *jñānendriya*), libertando das aflições (*kleśa nivṛtti*).

*Svādhyāya* significa o estudo dos *Vedas*, as escrituras espirituais que definem o que é real e o que é irreal, ou o estudo do si-mesmo (a partir do corpo em direção ao si-mesmo). Esse estudo da ciência espiritual (*ātma śāstra*) inflama e inspira o estudante em direção à evolução pessoal. Assim, *svādhyāya* destina-se à contenção das flutuações (*mano vṛtti nirodha*), em sua esteira gerando tranquilidade (*samādhāna citta*) na consciência. Aqui as pétalas do *yoga* são *pratyāhāra* e *dhāraṇā*, além dos aspectos anteriores de *tapas*.

*Īśvara praṇidhāna* é a entrega a Deus, e é o melhor aspecto do *yoga sādhana*. Patañjali explica que Deus é a Alma Suprema, eternamente isenta de aflições, inalterada pelas ações e suas reações ou pelos seus resíduos. Ele nos aconselha a pensar em Deus por meio da repetição de Seu nome (*japa*) em profunda reflexão (*artha bhāvana*), de modo que o discurso do praticante possa se tornar santificado, e dessa forma possa erradicar (*doṣa nivṛtti*) a semente da imperfeição (*doṣa bīja*) ou deficiência de uma vez por todas.

Daí em diante, seu *sādhana* devotado prossegue ininterruptamente (*anuṣṭhāna*). Essa prática (*sādhana-ana*) seguirá gerando conhecimento até que atinja o ápice da sabedoria (veja *sūtra II.28*, no *sādhana pāda*).

Patañjali explica a cosmogonia da natureza e, em última análise, como coordenar a natureza no corpo, na mente e no discurso, por intermédio da cápsula do *kriyā yoga*. Por meio da disciplina – *tapas* –, do estudo – *svādhyāya* – e da devoção – *Īśvara praṇidhāna* –, o estudante pode se livrar do movimento errático da natureza, permanecendo na morada do Si-mesmo.

No *sūtra II.19* do *sādhana pāda*, Patañjali identifica os sinais do diferenciado ou fisicamente manifestado (*viśeṣa*) e os elementos do indiferenciado ou sutil (*aviśeṣa*) que abrangem a existência e que são transformados para conduzir o indivíduo ao estado numenal[23] (*liṅga*). Então, por meio do *aṣṭāṅga yoga* associado ao *sādhana traya*, toda a natureza ou *prakṛti* (*aliṅga*) torna-se una, funde-se.

Ele define os sinais distinguíveis da natureza como os cinco elementos: terra, água, fogo, ar e éter (*pañca bhūta*); os cinco órgãos de ação (*karmendriya*); os cinco sentidos de percepção (*jñānendriya*), e a mente (*manas*). Os sinais indiferenciáveis são definidos como os *tanmātra* (som, tato, forma, paladar e odor) e orgulho (*ahaṁkāra*). Estes 22 princípios têm que se fundir em *mahat* (*liṅga*) e, então, se dissolver na natureza (*prakṛti*). Os primeiros dezesseis sinais diferenciáveis são controlados por meio de *tapas* – prática e disciplina –, e os seis sinais indiferenciáveis o são por *svādhyāya* – estudo – e *abhyāsa* – repetição. A natureza, *prakṛti*, e *mahat*, a Consciência Universal, tornam-se unas por intermédio e em *Īśvara praṇidhāna*.

23. Segundo Kant, tudo o que se observa no espaço e no tempo é um fenômeno e aparece em nossa mente como uma representação. Entretanto, quando algo aparece, isto significa que também há algo que não aparece, e esse algo Kant chama de númeno. Portanto, o númeno é a ideia de que algo é em si mesmo, também conhecido como "a coisa em si". O númeno não pode ser reconhecido pelos sentidos, mas sim por uma intuição intelectual. (Disponível em: https://conceitos.com/numeno/. Acesso em: 21 jan. 2021.) (N.T.)

A essa altura terminam todas as oscilações dos *guṇas* que moldam a existência e se instala *prakṛti jāya*, o domínio sobre a natureza. A partir deste silêncio tranquilo de *prakṛti*, o si-mesmo (*puruṣa*) resplandece como o inextinguível Sol.

Na *Haṭha Yoga Pradīpikā*, Svātmārāma explica algo muito semelhante. Ele diz que o corpo, sendo inerte, tamásico, é elevado ao nível ativo, rajásico da mente, por meio de *āsana* e *prāṇāyāma*, em conjunto com *yama* e *niyama*. Quando o corpo se torna tão vibrante quanto a mente por intermédio do estudo – *svādhyāya* – e da prática e das repetições – *abhyāsa* –, a mente e o corpo elevam-se em direção ao estado numenal de *sattva guṇa*. A partir de *sattva guṇa*, o *sādhaka* segue *Īśvara praṇidhāna* para tornar-se um *guṇātītan* (não sujeito aos *guṇas*).

Patañjali também se refere à explanação de Svātmārāma acerca das diferentes capacidades e, portanto, expectativas, para os alunos fracos (*mṛdu*), medianos (*madhyama*) e espetaculares (*adhimātra*) (veja *sūtra I.22*). Ele orienta o iniciante mais básico (o *sādhaka* tamásico) a seguir *yama*, *niyama*, *āsana* e *prāṇāyāma* como *tapas* para tornar-se *madhya adhikārin* (vibrante e rajásico), para intensificar essa prática em *pratyāhāra* (retração dos sentidos) e *dhāraṇā* (foco intenso e concentração) como seu caminho de estudo, *svādhyāya*, e então prosseguir em direção a *sattva guṇa*, por meio de *dhyāna* (devoção) e de *guṇātītan* (o estado não influenciável pelos *guṇas*), para *samādhi*, o mais profundo estado de meditação — por intermédio de *Īśvara praṇidhāna*.

Por meio dessa prática gradual, de acordo com o nível do *sādhaka*, todos os *sādhakas* devem entrar em contato com *puruṣa* (*hṛdayasparṣi*) por meio de *tīvra saṁvega sādhana* (*sūtra I.21*), mais cedo ou mais tarde.

Assim, *kriyā yoga sādhaṇa traya* envolve todos os aspectos de *aṣṭāṅga yoga*, cada um complementando (*pūraka*) e suplementando (*poṣaka*) os outros. Quando o *sādhana* se torna sutil e refinado, *tapas*, *svādhyāya* e *Īśvara praṇidhāna* trabalham em uníssono com as oito pétalas do *aṣṭāṅga yoga*, sublimando a mente (*manas*), a inteligência (*buddhi*) e o senso de "Eu" ou "meu" (*ahaṁkāra*) do *sādhaka*. Somente então se torna um *yogin*. Nele amabilidade, compaixão, satisfação e unicidade (*samānata*) fluem benevolentemente no corpo, na consciência e no discurso para viver em beatitude (*divya ānanda*).

É esta forma de prática (*sādhana*), conforme explicada por Patañjali, que leva um *sādhaka* iniciante a alcançar a maturidade de seu *sādhana* e ter a experiência da emancipação.

Sou grato à Thorsons por esta edição especial da *Luz sobre os Yoga Sūtras de Patañjali*, possibilitando que os leitores mergulhem no *sādhana* e saboreiem o néctar da imortalidade.

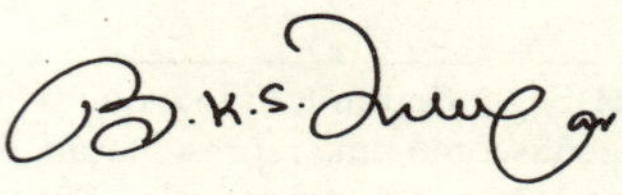

*B.K.S. Iyengar*
14 de dezembro de 2001.

# Sobre o *Yoga*

*Yoga* é arte, ciência e filosofia. Ele toca a vida humana em todos os níveis – físico, mental e espiritual. É um método prático para dar significado, utilidade e nobreza à vida.

Assim como o mel de qualquer parte da colmeia é doce, assim é o *yoga*. Ele possibilita que todas as partes do sistema humano se tornem harmonizadas com sua essência, com a testemunha consciente que habita o interior de cada um. O *yoga* por si só possibilita que o praticante perceba e experimente o mundo dentro e em volta de si próprio, contate a divina alegria de toda a criação e, então, compartilhe com seus semelhantes o néctar de abundância divina e de felicidade.

Os *Yoga Sūtras* de Patañjali são concisos e compactos. Nenhuma palavra é supérflua. São compilados de uma maneira que cobre todas as diversas facetas da vida, explorando cada uma em profundidade. Patañjali mostra tanto aos iniciados quanto aos não-iniciados, aos inteligentes e aos obtusos, formas de adotar os princípios do *yoga* e de adaptar suas técnicas, canalizando cada *sūtra* de modo que se possa apreendê-lo integral, pura e divinamente.

*Yoga* é um amigo para aqueles que o abraçam sincera e totalmente. Ele resgata seus praticantes das garras da dor e da tristeza, capacitando-os a viver integralmente, deleitando-se com a vida. A prática do *yoga* auxilia o corpo indolente a tornar-se ativo e vibrante. Transforma a mente, harmonizando-a. Ajuda a manter o corpo e a mente sintonizados com a essência, a alma, fundindo os três em um só.

Há alguns anos, meus alunos e amigos me pedem para apresentar a grande profundidade de cada *sūtra* do *yoga* de Patañjali com uma tradução simples e lúcida, acompanhada dos meus comentários explicativos a fim de auxiliar a compreensão e seguir o caminho da evolução. Por isso, após alguma hesitação, resolvi fazer este trabalho em benefício dos meus alunos e de outros interessados nesta disciplina.

Antigamente, o conhecimento na forma da tradição clássica, como a dos *Vedas* e das *Upaniṣads*, era transmitido oralmente. Agora, a maior parte deste ensinamento se perdeu, e dependemos de fontes escritas para obter acesso ao passado e captar esta herança, a qual se refere à ciência do conhecimento e concretização do oásis espiritual que habita dentro de nós.

É difícil aprender por meio dos livros, mas são nosso único meio de progredir até que cruzemos com aquela raridade, que é um verdadeiro professor ou mestre.

Contudo, consciente de minhas limitações e da minha comparativamente restrita habilidade para explorar as belas nuances de cada *sūtra*, assumi esta tarefa como uma tentativa de ajudar meus companheiros praticantes, de modo que possam contar com o auxílio deste guia prático na busca por suas próprias identidades íntimas.

Há vários comentários e obras sobre os *Yoga Sūtras* de Patañjali, mas muito poucos lidam com as necessidades práticas dos que buscam de modo genuíno. As traduções são, às vezes, difíceis de entender e os comentários são árduos e obscuros. Todas as interpretações diferem. Mesmo gigantes intelectuais como Vyāsa, Vācaspati Miśra e Vijñāna Bhikṣu, dos quais todos os comentaristas posteriores dependem, estão em desacordo entre si. Muitas traduções diferentes estão disponíveis, criando confusão na mente de quem busca. Sofrerá meu comentário do mesmo destino? Sinceramente espero que não, porque no fundo do meu coração estou convencido de que a tarefa de auxiliar meus companheiros de viagem no caminho do *yoga*, disponibilizando um comentário como este, é um empreendimento que vale a pena, devido à escassez de orientação prática nesta área.

Não sou nem um *pundit*[24] erudito, nem um acadêmico. A fim de ajudar os praticantes de *yoga* com menos conhecimento do que eu, introduzi várias definições de dicionário para cada palavra contida nos *sūtras*. Selecionei aquelas que me aportam convicção à luz da minha própria prática e experiência consistentes.

*Yoga* é um oceano de sabedoria, e este livro é apenas uma gota naquele oceano. Peço que me perdoem se errei ou me afastei da matéria. É meu dever buscar conhecimento, e serei grato por receber críticas construtivas e sugestões para incorporar em futuras edições.

Que este manual possa atuar como combustível para o fogo da prática, de forma que os aspirantes possam colher algum raio de luz até o momento em que encontrem professores que possam ampliar seu conhecimento e experiência.

Espero que aqueles que lerem este livro, juntamente com meus outros trabalhos *Luz sobre o Yoga*, *Luz sobre o Prāṇāyāma*, *The Art of Yoga*[25] e *A Árvore do Yoga*, possam obter ainda maior vantagem, adaptando as várias interpretações dos significados dos *sūtras* à luz de sua própria experiência.

Se este trabalho auxiliar àqueles que praticam *yoga*, sentirei que ofereci minha humilde contribuição.

---

24. Em português, "pandita", título honorífico dado aos brâmanes possuidores de conhecimentos linguísticos, religiosos e filosóficos na Índia. Por extensão: sábio, mestre, letrado. (Disponível em: https://www.dicio.com.br/pandita/. Acesso em: 21 jan. 2021.) (N.T.)
25. Sem tradução para o português. (N.T.)

# Patañjali

Primeiramente, gostaria de contar-lhes algo sobre Patañjali, sobre quem ele era e qual era a sua linhagem. Historicamente, Patañjali deve ter vivido em algum momento entre 500 e 200 a.C., mas muito do que sabemos do mestre do *yoga* provém de lendas. Referimo-nos a ele como um *svayambhū*, um espírito evoluído, encarnado por vontade própria a fim de ajudar a humanidade. Ele assumiu a forma humana, vivenciou nossas alegrias e tristezas, e aprendeu a transcendê-las. Nos *Yoga Sūtras* ele descreve maneiras de superar as aflições do corpo e as flutuações da mente: os obstáculos para o desenvolvimento espiritual.

As palavras de Patañjali são diretas, originais e tradicionalmente consideradas de origem divina. Passados mais de vinte séculos, elas continuam atuais, fascinantes e absorventes, e assim continuarão pelos séculos vindouros.

Os 196 aforismos ou *sūtras* de Patañjali cobrem todos os aspectos da vida, começando com a prescrição de um código de conduta e terminando com a visão do verdadeiro Si-mesmo por parte do indivíduo. Cada palavra dos *sūtras* é concisa e precisa. Assim como cada gota de chuva contribui para a formação de um lago, cada palavra contida nos *sūtras* contém riqueza de pensamento e experiência, sendo indispensável para o todo.

Patañjali escolheu escrever sobre três disciplinas: gramática, medicina e *yoga*. Os *Yoga Sūtras*, o ápice do seu trabalho, é a sua destilação do conhecimento humano. Como pérolas em um fio, os *Yoga Sūtras* formam um colar precioso, um diadema de sabedoria iluminadora. Compreender sua mensagem e colocá-la em prática é transformar-se em uma pessoa altamente culta e civilizada, um ser humano raro e valoroso.

Embora eu tenha praticado e trabalhado no campo do *yoga* por mais de cinquenta anos, devo precisar praticar por mais algumas vidas para alcançar a perfeição nesta matéria. Portanto, a explicação sobre os *sūtras* mais obscuros ainda está além do meu poder.

Conta-se que, certa vez, o Senhor Viṣṇu encontrava-se sentado sobre Ādiśeṣa, o Senhor das serpentes, Seu sofá, assistindo à encantadora dança do Senhor Śiva. O Senhor Viṣṇu estava tão completamente absorto nos movimentos da dança do Senhor Śiva que Seu corpo começou a vibrar em seu ritmo. Essa vibração foi tornando-o cada vez mais pesado, fazendo com que Ādiśeṣa se sentisse tão desconfortável que lutava para respirar e estava a ponto de entrar em colapso. No momento em que a dança terminou, o corpo do Senhor Viṣṇu voltou a ficar leve outra vez. Ādiśeṣa estava maravilhado e perguntou ao seu mestre qual a causa dessas mudanças estupendas. O Senhor explicou que a graça, a beleza, a majestade e a grandeza da dança do Senhor Śiva criara vibrações correspondentes em Seu próprio corpo, tornando-o pesado. Maravilhado com isso, Ādiśeṣa professou o desejo de aprender a dançar como forma de exaltar seu Senhor. Viṣṇu ficou pensativo e previu que em breve o Senhor Śiva iria agraciar Ādiśeṣa com a redação de um comentário sobre gramática e que, então, ele poderia se devotar a aperfeiçoar a arte da dança também. Ādiśeṣa ficou felicíssimo com essas palavras e aguardou a graça do Senhor Śiva.

Ādiśeṣa, então, começou a meditar para saber quem seria sua mãe na Terra. Durante a meditação, ele teve a visão de uma *yoginī* chamada Goṇikā, que rezava por um filho valoroso, com quem pudesse compartilhar seu conhecimento e sabedoria. Na mesma hora ele compreendeu que ela seria uma mãe valiosa para ele e esperou um momento auspicioso para tornar-se seu filho.

Goṇikā, pensando que sua vida terrena se aproximava do fim, não havia encontrado o filho valoroso pelo qual vinha buscando. Então, como último recurso, ela olhou para o Deus Sol, a testemunha viva de Deus sobre a Terra, e rezou para que Ele satisfizesse esse seu desejo. Ela encheu as mãos com água como em uma oblação final para Ele, fechou os olhos e meditou sobre o Sol. Quando estava prestes a oferecer a água, ela abriu os olhos e olhou para as palmas das mãos. Para sua surpresa, viu uma minúscula serpente se movendo em suas palmas, que logo tomou a forma humana. Este diminuto homenzinho prostrou-se diante de Goṇikā e perguntou-lhe se ela o aceitaria como filho, o que ela fez, dando-lhe o nome Patañjali.

*Pata* significa cair ou caído e *añjali* é uma oblação. *Añjali* também significa "mãos unidas em prece". A prece de Goṇikā com as mãos unidas, portanto, dá luz ao nome Patañjali. Patañjali, encarnação de Ādiśeṣa, aquele que carrega o Senhor Viṣṇu, tornou-se não somente o celebrado autor dos *Yoga Sūtras*, mas também de tratados sobre *āyurveda* e gramática.

Ele assumiu o trabalho por ordem do Senhor Śiva. O *Mahābhāṣya*, sua grande gramática, uma obra clássica para o cultivo da linguagem correta, foi seguido por seu livro sobre *āyurveda*, a ciência da vida e da saúde. Sua última obra, sobre *yoga*, dirigiu-se à evolução da mente e do espírito humanos. Todos os dançarinos clássicos na Índia prestam homenagem a Patañjali, considerado um grande dançarino.

O conjunto das três obras de Patañjali trata do desenvolvimento do ser humano como um todo, no pensamento, no discurso e na ação. Seu tratado sobre *yoga* é chamado *yoga darśana*. *Darśana* significa "visão da alma" e, também, "espelho". O efeito do *yoga* é refletir os pensamentos e as ações do aspirante como em um espelho. O praticante observa os reflexos de seus pensamentos, mente, consciência e ações, e corrige a si próprio. Esse processo guia-o em direção à observação do seu si-mesmo interior.

As obras de Patañjali são seguidas até hoje pelos *yogins* em seus esforços para desenvolver uma linguagem refinada, um corpo cultivado e uma mente civilizada.

# Os *Yoga Sūtras*

O livro está dividido em quatro capítulos ou *pādas* (partes ou quarta partes), cobrindo a arte, a ciência e a filosofia da vida. Os 196 *sūtras* são sucintos, precisos, profundos e têm uma abordagem devocional. Cada um contém um tesouro de ideias e de sabedoria para guiar o aspirante (*sādhaka*) em direção ao conhecimento pleno de sua própria e autêntica natureza. Este conhecimento conduz à experiência da liberdade perfeita para além da compreensão comum. Por meio do estudo fervoroso dos *sūtras* e da devoção, o *sādhaka* é finalmente iluminado pela luz do conhecimento elevado. Por intermédio da prática, ele irradia benevolência, simpatia e compaixão. Esse conhecimento obtido por meio da experiência subjetiva confere-lhe alegria, harmonia e paz ilimitadas.

Como com a *Bhagavad Gītā*, diferentes escolas de pensamento interpretaram os *sūtras* de variadas maneiras, pondo ênfase em seu próprio caminho para a revelação do Si-mesmo, fosse ele *karma* (ação), *jñāna* (sabedoria) ou *bhakti* (devoção). Cada comentarista baseia suas interpretações em certos pontos ou temas principais, tecendo seus pensamentos, sensações e experiências em torno deles. Minhas próprias interpretações derivam do estudo do *yoga* efetuado por toda a minha vida, e das experiências que obtive na prática de *āsana*, *prāṇāyāma* e *dhyāna*. Estes são os aspectos fundamentais do *yoga* que uso para interpretar os *sūtras* da maneira mais simples e direta, sem partir dos significados tradicionais conferidos por sucessivos professores.

Os quatro capítulos ou *pādas* do livro são:

1. *samādhi pāda* (sobre a contemplação).
2. *sādhana pāda* (sobre a prática).
3. *vibhūti pāda* (sobre as propriedades e os poderes).
4. *kaivalya pāda* (sobre a emancipação e a liberdade).

Os quatro *pādas* correspondem aos quatro *varṇas* ou divisões de trabalho; aos quatro *āśramas* ou estágios da vida; aos três *guṇas* ou qualidades da natureza e ao quarto estado para além deles (*sattva*, *rajas*, *tamas* e *guṇātīta*); e aos quatro *puruṣārthas* ou objetivos de vida. No *sūtra* que conclui o quarto *pāda*, Patañjali fala sobre a meta mais elevada do *yoga sādhana*, a culminância dos *puruṣārthas* e dos *guṇas*. Esses conceitos deviam ser perfeitamente compreendidos na época de Patañjali e, por isso, implícitos nos capítulos anteriores, pois ele só fala deles explicitamente no final do livro.

O efeito derradeiro de seguir o caminho exposto por Patañjali é vivenciar o estado sem esforço e indivisível daquele que vê.

O primeiro *pāda* corresponde a um tratado sobre *dharma śāstra*, a ciência do dever religioso. O *dharma* é aquilo que defende, mantém e apoia aquele que caiu, está caindo, ou está prestes a cair nas esferas das práticas ética, física ou mental, ou da disciplina espiritual. Parece-me que a integralidade do conceito de *yoga* de Patañjali baseia-se no *dharma*, a lei transmitida perpetuamente por meio da tradição Védica. O objetivo da lei do *dharma* é a emancipação.

Se o *dharma* é a semente do *yoga*, *kaivalya* (emancipação) é seu fruto. Isso explica o *sūtra* conclusivo, o qual descreve *kaivalya* como o estado no qual se está despido de motivação e desprovido de todos os objetivos mundanos e qualidades da natureza. Em *kaivalya*, o *yogin* resplandece em sua própria inteligência, a qual brota a partir daquele que vê, *ātman*, independentemente dos órgãos de ação, dos sentidos de percepção, da mente, da inteligência e da consciência. O *yoga* é, de fato, o caminho para *kaivalya*.

O *dharma*, a ciência ordenada do dever, é parte do caminho óctuplo do *yoga* (*aṣṭāṅga yoga*), o qual Patañjali descreve detalhadamente. Quando as oito disciplinas são seguidas com dedicação e devoção, auxiliam o *sādhaka* a tornar-se estável física, mental e emocionalmente, de forma a poder manter a equanimidade em todas as circunstâncias. Ele aprende a conhecer a Alma Suprema, *Brahman*, e a viver de acordo com a verdade mais elevada em discurso, pensamento e ação.

### *Samādhi pāda*

O primeiro capítulo, *samādhi pāda*, define o *yoga* e os movimentos da consciência, *citta vṛtti*. Ele se dirige àqueles que já estão altamente evoluídos, possibilitando que mantenham seu estado avançado de inteligência cultivada, madura, e de sabedoria. De fato, são muito raros os espíritos humanos que experimentam *samādhi* cedo na vida, porque *samādhi* é o último estágio do caminho óctuplo do *yoga*. *Samādhi* é ver a alma face a face, um estado de existência absoluta e indivisível, no qual dissolvem-se todas as diferenças entre o corpo, a mente e a alma. Tais sábios, como Hanumān, Śuka, Dhruva, Prahlāda, Śaṅkarācārya, Jñāneśvar, Kabīr, o *svāmi* Rāmdās de Mahārāṣṭra, Rāmakṛṣṇa Paramahaṁsa e Ramaṇa Maharṣi, evoluíram diretamente para *kaivalya*, sem vivenciar os estágios intermediários da vida ou os vários estágios do *yoga*. Todas as ações desses grandes videntes emanaram de suas almas, e eles, ao longo de suas vidas, permaneceram em um genuíno estado de beatitude e pureza.

A palavra *samādhi* é formada por duas partes: *sama* significa nível, similar, reto, para cima, imparcial, justo, bom e virtuoso; e *ādhi* quer dizer em cima e acima, isto é, o indestrutível vidente. *Samādhi* é a descoberta da fonte da consciência – aquele que vê – e a difusão da sua essência, de modo imparcial e uniforme, por todas as partículas da inteligência, da mente, dos sentidos e do corpo.

Podemos supor que a intenção de Patañjali, ao começar com uma exegese de *samādhi*, tenha sido atrair aquelas almas raras que já estavam no limiar da revelação do Si-mesmo e guiá-las para vivenciar o estado de não-dualidade em si. Para a maioria não iniciada, a atraente perspectiva de *samādhi* revelada tão cedo em sua obra serve como um farol para nos atrair para a disciplina do *yoga*, a qual nos refinará até o ponto em que nossa própria alma se torne manifestada.

Patañjali descreve as oscilações, modificações e modulações do pensamento que perturbam a consciência, e então estabelece as várias disciplinas por meio das quais elas podem ser aquietadas. O resultado disso foi se considerar o *yoga* como um *sādhana* (prática) mental. Tal *sādhana* somente é possível se os frutos acumulados em consequência das boas ações de vidas passadas (*saṁskāras*) são de caráter nobre. Nossos *saṁskāras* são o acúmulo de nossas percepções passadas, instintos e impressões subliminares ou ocultas. Se eles são bons, agem como estímulo à manutenção do alto grau de sensibilidade necessário para prosseguir no caminho espiritual.

A consciência está imbuída das três qualidades (*guṇas*): luminosidade (*sattva*), vibração (*rajas*) e inércia (*tamas*). Os *guṇas* também colorem nossas ações: branco (*sattva*), cinza (*rajas*) e preto (*tamas*). Por intermédio da disciplina do *yoga*, tanto as ações quanto a inteligência ultrapassam essas qualidades e aquele que vê vivencia sua própria alma com cristalina clareza, liberto dos atributos relativos à natureza e às ações. Este estado de pureza é *samādhi*. O *yoga* é, portanto, tanto o meio quanto a meta. *Yoga* é *samādhi* e *samādhi* é *yoga*.

Há dois tipos principais de *samādhi*. Obtém-se *sabīja* ou *samprajñāta samādhi* por meio do esforço deliberado, usando-se um objeto ou ideia como "semente" para a concentração. *Nirbīja samādhi* não tem semente ou apoio.

Patañjali explica que, antes de experimentar *samādhi*, o funcionamento da consciência depende de cinco fatores: percepção correta, percepção incorreta (na qual os sentidos induzem em erro), equívoco ou ambiguidade (no qual a mente falha), sono e memória. A alma é pura, mas por causa da poluição ou do desalinhamento da consciência ela se prende na roda das alegrias e tristezas, tornando-se parte do sofrimento, como uma aranha presa em sua própria teia. Essas alegrias e tristezas podem ser dolorosas ou indolores, reconhecíveis ou irreconhecíveis.

A liberdade, ou seja, a experiência direta de *samādhi*, somente pode ser alcançada por meio da conduta disciplinada e da renúncia aos desejos e apetites sensoriais. Isso pode ser conseguido mediante a observância dos dois pilares do *yoga*: *abhyāsa* e *vairāgya*.

*Abhyāsa* (prática) é a arte de aprender aquilo que deve ser aprendido por meio do cultivo da ação disciplinada. Isto envolve o esforço prolongado, zeloso, tranquilo e perseverante. *Vairāgya* (desprendimento ou renúncia) é a arte de evitar aquilo que deve ser evitado. Ambos requerem uma abordagem positiva e virtuosa.

A prática é uma força geradora de transformação ou de progresso no *yoga*, mas se desenvolvida isoladamente produz uma energia desenfreada que é jogada para o exterior, para o mundo material, como se impulsionada por uma força centrífuga. A renúncia atua podando essa explosão de energia, protegendo o praticante do enredamento com os objetos dos sentidos e redirecionando as energias em direção ao núcleo do ser, como uma força centrípeta.

Patañjali ensina ao *sādhaka* a cultivar a simpatia e a compaixão, a deleitar-se com a alegria dos outros e a permanecer indiferente ao vício e à virtude, de modo a poder manter o equilíbrio e a tranquilidade. Ele aconselha ao *sādhaka* seguir as disciplinas éticas de *yama* e *niyama*, os dez preceitos similares aos dos Dez Mandamentos que regem o comportamento e a prática, e formam a fundação da evolução espiritual. Então, ele oferece diversos métodos por meio dos quais a consciência se separa das perturbações intelectuais e emocionais, assumindo a forma da alma – universal, despida de toda a identificação pessoal e material. Agora o *sādhaka* está repleto de serenidade, discernimento e sinceridade. A alma, que até o momento se manteve não-manifestada, torna-se visível para aquele que a busca, que se converte naquele que a vê, e entra em *nirbīja samādhi*, um estado sem semente ou apoio.

### *Sādhana pāda*

No segundo capítulo, *sādhana pāda*, Patañjali desce ao nível daqueles espiritualmente não evoluídos para ajudá-los a também aspirarem à liberdade absoluta. Aqui ele cunha a expressão *kriyā yoga*. *Kriyā* significa ação e *kriyā yoga* enfatiza o esforço dinâmico a ser efetuado pelo *sādhaka*. Compõe-se de oito disciplinas de *yoga* – *yama* e *niyama*, *āsana* e *prāṇāyāma*, *pratyāhāra* e *dhāraṇā*, *dhyāna* e *samādhi* – que se compactam em três níveis. O nível formado pelos dois primeiros pares, *yama* e *niyama*, *āsana* e *prāṇāyāma*, pertencem à esfera de *tapas* (espírito religioso na prática). O segundo nível, *pratyāhāra* e *dhāraṇā*, consiste no estudo do si-mesmo (*svādhyāya*). O terceiro, *dhyāna* e *samādhi*, corresponde a *Īśvara praṇidhāna*, a entrega do ser individual ao Espírito Universal ou Deus (*Īśvara*).

Desse modo, Patañjali cobre as três grandes vertentes da filosofia indiana nos *Yoga Sūtras*. *Karma mārga*, o caminho da ação, está contido em *tapas*; *jñāna mārga*, o caminho do conhecimento, em *svādhyāya*; e *bhakti mārga*, o caminho da entrega a Deus, em *Īśvara praṇidhāna*.

Neste capítulo, Patañjali identifica *avidyā*, a ignorância espiritual, como a fonte de todo sofrimento e tristeza. *Avidyā* é o primeiro dos cinco *kleśas* ou aflições, e é a causa de todos os demais: egoísmo, apego, aversão e aferrar-se à vida. A partir deles surgem os desejos, semeando as sementes do sofrimento.

As aflições são de três tipos. Elas podem ser autoinfligidas, hereditárias ou causadas pelo desequilíbrio dos elementos no corpo. Todas são consequência das ações nesta ou em vidas anteriores, e devem ser superadas por meio da prática e da renúncia nas oito disciplinas do *yoga*, que abarcam a purificação do corpo, dos sentidos e da mente, uma disciplina intensa por meio da qual as sementes são incineradas, as impurezas dissipadas e aquele que busca alcança o estado de serenidade no qual aquele que vê emerge.

Não pode haver iluminação espiritual para aquele que carece de disciplina ética e de saúde física perfeita. O corpo, a mente e o espírito são inseparáveis: se o corpo está adormecido, a alma está adormecida.

Para que aquele que busca se familiarize com seu corpo, seus sentidos e sua inteligência, ensinam-lhe a execução dos *āsanas*, assim desenvolvendo a atenção, a sensitividade e o poder de concentração. *Prāṇāyāma* confere controle sobre as qualidades sutis dos elementos: som, tato, forma, sabor e odor. *Pratyāhāra* é o recolhimento dos órgãos de ação e dos sentidos de percepção na mente.

O *sādhana pāda* termina aqui, porém Patañjali discorre sobre *dhāraṇā*, *dhyāna* e *samādhi*, os aspectos sutis do *sādhana*, no próximo capítulo, *vibhūti pāda*. Esses três fazem com que a mente se recolha na consciência e a consciência na alma.

A jornada de *yama* a *pratyāhāra* descrita no *sādhana pāda* finaliza no mar da tranquilidade, o qual não tem ondulações. Se *citta* é o mar, seus movimentos (*vṛttis*) são as ondulações. O corpo, a mente e a consciência estão em comunhão com a alma; e agora estão libertos dos apegos e das aversões, das memórias de espaço e de tempo. As impurezas do corpo e da mente estão purificadas, a luz do amanhecer da sabedoria bane a ignorância, a inocência substitui a arrogância e o orgulho, e o praticante converte-se naquele que vê.

### *Vibhūti pāda*

O terceiro capítulo fala sobre os efeitos divinos do *yoga sādhana*. Diz-se que, neste estado, o *sādhaka* tem pleno conhecimento do passado, do presente e do futuro, bem como do sistema solar. Ele compreende a mente dos outros. Adquire os oito poderes sobrenaturais ou *siddhis*: a habilidade de tornar-se grande e pequeno, leve e pesado, de conquistar, de realizar todos os desejos, de obter supremacia e soberania sobre as coisas.

Essas conquistas são perigosas. O *sādhaka* é alertado a ignorar as tentações delas derivadas e a prosseguir no caminho espiritual.

Os comentários sobre os *sūtras* do sábio Vyāsa nos dão exemplos daqueles que se tornaram iludidos por esses poderes e daqueles que permaneceram livres. Nahūṣa, que pertencia ao mundo mortal, converteu-se no Senhor do paraíso, mas abusou de seu poder, caiu em desgraça e foi enviado de volta para a Terra na forma de uma cobra. Ūrvaṣi, uma famosa ninfa mítica, filha de Nara Nārāyaṇa (o filho de Dharma e neto de Bhrama), tornou-se uma planta trepadeira. Ahalyā, que sucumbiu à tentação sensual, foi amaldiçoada por Gautama e se transformou em uma pedra. Por outro lado, Nandi, o touro, alcançou o Senhor Śiva. Matsya, o peixe, tornou-se Matsyendranāth, o maior *haṭha yogī* sobre a Terra.

Se o *sādhaka* sucumbe à atração dos *siddhis*, será como uma pessoa fugindo de um vendaval, para ser pega por um tornado. Se resistir e perseverar no caminho espiritual, experimentará *kaivalya*, o estado de existência indivisível, inqualificável e indiferenciado.

### *Kaivalya pāda*

No quarto capítulo, Patañjali distingue *kaivalya* de *samādhi*. Em *samādhi*, o *sādhaka* vivencia um estado passivo de unidade entre aquele que vê e aquilo que é visto, entre aquele que percebe e aquilo que é percebido, entre o sujeito e o objeto. Em *kaivalya* ele vive em um estado de vida positivo, acima das influências tamásicas, rajásicas e sátvicas dos três *guṇas* da natureza. Ele se move no mundo e faz seu trabalho cotidiano desapaixonadamente, sem tornar-se envolvido nele.

Patañjali diz ser possível experimentar *kaivalya* pelo nascimento, pelo uso de drogas, pela repetição de *mantra*, ou por meio de *tapas* (esforço intenso, disciplinado) e por *samādhi*. Destes, somente os dois últimos desenvolvem a maturidade da inteligência e conduzem ao crescimento estável.

O ser humano pode construir ou arruinar seu progresso por intermédio de boas ou más ações. As práticas de *yoga* conduzem para uma vida espiritual, as ações avessas ao *yoga* prendem à vida mundana. O ego, *ahaṁkāra*, é a causa principal das ações boas e más. O *yoga* remove da mente as ervas daninhas do orgulho e ajuda àquele que busca a rastrear a fonte de todas as ações, a consciência, na qual todas as impressões passadas (*saṁskāras*) estão estocadas. Quando esta fonte final é localizada por meio das práticas do *yoga*, o *sādhaka* é imediatamente liberado das reações às suas ações. Os desejos o abandonam. Os desejos, as ações e as reações são os aros da roda do pensamento; mas quando a consciência se tornou estável e pura, eles são eliminados. Os movimentos da mente cessam. Ele se converte em um perfeito *yogin*, com habilidade nas ações. Como pavio, óleo e chama se combinam para gerar luz, do mesmo modo pensamento, discurso e ação se unificam, e o conhecimento do *yogin* torna-se completo. Para outros, cujo conhecimento e compreensão são limitados, o objeto pode ser uma coisa, a experiência do objeto outra e a palavra que o designa pode ser bem diferente de ambas. Essas vacilações da mente prejudicam a capacidade de pensar e agir.

O *yogin* diferencia entre as incertezas oscilantes dos processos de pensamento e a compreensão do Si-mesmo, o qual é imutável. Ele executa seu trabalho no mundo como uma testemunha, sem envolver-se e sem influenciar-se. Sua mente reflete sua própria forma, sem distorção, como um cristal. Neste momento, toda especulação e deliberação cessam e vivencia-se a liberação. O *yogin* vive na experiência da sabedoria, inatingido pelas emoções de desejo, raiva, ganância, paixão, orgulho e malícia. Essa sabedoria experiente é portadora da verdade (*ṛtaṁbharā prajñā*). Ela conduz o *sādhaka* à percepção consciente virtuosa, *dharma megha samādhi*, a qual lhe traz uma cascata de conhecimento e sabedoria. Ele está imerso em *kaivalya*, a chama constantemente ardente da alma, iluminando a divindade não somente dentro de si próprio, mas também daqueles que entram em contato com ele.

Finalizo esse prólogo com uma citação do *Viṣṇu Purāṇa*[26] oferecida por *śrī* Vyāsa em seu comentário sobre os *Yoga Sūtras*: "O *yoga* é o professor de *yoga*; o *yoga* deve ser entendido por meio do *yoga*. Assim, viva em *yoga* para perceber o *yoga*; compreenda o *yoga* por intermédio do *yoga*; aquele que está liberto das distrações desfruta o *yoga* por meio do *yoga*".

26. Os *Purāṇas* são antigos livros sagrados hindus (a palavra *purāṇa* significa antigo), sendo o *Viṣṇu Purāṇa* apresentado na forma de um diálogo entre Parāśara e Maitreya, dividido em seis livros, contendo histórias sobre a criação, os reis antigos, os avatares de Viṣṇu, a vida de Kṛṣṇa e a era de Kaliyuga. (N.T.)

# Temas dos quatro *pādas*

## I. *Samādhi pāda*

As palavras iniciais de Patañjali referem-se à necessidade de um código de conduta disciplinar para educar-nos com vista à obtenção do equilíbrio e da paz espiritual sob todas as circunstâncias.

Ele define *yoga* como a contenção de *citta*, que significa consciência. O termo *citta* não deve ser entendido como referência apenas à mente. *Citta* possui três componentes: a mente (*manas*), a inteligência (*buddhi*) e o ego (*ahaṁkāra*), que se combinam em um composto inteiro. O termo "si-mesmo" representa a pessoa como entidade individual. Sua identidade é separada da mente, da inteligência e do ego, dependendo do desenvolvimento do indivíduo.

"Si-mesmo" também corresponde ao sujeito da experiência, em contraste com o objeto. É aquilo de onde surge o pensamento primevo de "eu", e é no qual ele se dissolve. O si-mesmo tem a forma ou feitio do "eu" e está infundido com a qualidade iluminadora ou sátvica da natureza (*prakṛti*). Vemos nos templos da Índia um ídolo principal, um ídolo de pedra que está fixado permanentemente. Isto representa a alma (*ātman*). Há também um ídolo de bronze, que é considerado o ícone do ídolo principal, que é retirado do templo em procissões como o seu representante, o si-mesmo individual. O ídolo de bronze representa o si-mesmo ou a entidade individual, enquanto o ídolo principal representa a universalidade da Alma.

O pensamento oriental nos conduz externamente através das camadas do ser desde o núcleo, a alma, até a periferia, o corpo; e internamente desde a periferia até o núcleo. O propósito dessa exploração é descobrir, vivenciar e saborear o néctar da alma. O processo se inicia com a percepção consciente externa, o que experimentamos por meio dos órgãos de ação ou *karmendriyas* (os braços, as pernas, a boca e os órgãos de reprodução e excreção), e prossegue por meio dos sentidos de percepção ou *jñānendriyas* (os ouvidos, os olhos, o nariz, a língua e a pele). Esta percepção consciente começa a penetrar na mente, na inteligência, no ego, na consciência e no si-mesmo individual (*asmitā*), até alcançar a alma (*ātman*). Essas camadas também podem ser atravessadas na ordem reversa.

A existência de *asmitā* no nível empírico não tem valor moral absoluto, já que está em estado imaculado. Ela toma sua coloração a partir do nível de desenvolvimento do praticante individual (*sādhaka*). Portanto, a "consciência do eu" em sua forma mais densa pode manifestar-se como orgulho ou egoísmo, mas em sua forma mais sutil é a camada mais interna do ser, a mais próxima de *ātman*. Do mesmo modo, *ahaṁkāra* ou ego também tem qualidades variáveis, dependendo se é rajásico, tamásico ou sátvico. Geralmente um *ahaṁkāra* sátvico indica uma *asmitā* evoluída.

A natureza camaleônica de *asmitā* é aparente quando nos impomos um desafio. A fonte do desafio repousa do lado positivo de *asmitā*, mas quando o medo surge negativamente, ele inibe nossa iniciativa. Precisamos, então, lançar um contra desafio para desarmar o medo. Deste conflito brota a criação.

O *āsana*, por exemplo, oferece um campo de batalha controlado para o processo de conflito e criação. O objetivo é recriar o processo da evolução humana no nosso próprio ambiente interno. Desse modo, temos a oportunidade de observar e compreender nossa própria evolução até o ponto em que o conflito é resolvido e há somente unidade, como quando um rio encontra o mar. Esse esforço criativo é experimentado no apoio sobre a cabeça: na medida em que nos desafiamos a melhorar a postura, o medo de cair atua para inibir-nos. Se somos temerários, caímos, se somos temerosos, não progredimos. Mas se observamos, analisamos e controlamos a interação das duas forças, podemos alcançar a perfeição. Naquele momento, a *asmitā* que propõe e a *asmitā* que se opõe unificam-se no *āsana*, assumindo uma forma perfeita. *Asmitā* dissolve-se na beatitude ou *satcitānanda* (consciência pura beatífica).

*Ahaṁkāra* ou ego, o senso de identidade, é o nó que ata a consciência e o corpo por meio do sentido interno, a mente. Dessa forma, os níveis do ser estão conectados pela mente desde a alma, por meio das partes internas, até os sentidos externos. Portanto, a mente atua como uma ligação entre os objetos vistos e o sujeito, aquele que vê. É o fator de unificação entre a alma e o corpo que nos auxilia a revelar camada após camada do nosso ser até que o invólucro do si-mesmo (*jīvātman*) seja alcançado.

Essas camadas ou invólucros são: o invólucro anatômico, esquelético ou estrutural (*annamaya kośa*); o invólucro fisiológico ou orgânico (*prāṇamaya kośa*); o invólucro mental ou emocional (*manomaya kośa*); o invólucro intelectual ou discriminativo (*vijñānamaya kośa*); e o invólucro de beatitude pura (*ānandamaya kośa*). Esses *kośas* representam os cinco elementos da natureza ou *prakṛti*: terra, água, fogo, ar e éter. *Mahat*, a consciência cósmica, em sua forma individual como *citta*, é o sexto *kośa*, enquanto a alma interior é o sétimo *kośa*. Ao todo, o ser humano possui sete invólucros ou *kośas*, para o desenvolvimento da percepção consciente.

O invólucro espiritual da beatitude é denominado corpo causal (*kāraṇa śarīra*), enquanto os invólucros fisiológico, intelectual e mental formam o corpo sutil (*sūkṣma śarīra*), e o invólucro anatômico corresponde ao corpo físico (*kārya śarīra*). O aspirante ao *yoga* tenta entender as funções de todos esses invólucros da alma, assim como a própria alma, e assim começa sua busca para vivenciar o núcleo divino do ser: o *ātman*.

A mente permeia e engloba todo o processo mental consciente e inconsciente, e todas as atividades do cérebro. Todas as atividades vitais surgem na mente. De acordo com o pensamento indiano, embora a mente, a inteligência e o ego sejam partes da consciência, a mente atua como a cobertura externa da inteligência e do ego, e é considerada como o décimo primeiro órgão dos sentidos. A mente é tão esquiva quanto o mercúrio. Ela sente, deseja, quer, lembra, percebe, recorda e vivencia as sensações emocionais como sofrimento e prazer, quente e frio, honra e desonra. A mente tanto inibe quanto exibe. Quando é inibidora, se aproxima mais do núcleo do ser. Quando é exibidora, se manifesta como o cérebro, com o fim de ver e perceber os objetos externos com os quais, então, se identifica.

Deve-se entender que o cérebro é parte da mente. Assim sendo, funciona como o instrumento de ação da mente. O cérebro é parte da estrutura orgânica do sistema nervoso central que está incluso no crânio. Ele possibilita a atividade mental, controla e coordena as atividades físicas e mentais. Quando o cérebro é treinado para ser conscientemente tranquilo, a faculdade cognitiva surge por si mesma, possibilitando a apreensão das várias facetas da mente por intermédio da inteligência. A inteligência clara levanta o véu da obscuridade e encoraja a calma receptividade tanto no ego, como na consciência, difundindo suas energias uniformemente em todos os invólucros da alma: físico, fisiológico, mental, intelectual e espiritual.

### O que é a alma?

Deus, *paramātman* ou *puruṣa viśeṣan*, é conhecido como a Alma Universal, a semente de tudo (veja *sūtra I.24*). A alma individual, *jīvātman* ou *puruṣa*, é a semente do si-mesmo individual. A alma é, portanto, distinta do si-mesmo. A alma é despida de forma, enquanto o si-mesmo assume uma forma. A alma é uma entidade separada do corpo e liberta do si-mesmo. A alma é a própria essência do núcleo do ser.

Como a mente, a alma não está localizada em um determinado ponto do corpo. Ela é latente e existe em todas as partes. No momento em que a alma é trazida à percepção consciente de si mesma, é sentida em todo e qualquer lugar. Diversamente do si-mesmo, a alma não está sujeita à influência da natureza e, por isso, é universal. O si-mesmo é a semente de todas as funções e ações, e a fonte da evolução espiritual por intermédio do conhecimento. Pode também, por meio dos desejos mundanos, ser a semente da destruição espiritual. A alma percebe a realidade espiritual e é conhecida como aquele que vê (*draṣṭā*).

Assim como uma semente bem nutrida dá causa ao desenvolvimento da árvore e ao desabrochar de flores e frutos, a alma é a semente da evolução do ser humano. A partir dessa fonte brota *asmitā* como o si-mesmo individual. Deste broto emerge a consciência, *citta*. Da consciência derivam o ego, a inteligência, a mente, os sentidos de percepção e os órgãos de ação. Embora a alma não esteja submetida a influências, seus invólucros têm contato com os objetos mundanos, que deixam neles impressões por meio da inteligência do cérebro e da mente. A faculdade discriminativa do cérebro e da mente filtra essas impressões, descartando-as ou retendo-as. Se falta o poder de discernimento, essas impressões, como folhas tremulantes, criam flutuações nas palavras, pensamentos e ações, bem como inquietação no si-mesmo.

Esses ciclos intermináveis de flutuação são conhecidos como *vṛttis*: modificações, movimentações, funções, operações ou condições da ação ou conduta na consciência. *Vṛttis* são ondas de pensamento, são parte do cérebro, da mente e da consciência, assim como as ondas são parte do mar.

O pensamento é uma vibração mental baseada em experiências pretéritas. É um produto da atividade mental interna, um processo de pensamento. Esse processo faz com que o intelecto analise conscientemente os pensamentos que surgem na sede do corpo mental por meio das lembranças de experiências passadas. Os pensamentos criam perturbações. Por intermédio de sua análise, desenvolve-se o poder de discernir e adquire-se serenidade.

Quando a consciência está no estado de serenidade, seus componentes internos, a inteligência, o ego, a mente e o senso de "eu" também experimentam tranquilidade. Neste momento não há lugar para o aparecimento de ondas de pensamento na mente ou na consciência. Vivenciam-se a quietude e o silêncio, a estabilidade e a paz se estabelecem e o indivíduo se torna cultivado. Os pensamentos, palavras e ações desenvolvem pureza e começam a fluir em uma corrente divina.

## O estudo da consciência

Antes de descrever os princípios do *yoga*, Patañjali fala sobre a consciência e a contenção de seus movimentos.

O verbo *cit* significa perceber, notar, conhecer, entender, ansiar por, desejar e recordar. Como substantivo, *cit* significa pensamento, emoção, intelecto, sensação, disposição, visão, coração, alma, Brahman. *Cintā* quer dizer pensamentos perturbados ou ansiosos, e *cintana* significa pensamento deliberado. Ambos são facetas de *citta*. Como devem ser contidos por meio da disciplina do *yoga*, define-se *yoga* como *citta vṛtti nirodhaḥ*. Um *citta* perfeitamente quieto e puro é divino e está unificado com a alma.

*Citta* é a contraparte individual de *mahat*, a consciência universal. É a sede da inteligência que brota da consciência íntima, *antaḥkaraṇa*, o órgão da virtude e do conhecimento religioso. Se a alma é a semente da consciência íntima, *citta* é a fonte da consciência, da inteligência e da mente. Os processos de pensamento da consciência englobam a mente, a inteligência e o ego. A mente detém o poder de imaginar, pensar, resolver, aspirar, sentir e querer. As oscilações contínuas da mente afetam seus invólucros internos, inteligência, ego, consciência e o si-mesmo.

A mente é mercurial por natureza, evasiva e difícil de apreender. Entretanto, é o único órgão que reflete tanto o mundo externo quanto o interno. Embora possua a faculdade de observar coisas interna e externamente, tende mais naturalmente a envolver-se com os objetos do mundo visível do que com os do mundo interno.

A mente, juntamente com os sentidos, percebe as coisas para que o indivíduo veja, observe, sinta e vivencie. Essas experiências podem ser dolorosas, indolores ou prazerosas. Devido à influência delas, a impulsividade e outras tendências ou humores arrastam-se para dentro da mente, convertendo-a em um depósito de impressões (*saṁskāras*) e desejos (*vāsanās*), os quais criam excitação e marcas emocionais. Se estas forem favoráveis, dão origem a boas impressões; caso desfavoráveis, causam repugnância. Essas impressões geram as flutuações, modificações e modulações da consciência. Se a mente não é disciplinada e purificada, envolve-se com os objetos que experimenta, criando sofrimento e infelicidade.

Patañjali inicia seu tratado sobre *yoga* explicando o funcionamento da mente, para que possamos aprender a discipliná-la, e para que a inteligência, o ego e a consciência possam ser contidos, aquietados e abrandados, para então moverem-se em direção ao núcleo do nosso ser e serem absorvidos na alma. Isso é *yoga*.

Patañjali esclarece que as impressões dolorosas ou indolores são coletadas de cinco modos: *pramāṇa* ou percepção direta, significando o conhecimento perpétuo e verdadeiro decorrente do pensamento ou da concepção corretos; *viparyaya* ou percepção e concepção incorretas que conduzem ao conhecimento oposto; *vikalpa* ou imaginação ou fantasia; *nidrā* ou sono; e *smṛti* ou memória. Esses são os campos em que a mente opera e por intermédio dos quais reúne e armazena o que vivencia.

A percepção direta deriva da experiência própria, da inferência, ou da leitura meticulosa dos livros sagrados ou das palavras dos mestres autorizados. Para ser verdadeiro e claro, deve ser real e evidente em si próprio. Sua correção deve ser verificada por meio de dúvida fundamentada, lógica e reflexão. Finalmente, deve corresponder a doutrinas e preceitos espirituais, e à verdade sagrada revelada.

O conhecimento contrário conduz às concepções falsas. A imaginação se mantém nos níveis verbal ou visual, podendo consistir em ideias despidas de fundamentação fática. Quando as ideias são fatos comprovados, convertem-se em percepção verdadeira.

O sono é um estado de inatividade no qual os órgãos de ação, os sentidos de percepção, a mente e a inteligência permanecem inativos. A memória é a faculdade de reter e reviver as impressões e as vivências pretéritas corretamente percebidas, incorretamente percebidas ou concebidas, e mesmo do sono.

Essas cinco formas pelas quais são reunidas as impressões, moldam humores e modos de comportamento, construindo ou arruinando a evolução intelectual, cultural e espiritual do indivíduo.

## O cultivo da consciência

O cultivo da consciência comporta o cultivo, a observação e o refinamento progressivo da consciência por meio das disciplinas do *yoga*. Após explicar as causas das flutuações na consciência, Patañjali mostra como superá-las por intermédio da prática, *abhyāsa*, e do desapego ou renúncia, *vairāgya*.

Se o estudante está perplexo por encontrar tão cedo o desapego e a renúncia conectados à prática nos *Yoga Sūtras*, há que considerar seu relacionamento simbólico deste modo: o texto inicia com *atha yoga anuśāsanam*. *Anuśāsanam* significa a prática de um código disciplinar de conduta yóguica, a observância das instruções para agir eticamente transmitidas pela linhagem e tradição. Os princípios éticos, transladados da metodologia para as ações, constituem a prática. Agora leia a palavra "renúncia" no contexto do *sūtra I.4*: "Em outros momentos, aquele que vê se identifica com a consciência flutuante". Claramente a mente flutuante atrai aquele que vê para o exterior, para os prados do prazer e vales do sofrimento nos quais, inevitavelmente, a tentação dá origem ao apego. Quando a mente, como se fosse uma corda robusta, começa a arrastar aquele que vê desde a sede do ser até a gratificação do apetite, somente a renúncia pode intervir e salvar o *sādhaka* cortando a corda. Deste modo, vemos, a partir da leitura dos *sūtras I.1* e *I.4*, a interdependência entre a prática e a renúncia desde o princípio, sem a qual a prática não gerará frutos.

*Abhyāsa* é a busca dedicada, inabalável, constante e vigilante acerca de um tema escolhido, perseguida contra todas as probabilidades, tendo em vista as sucessivas derrotas, por períodos indefinidamente longos de tempo. *Vairāgya* é cultivar a libertação das paixões, abster-se dos desejos e apetites mundanos e discernir entre o que é real e irreal. É o ato de abdicar de todos os prazeres sensoriais. *Abhyāsa* constrói confiança e refinamento no processo de cultivar a consciência, enquanto *vairāgya* é a eliminação do que quer que impeça o progresso e o refinamento. A proficiência em *vairāgya* desenvolve a capacidade de libertar-se dos frutos da ação.

Patañjali fala de apego, não-apego e desapego. O desapego pode ser comparado à atitude de um médico em relação ao seu paciente. Ele trata o paciente com grande cuidado, habilidade e responsabilidade, mas não se envolve emocionalmente com este, de modo a não perder a faculdade de raciocínio e o julgamento profissional.

Um pássaro não pode voar com uma asa. Do mesmo modo, precisamos das duas asas da prática e da renúncia para voar até o ápice da revelação da Alma.

A prática requer uma certa metodologia, envolvendo esforço. Deve ser seguida por um longo tempo sem interrupções, com firmeza de resolução, aplicação, atenção e devoção, a fim de criar uma fundação estável para treinar a mente, a inteligência, o ego e a consciência.

Renúncia é discernimento discriminativo. É a arte de aprender a libertar-se dos desejos, tanto dos prazeres mundanos quanto da eminência divina. Envolve treinar a mente e a consciência para serem indiferentes ao desejo e à paixão. Há que aprender a renunciar às ideias e aos objetos que perturbam ou impedem a prática diária de *yoga*. Então é preciso cultivar o não-apego aos frutos das ações.

Se *abhyāsa* e *vairāgya* são observados assiduamente, torna-se possível conter a mente muito mais rapidamente. Então será possível explorar o que está além da mente e provar o néctar da imortalidade ou a revelação da Alma. As tentações não amedrontam nem assombram àquele que possui este coração vigoroso na prática e na renúncia. Se a prática é abrandada, a busca da revelação da Alma se torna obstruída e vinculada à roda do tempo.

**Por que a prática e a renúncia são essenciais**

*Avidyā* (ignorância) é a mãe da vacilação e da aflição. Patañjali explica como se pode obter conhecimento por meio da percepção correta e direta, da inferência e do testemunho, e que a compreensão correta ocorre quando cessam tentativa e erro. Aqui, tanto a prática quanto a renúncia desempenham um papel importante na aquisição de conhecimento espiritual.

Apego é a relação entre o ser humano e a matéria, podendo ser herdada ou adquirida.

O não-apego é o processo deliberado de afastar-se do apego e da aflição pessoal no qual, sem se vincular nem romper com o dever, se presta auxílio a todos prazerosamente, próximo ou longínquo, amigo ou inimigo. O não-apego não significa introverter-se e fechar-se em si próprio, mas cumprir as próprias responsabilidades sem incorrer em obrigação ou em criação de expectativa. É um passo em direção ao desapego, entre o apego e o desapego, e o *sādhaka* precisa cultivá-lo antes de pensar em renúncia.

O desapego acarreta o discernimento: ver cada coisa ou ser como ele é, em sua pureza, sem preconceito ou interesse próprio. É um meio de entender a natureza e suas potências. Uma vez aprendidos os propósitos da natureza, deve-se aprender a desapegar-se deles para adquirir um estado de existência absolutamente independente, onde a alma irradie sua própria luz.

A mente, a inteligência e o ego girando na roda do desejo (*kāma*), ira (*krodha*), ganância (*lobha*), paixão (*moha*), orgulho (*mada*) e malícia (*mātsarya*), prendem o *sādhaka* a suas impressões, fazendo com que ele considere extremamente difícil sair do redemoinho e diferenciar entre a mente e a alma. A prática de *yoga* e a renúncia aos desejos sensuais conduz à conquista espiritual.

A prática requer do aspirante quatro atributos: dedicação, zelo, percepção consciente ininterrupta e longa duração. A renúncia também exige quatro atributos: desconectar os sentidos da ação, evitar o desejo, aquietar a mente e libertar-se dos anseios.

Os praticantes também possuem quatro níveis: brando, médio, entusiasmado e intenso. São também classificados em quatro estágios: iniciantes; aqueles que compreendem as funções internas do corpo; aqueles que conseguem conectar a inteligência com todas as partes do corpo; e aqueles cujo corpo, mente e alma estão integrados em um só. (Veja *Tabela 1*, na p. 58.)

**Tabela 1. Níveis de *sādhaka*, níveis de *sādhana* e estágios de evolução**

| Níveis de *sādhaka* | *Abhyāsa* (prática) | Corpo, mente, alma | *Vairāgya* (renúncia) | Quatro estágios de evolução |
|---|---|---|---|---|
| a *Mṛdu* (fraco) | Prática lenta, indefinida, indecisa | Físico (*annamaya*) (*indriyamaya*) | *Yatamāna* (desvinculação dos sentidos da ação) | *Ārambha avasthā* O estado do começo (movimento superficial e periférico) |
| b *Madhya* (médio) | Prática metódica, disciplinada | Fisiológico (*prāṇamaya*, células, glândulas, órgãos circulatórios, respiratórios e outros) | *Vyatireka* (afastar-se do desejo) | *Ghaṭa avasthā* O estado de plenitude (usando os invólucros físico e fisiológico para compreender as funções internas do corpo) |
| c *Adhimātra* (intenso) | Prática científica, significativa, determinada e decisiva | Mental intelectual (*manomaya*) (*vijñānamaya*) | *Ekendriya* (tranquilização da mente) | *Paricaya avasthā* (estado de conhecimento íntimo. Conexão mental de *annamaya* e *prāṇamaya kośas* a *vijñānamaya kośa*) |
| d *Tīvra saṁvegin adhimātrataman* (supremamente intenso) | Religiosidade e pureza na prática | Prática com consciência atenta e entrega à Alma Suprema (*cittamaya*) (*ātmamaya*) | *Vaśīkāra* (libertação dos anseios) | *Niṣpatti avasthā* (estado de perfeição e maturidade) (consumação) |

## Efeitos da prática e da renúncia

A intensidade da prática e a renúncia transformam a consciência (*citta*) fragmentada e não cultivada em consciência cultivada, capaz de concentrar-se nos quatro estágios de percepção consciente. Aquele que busca desenvolve curiosidade filosófica, começa a analisar com sensibilidade e aprende a compreender as ideias e os propósitos dos objetos materiais na perspectiva correta (*vitarka*). A seguir, medita sobre eles para conhecer e compreender plenamente os aspectos sutis da matéria (*vicāra*). Depois, prossegue para experimentar intensa alegria espiritual e a pura beatitude (*ānanda*) da meditação e, finalmente, alcança a visão do Si-mesmo. Esses quatro tipos de consciência são denominados coletivamente como *samprajñāta samādhi* ou *samprajñāta samāpatti*. *Samāpatti* é a transformação ou contemplação do pensamento, o ato de ficar frente a frente consigo mesmo.

A partir desses quatro estados de consciência, aquele que busca segue para um novo estado, um estado alerta, porém passivo, conhecido como *manolaya*. Patañjali adverte o *sādhaka* para que não se deixe prender neste estado que é uma encruzilhada no caminho espiritual, mas que intensifique seu *sādhana* para vivenciar um estado superior conhecido como *nirbīja samādhi* ou *dharma megha samādhi*. O *sādhaka* pode não saber qual estrada seguir após *manolaya*, e poderia ficar emperrado eternamente lá, em um deserto espiritual. Neste calmo estado de vazio, as tendências ocultas permanecem inativas, porém latentes. Elas vêm à superfície e tornam-se ativas quando o estado de alerta passivo desaparece. Portanto, esse estado não deve ser confundido com a mais elevada meta do *yoga*.

Este estado repousante é uma grande conquista no caminho da evolução, mas permanece um estado de suspensão no campo espiritual. Perde-se a consciência corporal e não se é perturbado pela natureza, o que significa a conquista da matéria. Se aquele que busca é prudente, percebe que isto não é o objetivo nem o fim, somente o começo do sucesso em *yoga*. Por conseguinte, ele intensifica mais seus esforços (*upāya pratyaya*) com fé e vigor, e utiliza sua experiência prévia como um guia para prosseguir do estado de vazio ou solidão para o estado de não-vazio da solitude ou plenitude, no qual a liberdade é absoluta.

Se a intensidade da prática do *sādhaka* é grande, a meta está mais próxima. Se ele fraqueja em seus esforços, o objetivo retrocede na proporção da sua falta de força de vontade ou vigor.

## A Alma Universal ou Deus (*Īśvara, puruṣa viśeṣan* ou *paramātman*)

Há muitas formas de começar a prática de *yoga*. Primeiramente, Patañjali descreve o método de entregar-se a Deus (*Īśvara*). Isso envolve desapegar-se do mundo e apegar-se a Deus, sendo possível somente para aqueles poucos que nasceram adeptos. Patañjali define Deus como o Ser Supremo, totalmente liberto de perturbações e dos frutos da ação. Nele reside a incomparável semente de todo o conhecimento. Ele é o primeiro e o principal dentre todos os mestres e professores, não condicionado pelo tempo, lugar e circunstâncias.

Seu símbolo é a sílaba *ĀUṀ*. Esse som é divino: representa o louvor à plenitude divina. *ĀUṀ* é o som universal (*śabda brahman*). Filosoficamente, é considerado como a semente de todas as palavras. Nenhuma palavra pode ser pronunciada sem o som simbólico dessas três letras, *ā*, *u* e *ṁ*. O som começa com a letra *ā*, fazendo com que a boca se abra. Deste modo, o começo é *ā*. Para falar é necessário enrolar a língua e mover os lábios. Isso é simbolizado pela letra *u*. O término do som se dá com o fechamento dos lábios, simbolizado pela letra *ṁ*. *ĀUṀ* representa a comunhão com Deus, a Alma e o universo.

*ĀUṀ* é conhecido como *praṇava*, ou a exaltação em louvor a Deus. Deus é adorado por meio da repetição ou entoação do *ĀUṀ*, porque a vibração sonora é a mais sutil e mais alta expressão da natureza. *Mahat* pertence a este nível. Mesmo nossos pensamentos íntimos não verbalizados criam ondas de vibração sonora, portanto *ĀUṀ* representa o movimento elementar do som, o qual é a primeira forma de energia. Assim, *ĀUṀ* é considerado como a forma primordial de adoração a Deus. Nesse nível elevado de evolução fenomênica, a fragmentação ainda não ocorreu. *ĀUṀ* oferece o louvor total, nem parcial, nem dividido: nenhum pode ser mais alto. Tal prece gera pureza mental no *sādhaka*, auxiliando-o a alcançar a meta do *yoga*. *ĀUṀ*, repetido com sentimento e tomada de consciência de seu significado, supera os obstáculos à revelação do Si-mesmo.

## Os obstáculos

Os obstáculos à vida saudável e à revelação do Si-mesmo são a doença, a indolência física ou mental, a dúvida ou ceticismo, a negligência, a preguiça, a incapacidade de evitar os desejos e sua gratificação, a fantasia e a perda do foco, a incapacidade de concentração e avanço naquilo em que se empreende, e a inabilidade de manter a concentração e a estabilidade na prática, uma vez alcançada. Eles são ainda mais agravados pela tristeza, ansiedade ou frustração, instabilidade física e respiração ofegante ou irregular.

## Meios de superar os obstáculos e alcançar a meta

As medidas de remediação que minimizam ou erradicam esses obstáculos são: a observância do esforço determinado no *sādhana*, cordialidade e boa vontade com relação a toda a criação, compaixão, alegria, indiferença e não-apego tanto ao prazer quanto à dor, à virtude e ao vício. Elas difundem a mente por dentro e por fora uniformemente e a tornam serena.

Patañjali também sugere a adoção dos seguintes métodos pelos diversos tipos de praticantes para diminuir as oscilações mentais:

reter a respiração após cada expiração (o estudo da inspiração ensina como o si-mesmo gradualmente se apega ao corpo; o estudo da expiração ensina o não-apego na medida em que o si-mesmo se afasta do contato corporal; a retenção após a expiração educa em direção ao desapego); envolver-se em um tópico ou objeto interessante; contemplar uma luz brilhante, resplandecente e não sujeita a perturbações; trilhar o caminho percorrido por pessoas nobres; estudar a natureza dos estados de vigília, sonho e sono mantendo um estado único de atenção em todos três; meditar sobre um objeto que cause absorção total e conduza a um estado mental sereno.

### Efeitos da prática

Qualquer desses métodos pode ser praticado isoladamente. Se todos forem praticados juntos, a mente se difundirá uniformemente por todo o corpo, sua morada, como o vento que se move e se espalha no espaço. Quando são praticados judiciosa, meticulosa e religiosamente, as paixões são controladas e a determinação se desenvolve. O *sādhaka* se torna extremamente sensível, tão perfeito e transparente quanto um cristal. Ele percebe que aquele que vê, aquele que busca e o instrumento utilizado para ver ou buscar são nada mais que ele próprio, e resolve todas as divisões em seu interior.

Essa clareza gera harmonia entre suas palavras e o significado delas, fazendo surgir uma nova luz de sabedoria. A memória de suas experiências estabiliza sua mente e isso conduz tanto a memória quanto a mente à dissolução na inteligência cósmica.

Este é um tipo de *samādhi*, conhecido como *sabīja samādhi*, com semente ou suporte. A partir desse estado, o *sādhaka* intensifica seu *sādhana* a fim de adquirir sabedoria pura, felicidade e equilíbrio. Essa sabedoria pura independe de qualquer coisa ouvida, lida ou aprendida. O *sādhaka* não se permite deter em seu progresso, mas busca experimentar um estado de ser ulterior: o estado de *amanaskatva*.

Se *manolaya* é um estado tranquilo, passivo, quase negativo, *amanaskatva* é um estado positivo, ativo, diretamente relacionado com o ser interior, sem a influência da mente. Nesse estado, o *sādhaka* está perfeitamente desapegado das coisas externas. A renúncia completa ocorreu e ele vive em harmonia com seu ser interior, permitindo que aquele que vê resplandeça em sua própria glória intocada.

Esse é o verdadeiro *samādhi*: sem semente ou *nirbīja samādhi*.

## II. *Sādhana pāda*

Por que Patañjali começa os *Yoga Sūtras* com a discussão de um tema tão avançado quanto o aspecto sutil da consciência? Podemos supor que o nível intelectual e o conhecimento espiritual eram, na época, mais elevados e refinados do que são atualmente, e que a busca interior era mais acessível aos seus contemporâneos do que é para nós.

Hoje, a busca interior e os cumes espirituais são difíceis de alcançar seguindo as primeiras exposições de Patañjali. Por isso nos voltamos para esse capítulo, no qual ele introduz *kriyā yoga*, o *yoga* da ação. O *kriyā yoga* nos fornece as disciplinas práticas necessárias para escalar os cumes espirituais.

Minha sensação é que os quatro *pādas* dos *Yoga Sūtras* descrevem diferentes disciplinas da prática, cujas características ou aspectos variam de acordo com o desenvolvimento da inteligência e o refinamento da consciência de cada *sādhaka*.

*Sādhana* é a disciplina empreendida na busca de um objetivo. *Abhyāsa* é a prática repetida executada com observação e reflexão. *Kriyā* ou ação também implica a execução perfeita, com estudo e investigação. Portanto, *sādhana*, *abhyāsa* e *kriyā* significam todas uma única coisa. O *sādhaka*, ou praticante, é aquele que habilmente aplica sua mente e inteligência na prática direcionada a uma meta espiritual.

Seja por compaixão pelas pessoas menos desenvolvidas intelectualmente de sua época, ou por prever as limitações espirituais do nosso tempo, neste capítulo Patañjali oferece um método de prática que inicia com os órgãos de ação e os sentidos de percepção. Aqui ele fornece àqueles com intelecto mediano os meios práticos para lutar pelo conhecimento e reunir esperança e confiança para começar o yoga: a busca pela revelação do Si-mesmo. Esse capítulo envolve o *sādhaka* na arte de refinar o corpo e os sentidos, os invólucros visíveis da alma, trabalhando internamente do nível físico para o sutil.

Embora se considere que Patañjali tenha sido um ser autoencarnado, imortal, ele deve ter descido ao nível humano voluntariamente, submetendo-se às alegrias e sofrimentos, apegos e aversões, desequilíbrios emocionais e debilidades intelectuais das pessoas comuns, estudando a natureza humana desde seu nadir até seu zênite. Ele nos guia desde as nossas limitações até a emancipação por meio da prática devotada do *yoga*. Esse capítulo, que felizmente pode ser seguido por qualquer pessoa em seu próprio benefício espiritual, é a sua dádiva para a humanidade.

*Kriyā yoga*, o *yoga* da ação, possui três níveis: *tapas*, *svādhyāya* e *Īśvara praṇidhāna*. *Tapas* significa o desejo ardente de praticar *yoga* e o esforço intenso aplicado à prática. *Svādhyāya* tem dois aspectos: o estudo das escrituras para adquirir a sabedoria sagrada e o conhecimento dos valores morais e espirituais; e o estudo do próprio si-mesmo, a partir do corpo para o si-mesmo interior. *Īśvara praṇidhāna* é a fé e a entrega a Deus. Este ato de entrega ensina a humildade. Quando esses três aspectos do *kriyā yoga* são seguidos com zelo e afinco, os sofrimentos da vida são superados e vivencia-se *samādhi*.

## Sofrimentos ou aflições (*kleśas*)

Os *kleśas* (sofrimentos ou aflições) possuem cinco causas: ignorância ou falta de sabedoria e compreensão (*avidyā*), orgulho ou egoísmo (*asmitā*), apego (*rāga*), aversão (*dveṣa*), e medo da morte e agarramento à vida (*abhiniveśa*). As duas primeiras são duas falhas intelectuais, as duas seguintes são emocionais e a última instintiva. Elas podem estar ocultas, latentes, atenuadas ou extremamente ativas.

*Avidyā*, ignorância ou falta de sabedoria, é o terreno fértil no qual as aflições podem crescer, tornando a vida um inferno. Confundir o transitório com o eterno, o impuro com o puro, o sofrimento com o prazer, e os prazeres mundanos com a felicidade espiritual, constituem *avidyā*.

Identificar o ego individual (o "eu") com a verdadeira alma é *asmitā*. É a falsa identificação do ego com aquele que vê.

Encorajar e gratificar os desejos é *rāga*. Quando os desejos não são satisfeitos, a frustração e o sofrimento dão origem à alienação ou ao ódio. Isso é *dveṣa*, aversão.

O desejo de viver para sempre e de preservar ao si-mesmo individual é *abhiniveśa*. Alcançar a libertação desse apego à vida é muito difícil mesmo para uma pessoa sábia, erudita e cultivada. Se *avidyā* é a mãe de todas as aflições, *abhiniveśa* é seu rebento.

Todas as nossas ações passadas exercem influência e moldam nossas vidas presente e futuras: você colhe aquilo que planta. Essa é a lei do *karma*, a lei universal de causa e efeito. Se nossas ações são boas e virtuosas, as aflições serão minimizadas; as ações incorretas trarão sofrimento e pesar. As ações podem gerar frutos imediatamente, mais tarde nesta vida ou em vidas futuras. Eles determinam o nascimento, a duração da vida e os tipos de experiência a que seremos submetidos. Quando surge a sabedoria espiritual, percebe-se a carga de sofrimento conectada até o prazer, e a partir daí evita-se tanto o prazer quanto o sofrimento. Entretanto, os frutos da ação continuam a enredar os seres comuns.

## Como minimizar as aflições

Patañjali aconselha o desapaixonamento com relação aos prazeres e sofrimentos, recomendando a prática de meditação para obtenção de liberdade e beatitude. Primeiro ele descreve detalhadamente as oito partes do caminho do *yoga*. Seguir esse caminho ajuda a evitar os sofrimentos dormentes, ocultos, que podem emergir quando a saúde física, a energia e o equilíbrio mental são perturbados. Isso sugere que o caminho óctuplo do *yoga* é adequado tanto para os doentes quanto para os saudáveis, permitindo que todos desenvolvam o poder de combater doenças físicas e mentais.

## Causa das aflições

A primeira causa das aflições é *avidyā*, o insucesso em compreender a conjunção entre aquele que vê e o que é visto: *puruṣa* e *prakṛti*. O mundo externo atrai aquele que vê para seus prazeres, criando o desejo. A inevitável insatisfação dos desejos, por sua vez, cria sofrimento, o qual sufoca o ser interior. A natureza e suas belezas estão lá para a apreciação e o prazer (*bhoga*) e, também, para a libertação e a emancipação (*yoga*). Se as usarmos indiscriminadamente, estaremos aprisionados pelas correntes do prazer e do sofrimento. O uso judicioso delas conduz à beatitude, a qual não está sujeita ao prazer misturado com o sofrimento. O caminho duplo para esta meta é a prática (*abhyāsa*), o caminho da evolução, de avançar; e o desapego ou renúncia (*vairāgya*), o caminho da involução, da abstenção aos frutos da ação e aos engajamentos e preocupações mundanas.

### Cosmologia da natureza

Na filosofia *sāṁkhya*, o processo de evolução e de interação entre o espírito e a matéria, a essência e a forma, são cuidadosamente explicados.

Para seguir a evolução da natureza desde seu conceito mais sutil até a sua mais bruta ou densa manifestação, precisamos começar pela natureza primordial, *mūla prakṛti*. Nesta fase de desenvolvimento, a natureza é infinita, sem atributos e indiferenciada. Podemos denominar essa fase como "numenal" ou *aliṅga* (sem marcas): ela só pode ser apreendida por meio da intuição. Postula-se que as qualidades da natureza ou *guṇas* existem em perfeito equilíbrio em *mūla prakṛti*: um terço *sattva*, um terço *rajas* e um terço *tamas*.

A fonte da natureza evolui para o estágio fenomênico, denominado *liṅga* (com marcas). A esta altura ocorre um distúrbio ou redistribuição nos *guṇas* que dá à natureza sua característica turbulenta, o que significa dizer que uma qualidade sempre irá predominar sobre as outras duas (embora nunca excluindo-as inteiramente como, por exemplo, podendo a proporção ser 7/10 *tamas*, 2/10 *rajas*, 1/10 *sattva*, ou qualquer outra alíquota desproporcional). O primeiro e mais sutil estágio do universo fenomênico é *mahat*, a inteligência cósmica. *Mahat* é o "grande princípio" que incorpora uma força motivacional espontânea da natureza, sem sujeito ou objeto, que atua tanto na criação quanto na dissolução.

A natureza evolui ainda para o estágio denominado *aviśeṣa* (universal ou não-específico), o qual pode ser compreendido pelo intelecto, mas não pela percepção direta por meio dos sentidos. Pertencem a essa fase as características sutis dos cinco elementos, que podem ser equiparados à estrutura infra-atômica dos elementos. Podem ser explicados, basicamente, como a qualidade inerente do odor na terra (*pṛthvī*), do sabor na água (*ap*), da visão ou forma no fogo (*tej*), do tato no ar (*vāyu*) e do som no éter (*ākāśa*). O princípio do "eu" também está neste grupo.

O estágio final, *viśeṣa*, no qual a natureza é específica e obviamente manifestada, inclui os cinco elementos, os cinco sentidos de percepção (ouvidos, olhos, nariz, língua e pele), os cinco órgãos de ação (braços, pernas, boca, órgãos excretores e reprodutores) e, finalmente, a mente ou o décimo primeiro sentido. Assim, ao todo, há 24 princípios (*tattvas*) da natureza e um vigésimo quinto: *puruṣa*, *ātman* ou alma. *Puruṣa* permeia e transcende a natureza, sem a ela pertencer.

(Quando *puruṣa* incita os outros princípios à atividade, dá-se o caminho da evolução. Quando se retira da natureza é o caminho da involução. Se *puruṣa* interage de modo virtuoso com as propriedades da natureza, experimenta-se a beatitude. Para tal *puruṣa*, *prakṛti* se torna um paraíso. Se incorretamente vivenciado, torna-se um inferno.

Algumas vezes, *puruṣa* pode se manter indiferente, embora saibamos que a natureza ativa a si própria por meio da mutação dos *guṇas*, ainda que decorra muito tempo para que emerja. Se *puruṣa* auxilia, a natureza é disciplinada para mover-se na direção correta, seja no caminho da evolução ou da involução.)

Os dezesseis princípios do estágio de *viśeṣa* são: os cinco elementos, os cinco sentidos de percepção, os cinco órgãos de ação e a mente. Eles são definíveis e distinguíveis. No estágio de *aviśeṣa*, todos os cinco *tanmātras* – odor, sabor, visão ou forma, tato e som – e *ahaṁkāra*, ego, são indefiníveis e indistinguíveis e, não obstante, são entidades por si só. No nível material da criação, *tamas* é maior que *rajas* e *sattva*, enquanto no nível psicossensorial, *rajas* e *sattva*, juntos, predominam.

A interação dos *guṇas* com esses dezesseis princípios molda nosso destino de acordo com as nossas ações. Efetivamente, nossas experiências durante a vida derivam das manifestações densas da natureza, sejam dolorosas ou prazerosas; quer dizer, sejam manifestadas como aflição física ou como arte. A ilusão de que este seja o único nível "real" pode conduzir ao cativeiro, mas, afortunadamente, a estrutura evolucionária ou reveladora da natureza forneceu a possibilidade da involução, que é a jornada de retorno à fonte. Isto se obtém por intermédio da reabsorção dos princípios específicos para dentro dos não-específicos, então de volta para o estado *aliṅga* e, finalmente, pela retração e fusão de toda a natureza fenomênica de volta à sua fonte numenal, a imanifestada *mūla prakṛti*, assim como se pode retrair um telescópio.

No momento em que aquele que vê confronta seu próprio si-mesmo, os princípios da natureza foram atraídos para sua própria fonte primordial e lá permanecem quietos sem agitar a serenidade do *puruṣa*. Aqui é suficiente dizer que o processo involutivo é logrado por meio da intervenção da inteligência ponderada e do domínio e reequilíbrio dos *guṇas* às suas proporções numenais perfeitas, de modo que cada estágio de reabsorção possa ocorrer. O *yoga* nos mostra como fazer isso, começando pelo nível manifestado mais básico, nosso próprio corpo.

Uma vez que os princípios tenham sido recolhidos à sua fonte, seu potencial permanece dormente, motivo pelo qual uma pessoa no estado de *samādhi* é, mas não pode *fazer*; a forma externa da natureza dobrou-se como as asas de um pássaro. Se o *sādhaka* não prossegue em seu *sādhana* com zelo suficiente, mas repousa sobre seus louros, os princípios da natureza se reativarão com efeitos negativos. A turbulência da natureza obscurecerá novamente a luz do *puruṣa,* na medida em que o *sādhaka* é preso de novo na roda do prazer e do sofrimento. Mas aquele que alcançou a divina união de *puruṣa* e *prakṛti* e, então, redobra seus esforços, tem diante de si apenas *kaivalya.*

## Características de *Puruṣa*

*Puruṣa,* aquele que vê ou alma, é conhecimento puro absoluto. Diversamente da natureza (*prakṛti*) que está sujeita a mudanças, *puruṣa* é eterno e imutável. Liberto das qualidades da natureza, é conhecedor absoluto de tudo. Aquele que vê está além das palavras e é indescritível. É a inteligência, um dos invólucros da natureza, que enreda aquele que vê no parque de diversões da natureza e influencia e contamina sua pureza. Assim como um espelho quando coberto de poeira não pode produzir um reflexo claro, aquele que vê, embora puro, não pode refletir claramente se a inteligência está obscurecida. O aspirante que segue o caminho óctuplo do *yoga* desenvolve compreensão discriminativa, *viveka*, e aprende a usar o parque de diversões da natureza para aclarar a inteligência e vivenciar aquele que vê.

## Revelação

Todos têm o desejo inato de desenvolver inteligência sensível e madura. Por esta razão Deus proveu os princípios da natureza: para que aquele que vê possa comungar com eles e fazer o maior uso deles para seu crescimento intelectual e espiritual. A natureza existe para servir a seu mestre, aquele que vê, *puruṣa* ou *ātman*, o ser interior dos seres humanos. Torna-se um obstáculo à iluminação espiritual quando utilizada para o prazer sensorial, por outro lado, pode ajudar seu mestre a realizar seu potencial e sua verdadeira estatura. Não é culpa da natureza se os seres humanos dela abusam ou tornam-se presas de suas tentações. A natureza está sempre pronta a servir ou a permanecer ineficaz, de acordo com nossas ações. Quando superamos nossas falhas intelectuais e emocionais, os dons da natureza prontamente nos servem para a revelação da alma. Havendo realizado suas funções, retraem-se.

Essa verdadeira revelação do Si-mesmo é o pico do desenvolvimento da inteligência. Ela precisa ser sustentada com atenção ininterrupta nos pensamentos, nas palavras e nos atos: então se compreende plenamente o motivo do contato e do afastamento da natureza com aquele que vê. Todos os pesares e ódios desaparecem e dá-se a paz eterna e pura para quem a busca. Durante toda a vida a natureza continua a provocar, com aflições e incertezas, aqueles que não possuem poder discriminativo e atenção.

## Sete estados de sabedoria

Após explicar as funções da natureza e daquele que vê, Patañjali discorre sobre os sete estados da compreensão ou sabedoria (*prajñā*) que emergem da liberação do contato daquele que vê com a natureza. Primeiro, identifiquemos os correspondentes sete estados da ignorância ou *avidyā*:

1. pequenez, fraqueza, insignificância, inferioridade, mesquinhez;
2. instabilidade, inconstância, mutabilidade;
3. viver com sofrimentos, aflições, miséria, agonia;
4. viver associado à dor;
5. confundir o corpo perecível com o Si-mesmo;
6. criar condições de sujeitar-se ao pesar;
7. crer que a união com a alma (*yoga*) é impossível e agir como se assim fosse.

Os sete estados de sabedoria são:

1. conhecer o que deve ser conhecido;
2. descartar o que deve ser descartado;
3. concretizar o que deve ser concretizado;
4. fazer o que deve ser feito;
5. alcançar a meta que deve ser alcançada;
6. libertar a inteligência da influência dos três *guṇas* da natureza;
7. concretizar a emancipação da alma, de forma que ela brilhe com sua própria luz.

Esses sete estados de sabedoria são interpretados como desejo correto, reflexão correta, desaparecimento da memória e da mente, vivenciar puro *sattva* ou a verdade (realidade), indiferença ao elogio e à censura, reabsorção da criação fenomênica e viver na perspectiva da alma. Eles podem ser simplificados como:

1. compreensão do corpo por dentro e por fora;
2. compreensão da energia e suas utilizações;
3. compreensão da mente;
4. vontade consistente;
5. percepção consciente da experiência;
6. percepção consciente da pura quintessência, sentimento e beleza;
7. compreensão de que a alma individual, *jīvātman*, é uma partícula do Espírito Universal, *Paramātman*.

O *Yoga Vasiṣṭha* correlaciona este *sūtra* (*II.27*)[27] com os sete estágios do desenvolvimento individual:

1. estudo e cultivo da companhia dos sábios;
2. capacidade de resolver problemas;
3. desenvolvimento do não-apego;
4. dissolução das falhas inerentes;
5. encaminhar-se para a beatitude, na qual se vivencia o estado semiadormecido e semidesperto;
6. vivenciar o estado de sono profundo;
7. concretizar o estado no qual a pureza, a tranquilidade e a compaixão fluem para os outros.

As sete fronteiras da percepção consciente também se correlacionam com os cinco invólucros do corpo ou *kośas*. A consciência é a sexta e o si-mesmo interior é a sétima.

Patañjali descreve os sete estados da consciência como:

1. consciência emergente (*vyutthāna citta*);
2. consciência contida (*nirodha citta*);

27. Veja *Tabela 5*, na p. 180. (N.T.)

3. consciência serena (*śānta citta*);
4. consciência unidirecionada (*ekāgra citta*);
5. consciência germinada (*nirmāṇa citta*);
6. consciência fissurada (*chidra citta*);
7. consciência pura (*divya citta*).

(Veja *sūtras III.9-11*; e *IV.27, 29.*)

É também possível considerar os domínios ético, físico, fisiológico, neurológico, emocional, intelectual e espiritual como os sete estados de percepção consciente. Quando se repousa sobre a visão da alma, sente-se a divindade nesse estado empírico.

## As disciplinas yóguicas[28]

As disciplinas yóguicas são: *yama* (contenção) e *niyama* (prática ou observância). Essas disciplinas canalizam as energias dos órgãos de ação e dos sentidos de percepção na direção correta. *Āsana* (postura) resulta em equilíbrio, aquietação da mente e poder para penetrar a inteligência. Por meio do *āsana* aprendemos a conhecer bem o corpo e a distinguir entre movimento e ação: o movimento excita a mente, enquanto a ação a absorve. *Prāṇāyāma* (controle da energia por meio do controle da respiração) e *pratyāhāra* (retração dos sentidos) ajudam o *sādhaka* a explorar suas facetas ocultas, e o habilitam a penetrar no núcleo de seu ser. *Dhāraṇā* (concentração), *dhyāna* (meditação) e *samādhi* (absorção total) são a concretização da disciplina yóguica, a essência ou os componentes naturais do *yoga*. Desenvolvem-se quando as outras cinco disciplinas foram dominadas. De fato, todas as oito se mesclam e se entrelaçam para formar a integralidade do corpo do *yoga*.

### *Yama*

Há cinco *yamas*: *ahiṁsā* (não-violência ou não causar dano), *satya* (veracidade), *asteya* (não furtar), *brahmacarya* (continência) e *aparigraha* (libertação da avareza ou ganância).

Ter a intenção de não causar dano por meio das palavras, dos pensamentos ou das ações; ser sincero, honesto e leal; ter a cautela de não se apropriar das posses de outrem; ser casto e não cobiçar as posses de outros ou aceitar oferendas, são as práticas de *yama*. É essencial que sejam observados e seguidos. Devem ser praticados individual e coletivamente, a despeito da linhagem, lugar, tempo, condição ou carreira. Diz Patañjali que os *yamas* são votos universais poderosos.

## Efeitos de *yama*

Se o *sādhaka* adere aos princípios de *ahiṁsā*, todos os seres à sua volta abandonam o comportamento hostil. Por meio da observância de *satya*, as palavras emitidas

28. Neologismo, adjetivo de "*yoga*", no original, "*yogic*". (N.T.)

frutificam-se em ações. Todas as espécies de tesouros são concedidas àquele que observa *asteya*. Para o *brahmacārin* (pessoa casta ou celibatária), vigor, vitalidade, energia e conhecimento espiritual fluem como um rio. Aquele que observa *aparigraha* conhecerá suas vidas passadas e futuras.

### Niyama

Os cinco *niyamas* devem ser seguidos não meramente como disciplinas individuais, mas também como espirituais. São eles: *śauca* (limpeza ou pureza), *santoṣa* (contentamento), *tapas* (fervor religioso), *svādhyāya* (estudo das escrituras sagradas e do nosso próprio si-mesmo) e *Īśvara praṇidhāna* (entrega do si-mesmo a Deus).

Há dois tipos de *śauca*: externo e interno. Banhar-se diariamente é externo; *āsana* e *prāṇāyāma* limpam internamente. Auxiliam a purificar os pensamentos, palavras e ações, e tornam o corpo apto para seu Senhor habitá-lo. *Santoṣa* produz um estado de alegria e benevolência. *Tapas* é o esforço ardente que envolve a purificação, autodisciplina e prática austera. É a religiosidade ou devoção na prática de *yoga*. *Tapas* depura e purifica o corpo, os sentidos e a mente. *Svādhyāya* ilumina o praticante com o conhecimento de seu ser imortal interior. Īśvara *praṇidhāna* conduz o ser interior ao seu criador, o Deus Supremo.

De fato, a observância de *yama* gera *niyama*, e a prática de *niyama* disciplina a seguir os princípios de *yama*. Por exemplo, a não-violência gera a pureza dos pensamentos e das ações; a veracidade conduz ao contentamento; abster-se da ganância leva a *tapas*. A castidade acarreta o estudo do si-mesmo, e a não-possessividade a entrega a Deus. De modo semelhante, a limpeza conduz em direção à não-violência, e o contentamento à veracidade. *Tapas* guia a não se apropriar das posses alheias. O estudo do si-mesmo conduz em direção à castidade, e a rendição a Deus liberta da possessividade.

A esta altura, o leitor está familiarizado com as causas das aflições. Não somente *yama* e *niyama* ajudam a minimizá-las e a erradicá-las; porém são também uma firme fundação para a vivência espiritual. São as disciplinas éticas que nos mostram o que deve ser feito e o que deve ser descartado. São as chaves de ouro para destrancar os portões espirituais.

Mais cedo ou mais tarde, o uso inapropriado das palavras, os pensamentos impuros e as ações incorretas resultam em sofrimento. O sofrimento pode ser autoinfligido (*ādhyātmika*), decorrente do destino ou da hereditariedade (*ādhidaivika*), ou do desequilíbrio dos elementos no corpo (*ādhibhautika*). Pode ser causado por luxúria, raiva ou ganância, induzido diretamente, por provocação ou por complacência. Os sofrimentos resultantes podem ser suaves, moderados ou intensos.

As causas da luxúria, da raiva e da ganância podem ser combatidas diretamente pela autoanálise, ou subjugadas apelando a seus opostos: equilíbrio, compostura, paz e harmonia. Porque essa última abordagem dualista pode fazer com que nos escondamos dos fatos, a anterior é uma estratégia melhor. O uso da análise, do estudo e da investigação requer coragem, força e discricionariedade. A invocação das tendências opostas não é uma cura, mas um auxílio. A primeira é um método direto de purificação; a segunda um método indireto de apaziguamento. Patañjali sugere que ambas devem ser adotadas para acelerar o progresso.

### *Āsana* e seus efeitos

*Āsana* significa postura, o posicionamento do corpo como um todo com o envolvimento da mente e da alma. O *āsana* tem duas facetas, posar e repousar. Pose é assumir artisticamente uma posição. "Repousar em uma pose" significa encontrar a perfeição de uma pose e mantê-la, nela refletir com a penetração da inteligência e com dedicação. Quando aquele que busca está mais próximo da alma, os *āsanas* se dão com extensão, repouso e equilíbrio instantâneos.

No início é requerido esforço para dominar os *āsanas*. O esforço envolve horas, dias, meses, anos e mesmo várias vidas de trabalho. Quando o esforço forçado em um *āsana* converte-se em esforço sem força, esse *āsana* foi dominado. Desse modo, cada *āsana* deve se tornar sem esforço. Enquanto estiver executando os *āsanas*, deve-se relaxar as células do cérebro e ativar as células dos órgãos vitais e do corpo estrutural e esquelético. Então a inteligência e a consciência podem expandir-se para todas as células.

A conjunção de esforço, concentração e equilíbrio no *āsana* força-nos a viver intensamente no momento presente, uma experiência rara na vida moderna. Essa atualidade, ou estar no presente, tem tanto um efeito fortalecedor quanto purificador: fisicamente com o afastamento das doenças; mentalmente pela eliminação dos pensamentos estagnados ou preconceituosos; e, em um altíssimo nível em que a percepção e a ação se tornam uma só, ensinando-nos a ação correta instantânea; isto é, ação que não produz reação. Nesse nível, podemos também expurgar os efeitos residuais das ações passadas.

As três origens do sofrimento são erradicadas por meio do *āsana*, na medida em que progredimos da clareza de perspectiva por meio do pensamento correto para a ação correta.

Para o estudante novato ou o não praticante de *yoga*, a busca incessante da perfeição no *āsana* pode parecer inútil. Para estudantes avançados, um professor ensina um *āsana* completo em relação ao que está ocorrendo em uma única ação. Neste nível mais sutil, quando podemos observar o trabalho de *rajas*, *tamas* e *sattva* em um dedo do pé e ajustar o fluxo de energia em *iḍā*, *piṅgalā* e *suṣumṇā* (os três *nāḍīs* principais ou canais de energia), percebe-se a ordem macroscópica da natureza mesmo em seus menores aspectos. E quando o estudante aprende como a mais minúscula modificação no dedo do pé pode mudar todo o *āsana*, está observando como o microcosmo se relaciona com o todo e apreende a completude orgânica da estrutura universal.

O corpo é o templo da alma e pode realmente sê-lo se for mantido saudável, limpo e puro por meio da prática de *āsana*.

Os *āsanas* atuam como pontes para unir o corpo com a mente e a mente com a alma. Eles alçam o *sādhaka* das garras da aflição e o conduzem para a liberdade disciplinada. Ajudam a transformá-lo guiando sua consciência para longe do corpo e em direção à percepção consciente da alma.

Por intermédio dos *āsanas*, o *sādhaka* vem a conhecer e perceber plenamente o corpo finito e a fundi-lo com o infinito – a alma. Então não há conhecido nem desconhecido e, somente nesse momento, o *āsana* existe em sua completude. Esta é a essência de um *āsana* perfeito.

### ***Prāṇāyāma* e seus efeitos**

Patañjali afirma que deve haver uma progressão de *āsana* para *prāṇāyāma*, porém não menciona tal progressão em outros ramos do *yoga*. Ele afirma que, apenas depois de se alcançar a perfeição do *āsana*, se deve tentar *prāṇāyāma*. Isso não significa um único *āsana*, como algumas vezes se sugere.

É preciso entender por qual razão um *āsana* somente não é base suficiente para o estudo de *prāṇāyāma*. Em *prāṇāyāma*, a coluna e os músculos da coluna são a fonte da ação e os pulmões são os instrumentos receptores. Eles devem estar treinados para abrir-se e estender-se para trás, para frente, para cima e para fora; e os músculos da coluna devem estar fortalecidos, cultivados e tonificados para criar espaço e estimular os nervos da coluna a atrair energia da respiração. As posturas invertidas, de flexão para frente e para trás – toda a gama de posturas – são, portanto, essenciais se pretendemos obter o máximo proveito de *prāṇāyāma* com o mínimo esforço.

A respiração normal flui irregularmente, dependendo do ambiente e do estado emocional. Inicialmente, esse fluxo de respiração irregular é controlado por meio de um processo deliberado. Este controle facilita o fluxo de entrada e de saída da respiração. Quando se alcança essa facilidade, a respiração deve ser regulada com atenção. Isso é *prāṇāyāma*.

*Prāṇa* significa força vital e *āyāma* quer dizer ascensão, expansão e extensão. *Prāṇāyāma* é a expansão da força vital por intermédio do controle da respiração. Em termos modernos, o *prāṇa* é equiparado à bioenergia e funciona da seguinte maneira: de acordo com as filosofias *sāṁkhya* e *yoga*, o ser humano é composto por cinco elementos: terra, água, fogo, ar e éter. A coluna vertebral é um elemento da terra e atua como o campo para a respiração. A distribuição e criação de espaço no torso é função do éter. A respiração representa o elemento ar. Os elementos remanescentes, água e fogo, opõem-se um ao outro por natureza. A prática de *prāṇāyāma* os funde para produzir energia. Essa energia denomina-se *prāṇa*: força vital ou bioenergia.

*Āyāma* significa extensão, ascensão vertical, assim como expansão horizontal e expansão circunferencial da respiração, dos pulmões e da caixa torácica.

*Prāṇāyāma* tem três componentes por natureza: inspiração, expiração e retenção. Eles são aprendidos cuidadosamente por meio do alongamento da respiração e do prolongamento do tempo de retenção de acordo com a elasticidade do torso, a extensão e a profundidade da respiração e a precisão dos movimentos. A esse *prāṇāyāma* se conhece como deliberado ou *sahita prāṇāyāma*, uma vez que deve ser praticado consciente e continuamente para que se aprenda seu ritmo.

À inspiração, expiração e retenção, Patañjali adiciona mais um tipo de *prāṇāyāma*, destituído de ação deliberada. Sendo este *prāṇāyāma* natural e não deliberado, transcende a esfera da respiração modulada pela volição mental e denomina-se *kevala kumbhaka* ou *kevala prāṇāyāma*.

A prática de *prāṇāyāma* remove o véu da ignorância que encobre a luz da inteligência, tornando a mente um instrumento adequado para embarcar na meditação para a visão da alma. Esta é a busca espiritual.

(Para maiores detalhes, consulte *Luz sobre o Yoga*, *The Art of Yoga*, *Luz sobre o Prāṇāyāma* e *A Árvore do Yoga*.)

### ***Pratyāhāra***

Dominam-se o corpo e sua energia por meio das práticas de *yama*, *niyama*, *āsana* e *prāṇāyāma*. O próximo estágio, *pratyāhāra*, proporciona a conquista dos sentidos e da mente.

Quando a mente se torna madura para a meditação, os sentidos repousam tranquilamente e param de importunar a mente com o objetivo de serem gratificados. Então a mente, que até o momento atuava como uma ponte entre os sentidos e a alma, liberta-se dos sentidos e volta-se em direção à alma a fim de desfrutar de sua elevação espiritual. Esse é o efeito das disciplinas expostas no *sādhana pāda*. *Pratyāhāra*, o resultado da prática de *yama*, *niyama*, *āsana* e *prāṇāyāma*, forma a fundação para *dhāraṇā*, *dhyāna* e *samādhi*. Por intermédio da prática desses cinco estágios do *yoga*, todas as camadas (ou invólucros) do si-mesmo, desde a pele até a consciência, são penetradas, subjugadas e sublimadas para possibilitar que a alma se difunda uniformemente por todas as partes. Esse é o verdadeiro *sādhana*.

## III. *Vibhūti pāda*

Em *samādhi pāda*, Patañjali explica porque a inteligência é confusa, lenta e opaca, fornecendo disciplinas práticas para minimizar e finalmente eliminar as impurezas que a obscurecem. Por meio delas, o *sādhaka* desenvolve uma mente limpa e imaculada, e seus sentidos de percepção são naturalmente domados e subjugados. A inteligência e a consciência do *sādhaka* podem agora tornar-se instrumentos adequados para a meditação sobre a alma.

Em *vibhūti pāda*, primeiramente Patañjali mostra ao *sādhaka* a necessidade de integrar a inteligência, o ego e o princípio do "eu". Em seguida guia-o nas disciplinas sutis: concentração (*dhāraṇā*), meditação (*dhyāna*) e total absorção (*samādhi*). Com o auxílio delas sublimam-se a inteligência, o ego e o princípio do "eu". Isso pode conduzir tanto à liberação de diversos poderes sobrenaturais quanto à revelação do Si-mesmo.

### *Saṁyama*

Patañjali inicia esse *pāda* com *dhāraṇā*, concentração, e assinala alguns lugares no interior e no exterior do corpo para serem utilizados por aquele que busca a fim de obter a concentração e a contemplação. Se *dhāraṇā* é mantida de forma constante, desemboca em *dhyāna* (meditação). Quando o meditador e o objeto sobre o qual medita tornam-se um só, *dhyāna* deságua em *samādhi*. Assim, *dhāraṇā*, *dhyāna* e *samādhi* estão interconectados. Patañjali denomina a essa integração como *saṁyama*. Por intermédio de *saṁyama*, a inteligência, o ego e o senso de individualidade recolhem-se em sua semente. Então a inteligência do *sādhaka* resplandece intensamente com o brilho da sabedoria e a sua compreensão é iluminada. Ele volta a sua atenção para a exploração progressiva do núcleo do seu ser, a alma.

### Inteligência

Havendo definido as facetas sutis da natureza humana como inteligência, ego, o princípio do "eu" e o si-mesmo, Patañjali as analisa uma a uma para revelar seu conteúdo oculto. Ele começa com o cérebro intelectual, o qual oscila entre a atenção unidirecional e dispersa. Se o *sādhaka* não se recorda como, onde e quando sua atenção se desconectou do objeto contemplado, torna-se um divagante: sua inteligência permanece destreinada. Mediante a observação cautelosa e a reflexão sobre as características da inteligência, o *sādhaka* distingue entre suas manifestações multifacetadas e unidirecionais, e entre os estados de inquietude e silêncio. Para ajudá-lo, Patañjali explica como a faculdade de discriminação pode ser usada para controlar o pensamento que está emergindo, para suprimir o surgimento de ondas de pensamento e para observar o aparecimento dos momentos de silêncio. Se o *sādhaka* observa e retém esses períodos de silêncio intermitentes, experimenta um estado de quietude. Se isso for deliberadamente prolongado, o fluxo de tranquilidade fluirá imperturbado.

Ao manter esse calmo fluxo de tranquilidade sem permitir que a inteligência esqueça de si mesma, aquele que busca se moverá em direção àquele que vê. Esse movimento conduz à atenção interna e à percepção consciente, o que por sua vez, é a base do direcionamento da consciência para a integração com o si-mesmo. Quando essa integração se estabelece, aquele que busca percebe que o contemplador, o instrumento utilizado para a contemplação e o objeto de contemplação são uma mesma coisa: aquele que vê ou a alma. Em outras palavras, sujeito, objeto e instrumento tornam-se um só.

Conduzir a inteligência, *buddhi*, para um estado de estabilidade tranquilo, refinado, é *dhāraṇā*. Quando isso é alcançado, *buddhi* é reabsorvido na consciência, *citta*, por meio de um processo de involução, cuja expressão inerente é uma percepção consciente aguçada, porém, despida de foco. Isso é *dhyāna*. A discriminação e a observação contínuas, atributos de *buddhi*, necessitam estar constantemente prontos para evitar o obscurecimento da consciência e que *dhyāna* escape. *Buddhi* é o que aciona o *citta* puro.

Quando o *sādhaka* disciplinou e compreendeu a inteligência, o fluxo de tranquilidade flui suavemente, sem ser influenciado pelo prazer ou sofrimento. Então aprende a exercitar sua percepção consciente, a fazer com que flua pacífica e equilibradamente. Essa combinação de percepção consciente e sossego gera um estado virtuoso, que é a ética poderosa (*śakti*) da alma, a culminância da inteligência e da consciência. Esse cultivo da inteligência é uma evolução e a sua característica especial é a virtude. A manutenção desse estado civilizado, cultivado e virtuoso conduz a uma ação correta perfeita, onde a inteligência continua a refinar-se e o *sādhaka* a mover-se sempre mais para perto do zênite espiritual do *yoga*.

### Propriedades do *yoga*

Patañjali orienta o refinado *sādhaka* a detectar os movimentos, a ordem e a sequência de cada ação e pensamento que surjam. Ao refazer seus passos por meio da disciplina yóguica, o *sādhaka* coordena seus pensamentos e suas ações de forma que não haja um hiato temporal entre eles. Quando há absoluta sincronicidade de pensamento e ação, o *yogin* está liberto das limitações materiais do tempo e espaço, o que gera poderes extraordinários. Patañjali descreve esses poderes como *vibhūtis* ou propriedades do *yoga*.

São muitas as propriedades do *yoga*. Experimentar mesmo um dos seus extraordinários efeitos é uma indicação de que o *sādhaka* está no caminho correto na sua prática de *yoga*. Contudo, veja a próxima seção, *Advertência*.

1. ele começa a conhecer o passado e o futuro;
2. compreende a língua de todas as pessoas, aves e animais;
3. conhece suas vidas passadas e futuras;
4. lê a mente dos outros;
5. se necessário, pode definir até mesmo detalhes precisos do que se passa na mente dos outros;
6. torna-se invisível quando quer;
7. pode deter os sentidos: audição, tato, visão, paladar e olfato;
8. sabe intuitivamente ou por meio de presságio o exato momento da sua morte;
9. é amistoso e compassivo com todos;
10. torna-se forte como um elefante e seus movimentos são tão graciosos quanto os de um pavão;

11. vê claramente objetos próximos e distantes, brutos e refinados, e ocultos;
12. conhece o funcionamento do sistema solar;
13. conhece as funções do sistema lunar e, por meio disso, a posição das galáxias;
14. lê os movimentos das estrelas, a partir da estrela polar, e prevê acontecimentos mundiais;
15. conhece seu corpo e suas funções corretas;
16. vence a fome e a sede;
17. faz com que seu corpo e sua mente fiquem imóveis como uma tartaruga;
18. tem visões de seres perfeitos, professores e mestres;
19. tem o poder de perceber toda e qualquer coisa;
20. ele se torna ciente das propriedades da consciência;
21. tornando-se ciente das propriedades da consciência, ele a usa para iluminar a luz da alma;
22. devido à sua alma iluminada, as faculdades divinas, que estão fora de alcance dos simples sentidos, são acessíveis para ele;
23. conscientemente deixa seu corpo quando quer e entra em outros corpos;
24. caminha sobre água, pântano e espinhos;
25. produz fogo quando quer;
26. ouve sons longínquos;
27. levita;
28. liberta-se das aflições quando quer e, frequentemente, vive sem um corpo;
29. controla os componentes, características e finalidades da natureza;
30. torna-se senhor dos elementos e suas contrapartes;
31. possui um corpo excelente, dotado de graça, força, perfeita compleição e lustro;
32. tem perfeito controle sobre seus sentidos e sua mente, e o contato deles com o seu si-mesmo inferior ou a consciência do "eu";
33. transforma o corpo, os sentidos, a mente, a inteligência e a consciência para maximizar sua agudeza e velocidade em sintonizá-los com a sua própria alma;
34. adquire domínio sobre toda a criação e todo o conhecimento.

## Advertência

Esses poderes são extraordinários. O aparecimento de qualquer um deles indica que o *sādhaka* seguiu métodos adequados à sua evolução. Mas ele não deve confundir esses poderes com o objetivo de sua busca. Para observadores externos podem parecer grandes realizações, mas para o *sādhaka* são obstáculos para alcançar *samādhi*. Mesmo os seres celestiais tentam seduzir o *sādhaka*. Se ele sucumbe a essas tentações, se verá oprimido pelos infortúnios.

Se um *yogin* se deixa levar pelos poderes sobrenaturais e os usa para obter fama, fracassa em seu *sādhana*. É como uma pessoa que tenta se salvar do vento, apenas para ser capturada por um furacão. Um *yogin* que alcança certos poderes e os interpreta mal como sendo sua meta, é capturado por seus efeitos e expõe-se às suas aflições. Portanto, Patañjali adverte o *sādhaka* a renunciar a essas conquistas, de modo que os portões da eterna bem-aventurança se abram para ele. Ele é aconselhado a desenvolver o desapego, o qual destrói o orgulho, o principal obstáculo para aqueles que adquirem poderes.

A adesão à prática de *yama* e *niyama*, conforme descrita no *sādhana pāda*, garantirá que o *sādhaka* não seja envolvido nesses poderes, ou os use inapropriadamente.

### Momento e movimento

O momento é subjetivo e o movimento é objetivo. Patañjali explica que o momento é o presente e que o presente é o eterno agora: é atemporal e real. Quando foge à atenção, converte-se em movimento, e movimento é tempo. Na medida em que o momento passa a ser movimento, surgem o passado e o futuro e o momento desaparece. Levar-se pelos movimentos do momento é o futuro; afastar-se deles é o passado. Somente o momento é o presente.

O passado e o futuro provocam mudanças; o presente é imutável. As oscilações da consciência para o passado e o futuro geram o tempo. Se a mente, a inteligência e a consciência são mantidas estáveis e cientes dos momentos sem se prenderem aos movimentos, experimenta-se o estado de não-mente e não-tempo. Este estado é *amanaskatva*. Aquele que vê o faz diretamente, independentemente do funcionamento da mente. O *yogin* converte-se no senhor da mente, não em seu escravo. Vive em um estado de liberação da mente e do tempo. A isso se conhece como *vivekaja jñānam*: conhecimento vívido, verdadeiro.

### Inteligência pura

A inteligência elevada é pura e verdadeira, imaculada e incontaminada. Ela distingue clara e instantaneamente a diferença entre entidades similares, sem analisá-las de acordo com categoria, credo, qualidade e lugar.

Essa inteligência é verdadeira, pura e limpa como a própria alma. O *yogin* que a possui está liberto de orgulho e preconceito. Sua inteligência e consciência agora se elevam ao nível da alma. Assim como o mel tem o mesmo sabor não importa de qual lado da colmeia seja colhido, no *yogin* as células corporais, os sentidos, a mente, a inteligência, o consciente e a consciência refletem igualmente a luz da alma. Todas as partes daquele que vê aparentam ser a alma. Isto é *kaivalya*. Surge quando se renuncia aos poderes que atraem os desorientados, mas que são uma distração à conscientização do *yogin*.

## IV. *Kaivalya pāda*

*Kaivalya* significa isolamento ou emancipação eterna. É libertar-se do *karma*: as consequências e obrigações decorrentes de nossas ações. *Kaivalya* é um estado de existência absoluto, indivisível. Nele o *yogin* despoja-se dos pensamentos, da mente, do intelecto e do ego, liberta-se do jogo dos *guṇas* da natureza, *sattva*, *rajas* e *tamas*. Ele se torna um *guṇātītan*, uma pessoa pura, impecável.

Em *vibhūti pāda*, Patañjali descreve os poderes sobrenaturais que se apresentam àqueles *yogins* elevados e como a renúncia a esses poderes resulta em *kaivalya*: a coroação final do *sādhana* do *yoga*, um estado de completude da alma e de singular solitude.

Este capítulo, *kaivalya pāda*, é impressionante e exaustivo. Um de seus temas principais é que o conteúdo da consciência é puro, absoluto e divino, desde que não seja corrompido pela ação, seja ele branco (sátvico), cinza (rajásico) ou preto (tamásico). A natureza absoluta da consciência se realizará por meio do nascimento propício, fervor espiritual e meditação. A transformação purificadora da consciência libera energia vital, a qual acelera o processo de autoevolução. Progressivamente a pessoa se desembaraça das preocupações da vida relativas a *dharma*, dever; *artha*, meios de subsistência; e *kāma*, prazeres mundanos. Essa transcendência conduz à libertação ou *mokṣa*. A consciência, liberada dos atributos da natureza, dissolve-se na alma, *puruṣa*.

Esse capítulo lida com a rejeição necessária por parte dos *yogins* aos poderes sobrenaturais que se apresentam em sua ascensão espiritual, e indica como esses homens e mulheres que, em certo sentido, abandonaram o mundo, podem então servir ao mundo.

### Cinco tipos de *yogins*

*Kaivalya pāda* inicia com a afirmação de que os prodigiosos poderes do *yogin* podem ser inatos, adquiridos por mérito acumulado por meio da prática em vidas anteriores. Eles também podem ser alcançados por meio do uso de ervas (*auṣadhi*), encantamento (*mantra*), disciplina devotada (*tapas*), meditação (*dhyāna*) e absorção completa (*samādhi*).

Nesses cinco tipos de *yogins* a energia da natureza, a qual mais tarde se torna conhecida como *kuṇḍalinī*, flui com abundância sempre crescente, preparando-os para receber a luz infinita da alma. Se usada inapropriadamente, essa corrente energética desaparecerá, depois de destruir seu usuário. Por isso, *tapas* e *samādhi* são considerados os melhores dentre os cinco: fornecem uma fundação firme para o crescimento estável, evitando que o *yogin* utilize inapropriadamente a energia acumulada por meio de sua prática.

O uso judicioso das forças naturais por parte do *yogin* pode comparar-se ao do fazendeiro que inunda seus campos dentro das bancadas de terras, deixando que a água encharque bem o solo antes de abrir um novo canal que conduza a água em direção a outro. Por motivos de segurança, o *yogin* emprega método e contenção na utilização da energia da natureza (*śakti*) inteligentemente para adquirir sabedoria.

### Talento

É preciso talento para compreender o potencial da natureza e medir seu uso. O perigo é que o poder conduza ao orgulho e desenvolva o ego, eclipsando a divindade essencial da pessoa. A origem do ego é a mesma consciência pura; é seu contato com os fenômenos externos que gera o desejo, a semente da impureza. Pureza é humildade. Quando maculada pela esperteza converte-se em orgulho, o qual faz com que a consciência se dissipe nas flutuações do pensamento. *Tapas* e *samādhi* são os meios mais confiáveis para adquirir o talento yóguico.

### Ações

As ações são de quatro tipos: pretas, brancas, cinzas ou despidas desses atributos. A última está além dos *guṇas rajas, tamas* e *sattva*, liberto de intenção, motivação e desejo, pura e sem origem, fora da lei de causa e efeito que governa todas as outras ações. A ação motivada eventualmente conduz ao orgulho, aflição e infelicidade; o *yogin* genuíno executa somente ações imotivadas: libertos de desejo, orgulho e efeito.

A corrente de causa e efeito é como uma bola infinitamente ricocheteando nas paredes e no chão da quadra de *squash*. A memória, consciente ou sublimada, conecta essa corrente mesmo além de muitas vidas. Isso se dá porque toda ação dos primeiros três tipos deixa atrás de si uma impressão residual codificada na nossa memória mais profunda, que a partir disso continua a girar a roda do *karma*, provocando reação e ulterior ação. As consequências da ação podem produzir efeitos imediatos ou permanecer em suspensão por anos, mesmo através de muitas vidas. Considera-se que as ações tamásicas dão surgimento a dor e sofrimento, as rajásicas a resultados variados e as sátvicas a resultados mais agradáveis. A depender de sua proveniência, os frutos da ação podem tanto nos atar à luxúria, ira e ganância, quanto voltar-nos em direção à busca espiritual. Essas impressões residuais denominam-se *saṁskāras*: elas criam os ciclos da nossa existência e determinam a estação, o tempo e o local do nosso nascimento. As ações do *yogin*, sendo puras, não deixam impressões e não estimulam reações e, portanto, libertos de impressões residuais.

### Desejos e impressões

Os desejos e o conhecimento derivado da memória, ou das impressões residuais, existem eternamente. Eles são tão parte do nosso ser quanto o é a vontade de agarrar-se à vida. Os desejos e impressões findam na vida de um perfeito *yogin*. Quando o mecanismo da causa e efeito é desconectado por meio da ação pura, imotivada, o *yogin* transcende o mundo da dualidade, desejos e apegos definham e desaparecem.

### Tempo

A disciplina yóguica erradica a ignorância, *avidyā*. Quando a ilusão é banida, o tempo se torna atemporal. Embora o tempo seja uma sequência contínua, possui três movimentos: passado, presente e futuro. Passado e futuro estão tecidos no presente e o presente é atemporal e eterno. Como a roda de oleiro, o presente – o momento – roda em movimento como dia e noite, criando a impressão de que o tempo está se movendo. A mente, observando o movimento do tempo, o diferencia em passado, presente e futuro. Devido a isso, a percepção dos objetos varia em momentos diferentes.

Apesar das características permanentes do tempo, o objeto e o sujeito permanecem em suas próprias entidades, a mente os vê diferentemente de acordo com o desenvolvimento de sua inteligência, e cria disparidade entre observação e reflexão. Assim, ações e realizações diferem. Uma ilustração disso seria que nós reconhecemos a diferença entre o que está envolvido quando um assassino mata por dinheiro, um soldado mata por seu país e uma pessoa mata defendendo sua família de bandidos. Tudo é matar, contudo as implicações são radicalmente diferentes em cada caso, de acordo com o desenvolvimento do indivíduo.

O *yogin* está atento e consciente do presente e vive no presente utilizando a experiência passada somente como uma plataforma para o presente. Isso acarreta a imutabilidade da atitude mental com relação ao objeto visto.

### Sujeito e objeto

Os capítulos anteriores assinalam que embora a natureza seja eterna, suas características ou *guṇas* estão em constante mudança. Essa combinação dos *guṇas* gera diversidade na mente, de modo que ela vê os objetos de diferentes maneiras. O objeto é o mesmo e a mente também é a mesma. Mas a mesma mente tem muitas características de humor e comportamento. Essa fragmentação é a causa de *avidyā*. A mente dividida pelos *guṇas* molda e remolda o ser humano. Como os *guṇas* se movem em unidade rítmica, o desenvolvimento intelectual difere qualitativamente em cada pessoa e cada uma percebe os objetos de modo diferente, embora a essência deles não mude.

O *yogin* estuda a singularidade daquela mutação rítmica, mantém-se afastado dela, e repousa em sua própria essência, sua alma. Essa essência e a essência dos objetos percebidos são a mesma para ele. Por meio do autoexame, ele percebe que os objetos não se modificam, mas que é ele próprio quem fabrica as aparentes mudanças deles. Ele aprende a perceber sem preconceito, ciente de que os objetos existem independentemente, a despeito de serem por ele percebidos. Sua mente clara, despoluída, vê os objetos como eles são: separados dele e, portanto, incapazes de nele deixar uma impressão. Estando liberto dos preconceitos, ele está livre do *karma*.

### *Cit* e *citta* (consciência universal e individual)

O inalterável aquele que vê (*cit*) é o Senhor da consciência. Ele é onipresente, imutável, constante e sempre luminoso. Aquele que vê pode, ao mesmo tempo, tanto ser sujeito quanto objeto. Ele está ciente de todas as mutações que estão ocorrendo em sua mente, inteligência e consciência. Sabe que eles são seus produtos e que podem maculá-lo enquanto *avidyā* e *asmitā* sobreviverem.

Aquele que vê é a semente, e a consciência é a muda. A mente é o caule, e os *vṛttis*, as oscilações ou ondas de pensamento, são as folhas, retransmitidos pela mente, o caule, por meio da consciência única, de volta para a semente.

A consciência e seus ramos – inteligência, mente e pensamento – tornam-se objetos daquele que vê. Os ramos não têm existência própria sem consciência, e a consciência não tem nenhuma existência sem aquele que vê. Ela toma luz emprestada daquele que vê e a estende para a inteligência, a mente e o pensamento. Como ela não tem luz própria, não pode ser, ao mesmo tempo, sujeito e objeto. É um objeto conhecível para aquele que vê, assim como os objetos do mundo são por ela conhecíveis.

*Cit* (aquele que vê, alma, consciência cósmica) é uma testemunha passiva, onisciente, enquanto *citta* (consciência criada ou "germinada") é ativo, impressionável e engajado porque está envolvido em um relacionamento direto com o mundo externo. Mas quando esse envolvimento é analisado, controlado e conduzido à imobilidade, *citta* gravita em direção à sua fonte, *cit*, e adquire suas características, de forma que para o ser realizado *cit* e *citta* se tornam uma unidade. O problema é que para a pessoa comum, a consciência germinada parece ser aquele que vê, ao passo que, na realidade, ela simplesmente o mascara. Estudando *citta*, passamos a entender que não tem luz própria, e que depende de seu progenitor, aquele que vê. Até que desponte essa compreensão, a consciência atua como um prisma, distorcendo a visão. Uma vez que se funde com aquele que vê, torna-se um refletor perfeito, bem como um reflexo, espelhando sua própria imagem pura, a alma refletindo na alma.

Assim, vemos que *citta* pode ser puxado em duas direções: externamente, em direção à sua mãe, a natureza, *prakṛti*, ou internamente, em direção ao seu pai, o espírito, *puruṣa*. O papel do *yoga* é mostrar-nos que o objetivo final de *citta* é tomar o segundo caminho, afastando-se do mundo e encaminhando-se para a beatitude da alma. *Yoga* tanto oferece a meta quanto fornece os meios para alcançá-la. Aquele que encontra a própria alma é um *yogeśvara*, Senhor ou Deus do *yoga*, ou *yogirāja*, um rei entre os *yogins*.

Agora, nada mais resta para ser conhecido ou adquirido por ele.

## Advertência

Patañjali adverte que mesmo aqueles *yogins* elevados não estão além de todo perigo de recaída. Mesmo quando a unicidade entre *cit* e *citta* é alcançada, desatenção, negligência ou orgulho pelo conquistado aguardam uma oportunidade para retornar e fissurar a consciência. Nessa perda de concentração, velhos pensamentos e hábitos podem reemergir para perturbar a harmonia de *kaivalya*.

Se isso ocorrer, o *yogin* não tem alternativa a não ser retomar seu esforço purificador, do mesmo modo que pessoas menos evoluídas combatem suas próprias aflições mais materiais.

**O despontar da luz espiritual e destituída de sofrimento**

Se o estado indivisível do *yogeśvara* se sustenta sem hesitação, um fluxo de virtude emana de seu coração como chuva torrencial: *dharma megha samādhi* ou nuvem de chuva de virtude ou justiça. A expressão tem duas conotações complementares: *dharma* significa dever; *megha* significa nuvem. Nuvens podem tanto obscurecer a luz do Sol, quanto limpar o céu enviando chuva para revelá-lo. Se a união de *citta* com aquele que vê é fissurada, arrasta seu mestre em direção aos prazeres mundanos (*bhoga*). Se a união é mantida, conduz o aspirante a *kaivalya*. Por intermédio da disciplina do *yoga*, a consciência se torna virtuosa, de forma que quem a possui possa converter-se em, e ser, um *yogin*, um *jñānin*, um *bhaktam* e um *paravairāgin*.

Cessam todas as ações e reações em quem é agora um *yogeśvara*. Ele está livre das garras da natureza e do *karma*. De agora em diante não há espaço em seu *citta* para a produção de efeitos; ele nunca fala ou age de maneira a conectá-lo à natureza. Quando cessa o suprimento de óleo para a lâmpada, ela se extingue. Neste *yogin*, quando o combustível dos desejos seca, a lâmpada da mente não pode queimar e começa a se desvanecer. Então a sabedoria infinita brota espontaneamente.

O conhecimento adquirido por meio dos sentidos, da mente e do intelecto é insignificante comparado ao que emana da visão daquele que vê. Este é o conhecimento intuitivo verdadeiro.

Quando as nuvens desaparecem, o céu clareia e o Sol resplandece intensamente. Quando o Sol brilha, é preciso luz artificial para enxergar? Quando a luz da alma resplandece, a luz da consciência não é mais necessária.

A natureza e suas características deixam de afetar o *yogin* realizado. A partir desse momento, servem-no devotadamente, sem interferir ou influenciar em sua verdadeira glória. Ele entende a sequência do tempo e sua relação com a natureza. É coroado com a sabedoria de viver no eterno Agora. O eterno Agora é Divino, assim como ele é Divino. Todos os seus objetivos estão alcançados. Ele é um *kṛtārthan*, uma alma realizada, sem igual, que vive em liberdade benevolente e beatitude. Está só e completo. Isso é *kaivalya*.

Patañjali inicia os *Yoga Sūtras* com *atha*, que significa "agora", e termina com *iti*, "isto é tudo". A par dessa busca pela alma, não há nada.

# *Yoga Sūtras*

Texto, tradução
e comentários

# PARTE UM

# समाधिपादः ।

*Samādhi pāda*

*Samādhi* significa *yoga* e *yoga* significa *samādhi*. Assim, este *pāda* explica tanto o significado de *yoga* quanto o de *samādhi*: ambos significam meditação profunda e devoção suprema.

Para os aspirantes dotados de perfeita saúde física, equilíbrio mental, inteligência discriminativa e inclinação espiritual, Patañjali fornece orientação nas disciplinas de prática e desapego, a fim de auxiliá-los a atingir o zênite espiritual, a visão da alma (*ātma darśana*).

A palavra *citta* é frequentemente traduzida como "mente". No Ocidente, considera-se que a mente possui não somente os poderes de conação ou volição, cognição e ação, mas também o de discriminação.

Na realidade, porém, *citta* significa "consciência". Os filósofos indianos analisaram *citta* e subdividiram-no em três aspectos: mente (*manas*), inteligência (*buddhi*) e ego ou senso de identidade (*ahaṁkāra*). Dividiram o corpo mental em duas partes: o invólucro mental e o invólucro intelectual. As pessoas, então, começaram a pensar que a consciência e a mente eram a mesma coisa. Nesta obra, "consciência" tanto faz referência ao invólucro mental (*manomaya kośa*) como mente, quanto ao invólucro intelectual (*vijñānamaya kośa*) como sabedoria. A mente adquire conhecimento objetivamente, enquanto a inteligência aprende por meio da experiência subjetiva, a qual se converte em sabedoria. Assim como a inteligência cósmica é o primeiro princípio da natureza, a consciência é o primeiro princípio dos seres humanos.

अथ योगानुशासनम् ।१।

# I.1 *atha yogānuśāsanam*

| | |
|---|---|
| *atha* | agora, auspicioso, oração, dádiva, benção, autoridade, bom presságio. |
| *yoga* | juntar, união, junção, combinação, aplicação, uso, meio, resultado, meditação profunda, concentração, contemplação do Espírito Supremo. |
| *anuśāsanam* | conselho, indicação, ordem, comando, instruções, regras e preceitos estabelecidos, texto revisto, introdução, ou orientações formuladas como modo de procedimento. Portanto, significa orientação sobre os códigos de conduta a serem observados, os quais formam o fundamento a partir do qual cultivam-se a vida ética e a espiritual. |

**Rogando pelas bençãos divinas,**
**agora começa a exposição da arte sagrada do *yoga*.**

Segue-se agora uma exposição detalhada da disciplina do *yoga*, fornecida passo a passo no correto ordenamento e com orientação apropriada para fins de autoalinhamento.

Patañjali é o primeiro a oferecer-nos uma codificação do *yoga*, de sua prática e de seus preceitos; e o caráter imediato da nova luz por ele derramada sobre uma matéria antiga e conhecida é enfatizado pelo uso da palavra "agora". Sua reapreciação, baseada em sua própria experiência, explora um terreno novo e lega-nos um trabalho duradouro e monumental. Suas palavras devem ter sido de cristalina clareza no contexto cultural de sua época, e até para a mente moderna espiritualmente empobrecida, elas nunca são confusas, embora sejam frequentemente condensadas de um modo impenetrável.

A palavra "agora" também pode ser vista no contexto de uma progressão dos trabalhos anteriores de Patañjali, seus tratados sobre gramática e *āyurveda*. Logicamente devemos considerá-los antecedentes aos *Yoga Sūtras*, na medida em que a gramática é um pré-requisito para o discurso lúcido e a compreensão clara, e a medicina *āyurveda* é condição para a purificação do corpo e o equilíbrio interno. Juntas, essas obras serviram a Patañjali como preparação para sua majestosa exposição sobre o *yoga*: o cultivo e a eventual transcendência da consciência, que culminam na liberação dos ciclos de renascimento.

Esses trabalhos são coletivamente conhecidos como *mokṣa śāstras* (ciências espirituais), tratados que rastreiam a evolução humana a partir das amarras física e mental rumo à derradeira libertação. Em sequência à obra sobre *āyurveda*, o tratado sobre *yoga* flui naturalmente, conduzindo o aspirante (*sādhaka*) a um estado de consciência treinado e equilibrado.

Nesse primeiro capítulo, Patañjali analisa os componentes da consciência e seus padrões de comportamento, explicando como suas oscilações podem ser aquietadas a fim de alcançar-se a absorção e a integração internas. No segundo, ele revela todo o mecanismo conector do *yoga*, por meio do qual constroem-se a conduta ética, o vigor físico, a saúde e a vitalidade fisiológica na estrutura do progresso evolutivo humano em direção à liberdade. No terceiro capítulo, Patañjali prepara a mente para alcançar a alma. No quarto, ele mostra como a mente se dissolve na consciência e a consciência na alma, e como o *sādhaka* bebe do néctar da imortalidade.

O *Brahma Sūtra*, tratado que lida com a filosofia *vedānta* (o conhecimento de Brahman), também começa com a palavra *atha* ou "agora": *athāto Brahma jijñāsā*. Lá, "agora" representa o desejo de conhecer Brahman. Ao longo do texto, Brahman é tratado como objeto de estudo e é analisado e explorado como objeto. Nos *Yoga Sūtras*, quem deve ser descoberto e conhecido é aquele que vê ou o verdadeiro Si-mesmo. O *yoga* é, portanto, considerado como arte, ciência e filosofia subjetivas. A palavra "*yoga*" possui diversas conotações, conforme inicialmente mencionado, mas aqui significa *samādhi*, o estado indivisível de existência.

Deste modo, o significado deste *sūtra* pode ser tomado como: "são aqui expostas as disciplinas de integração por meio da experiência e são oferecidas à humanidade para que explore e reconheça aquela parte oculta do ser humano que se encontra além da percepção consciente por parte dos sentidos".

योगश्चित्तवृत्तिनिरोधः ।२।

## I.2 *yogaḥ cittavṛtti nirodhaḥ*

| | |
|---|---|
| *yogaḥ* | união ou integração desde a camada mais externa até a mais íntima do si-mesmo, isto é, desde a pele até os músculos, os ossos, os nervos, a mente, o intelecto, a vontade, a consciência e o si-mesmo. |
| *citta* | a consciência, a qual se compõe de três fatores: mente (*manas*), intelecto (*buddhi*) e ego (*ahaṁkāra*). O veículo da observação, da atenção, dos objetivos e da razão é *citta*; e ela possui três funções: cognição, conação ou volição e ação. |
| *vṛtti* | estado mental, flutuações mentais, curso de ação, comportamento, estado de ser, modo de ação, movimento, função, operação. |
| *nirodhaḥ* | obstrução, parada, oposição, aniquilação, contenção, controle, cessação. |

**_Yoga_ é a cessação de movimentos na consciência.**

Define-se o *yoga* como a contenção de flutuações na consciência. É a arte de estudar o comportamento da consciência, a qual possui três funções: cognição, conação ou volição e ação. O *yoga* mostra formas de entender o funcionamento da mente e auxilia a serenar os seus movimentos, conduzindo em direção a um imperturbável estado de silêncio que habita na própria sede da consciência. *Yoga* é, portanto, a arte e a ciência da disciplina mental, por meio da qual a mente se torna cultivada e madura.

Este *sūtra* de vital importância contém a definição de *yoga*: o controle ou contenção de movimento na consciência, conduzindo à sua completa cessação.

*Citta* é o veículo que conduz a mente (*manas*) em direção à alma (*ātman*). *Yoga* é a cessação de todas as vibrações na sede da consciência. É extremamente difícil transmitir o significado da palavra *citta*, porque é a forma mais sutil da inteligência cósmica (*mahat*). *Mahat* é o grande princípio, a fonte de todo o mundo material da natureza (*prakṛti*), em oposição à alma, que é uma ramificação da natureza. De acordo com a filosofia *sāṁkhya*, a criação se dá por meio da interação de *prakṛti* com *Puruṣa*, a Alma cósmica. Esta visão cosmológica também é aceita pela filosofia do *yoga*. Os princípios de *Puruṣa* e de *prakṛti* são a fonte de toda a ação, volição e silêncio.

Palavras como *citta*, *buddhi* e *mahat* são usadas de modo intercambiável tão frequentemente, que o estudante pode facilmente ficar confuso. Uma maneira de estruturar a compreensão é lembrar que todo fenômeno que atingiu sua evolução plena ou individuação possui uma contraparte sutil ou cósmica. Deste modo, traduzimos *buddhi* como a inteligência discriminativa individual e consideramos que *mahat* é a sua contrapartida cósmica. De forma similar, à consciência individuada, *citta*, corresponde sua forma mais sutil, *cit*. Para o propósito de alcançar a revelação do Si-mesmo, a percepção consciente mais elevada da consciência e a mais refinada faculdade da inteligência têm que trabalhar em uma associação tão próxima, que nem sempre é útil separá-las para fazer distinções desnecessárias. (Veja *Cosmologia da natureza*, p. 64 desta edição.)

O princípio pensante ou consciência íntima (*antaḥkaraṇa*) conecta o princípio motivador da natureza (*mahat*) com a consciência individual, a qual pode ser considerada como um fluido envolvendo o ego (*ahaṁkāra*), a inteligência (*buddhi*) e a mente (*manas*). Este "fluido" tende a tornar-se turvo e opaco devido ao contato com o mundo exterior por meio de seus três componentes. O objetivo do *sādhaka* é trazer a consciência para o estado de pureza e translucidez. É importante notar que, não somente a consciência vincula a natureza evoluída ou manifestada à natureza não evoluída ou sutil, mas também está muito próxima da própria alma, a qual não pertence à natureza, estando apenas nela imanente.

*Buddhi* possui o conhecimento decisório, que é determinado pela ação e experiência perfeitas. *Manas* recolhe e coleciona as informações por meio dos cinco sentidos de percepção, *jñānendriyas*, e dos cinco órgãos de ação, *karmendriyas*. A inteligência cósmica, o ego, a inteligência individual, a mente, os cinco sentidos de percepção e os cinco órgãos de ação são produtos dos cinco elementos da natureza – terra, água, fogo, ar e éter (*pṛthvī, ap, tejas, vāyu* e *ākāśa*) – com suas qualidades subatômicas do odor, sabor, forma ou visão, tato e som (*gandha, rasa, rūpa, sparśa* e *śabda*).

A fim de ajudar os seres humanos a compreenderem a si próprios, os sábios os analisaram como sendo compostos de cinco invólucros ou *kośas*:

| Invólucro | Elemento correspondente |
|---|---|
| anatômico (*annamaya*) | terra |
| fisiológico (*prāṇamaya*) | água |
| mental (*manomaya*) | fogo |
| intelectual (*vijñānamaya*) | ar |
| beatífico (*ānandamaya*) | éter |

Os três primeiros invólucros estão contidos no campo dos elementos da natureza. Diz-se que o invólucro intelectual é a camada da alma individual (*jīvātman*), e que o invólucro beatífico é a camada da Alma Universal (*paramātman*). Com efeito, para alcançar a emancipação, todas as cinco camadas têm que ser penetradas. O conteúdo mais recôndito dos invólucros, mais além até do corpo beatífico, é *puruṣa*, o Um indivisível e imanifestado, o "vazio que é pleno". Isto é experimentado em *nirbīja samādhi*, enquanto *sabīja samādhi* é experimentado no nível do corpo beatífico.

Se considerar-se que *ahaṁkāra* (ego) é uma ponta de um fio, então *antarātma* (Si-mesmo Universal) é a outra extremidade. *Antaḥkaraṇa* (consciência íntima) é o que unifica as duas.

A prática de *yoga* integra o indivíduo por meio da jornada da inteligência e da consciência, desde o exterior até o interior, unifica-o desde a inteligência da pele até a inteligência do si-mesmo, de modo que seu si-mesmo se funda ao Si-mesmo cósmico. É a fusão da metade de um ser (*prakṛti*) com a outra (*puruṣa*). Por intermédio do *yoga* o praticante aprende a observar e a pensar, e a intensificar seus esforços até que a alegria eterna seja alcançada. Isso somente é possível quando todas as vibrações do *citta* individual são detidas antes de emergirem.

*Yoga*, a contenção do pensamento oscilante, conduz a um estado sátvico. Mas para que as flutuações sejam restringidas, faz-se necessária a força de vontade, onde um grau de *rajas* está envolvido. A retenção dos movimentos do pensamento ocasiona a quietude, que conduz ao silêncio profundo, com percepção consciente. Esta é a natureza sátvica de *citta*.

A quietude é concentração (*dhāraṇā*) e o silêncio é meditação (*dhyāna*). A concentração necessita de um foco ou de uma forma, e este foco é *ahaṁkāra*, o pequeno si-mesmo individual. Quando a concentração flui para a meditação, esse si-mesmo perde sua identidade e se torna uno com o grande Si-mesmo. Como dois lados de uma moeda, *ahaṁkāra* e *ātman* são os polos opostos do ser humano.

O *sādhaka* é influenciado pelo si-mesmo, de um lado, e pelos objetos percebidos, do outro. Quando está absorto no objeto, sua mente oscila. Isto é *vṛtti*. Sua meta deve ser distinguir o si-mesmo dos objetos vistos, de forma a não se emaranhar neles. Por intermédio do *yoga*, ele deveria tentar libertar sua consciência das tentações de ditos objetos e trazê-la para mais perto daquele que vê. Restringir as flutuações da mente é um processo que conduz a um fim: *samādhi*. Inicialmente o *yoga* atua como instrumento de contenção. Quando o *sādhaka* atingiu um estado de contenção total, a disciplina do *yoga* foi concretizada e concluída: a consciência permanece pura. Assim, o *yoga* é tanto o instrumento como a finalidade.

(Veja *sūtras I.18*; e *II.28*.)

तदा द्रष्टुः स्वरूपेऽवस्थानम् ।३।

## I.3 *tadā draṣṭuḥ svarūpe avasthānam*

| | |
|---|---|
| *tadā* | então, naquele momento. |
| *draṣṭuḥ* | a alma, aquele que vê. |
| *svarūpe* | em seu próprio, em seu estado. |
| *avasthānam* | repousa, permanece, habita, reside, irradia. |

**Então, aquele que vê habita em seu próprio verdadeiro esplendor.**

Quando as ondas de consciência são serenadas e silenciadas, não podem mais distorcer a verdadeira expressão da alma. Revelado em sua própria natureza radiante, aquele que vê reside em sua própria grandeza.

Sendo a volição o padrão comportamental da mente, é a responsável por mudar a percepção do estado e da condição daquele que vê a cada momento. Quando ela é contida e regulada, experimenta-se um estado de ser reflexivo. Neste estado, o conhecimento desponta tão claramente que a verdadeira grandiosidade daquele que vê é vista e sentida. Esta visão da alma irradia sem qualquer atividade por parte de *citta*. Uma vez verificada, a alma habita sua própria sede.

(Veja *sūtras I.16, 29, 47, 51; II.21, 23, 25; III.49, 56;* e *IV.22, 25, 34.*)

वृत्तिसारूप्यमितरत्र ॥४॥

## I.4 *vṛtti sārūpyam itaratra*

| | |
|---|---|
| *vṛtti* | comportamento, flutuação, modificação, função, estado mental. |
| *sārūpyam* | identificação, semelhança, intimidade, proximidade. |
| *itaratra* | em outros momentos, em outro lugar. |

**Em outros momentos, aquele que vê se identifica com a consciência flutuante.**

Quando aquele que vê se identifica com a consciência ou com os objetos vistos, une-se a eles e se esquece de sua grandeza.

A tendência natural da consciência é envolver-se com os objetos vistos, atrair aquele que vê para eles, e fazer com que aquele que vê se identifique com eles. Aí aquele que vê se absorve no objeto. Isso se torna a semente para a diversificação da inteligência, e faz com que aquele que vê se esqueça de sua própria percepção consciente radiante.

Quando a alma não irradia sua própria glória, é um sinal de que a faculdade de pensamento se manifestou no lugar da alma.

A impressão dos objetos é transmitida a *citta* por meio dos sentidos de percepção. *Citta* absorve essas impressões sensórias e torna-se colorida e modificada por elas. Os objetos atuam como forragem para a pastagem de *citta*, a qual é atraída para eles por seu apetite. *Citta* projeta a si próprio tomando a forma dos objetos a fim de possuí-los. Então torna-se envolvido por pensamentos sobre o objeto, resultando no obscurecimento da alma. Desse modo, *citta* se torna turvo e ocasiona mudanças no comportamento e no humor, já que se identifica com as coisas vistas. (Veja *sūtra III.36.*)

Embora na realidade *citta* seja uma entidade despida de forma, pode ser de auxílio visualizá-lo a fim de apreender suas funções e limitações. Imaginemos que seja como uma lente ótica, sem luz própria, porém colocada diretamente acima de uma fonte de luz pura, a alma. Uma face da lente, voltada para dentro em direção à luz, permanece limpa. Normalmente, somente ficamos cientes dessa faceta interna de *citta* quando fala conosco com a voz da consciência íntima.

Na vida cotidiana, entretanto, estamos muito cônscios da superfície superior da lente, voltada externamente para o mundo e a ele conectada pelos sentidos e pela mente. Essa superfície serve tanto como um sentido, quanto um conteúdo da consciência, juntamente com o ego e a inteligência. Influenciada pelos desejos e medos da turbulenta vida mundana, torna-se turva, opaca, até suja e marcada, impedindo que a luz da alma brilhe através dela. Na ausência de iluminação interna, ela busca ainda mais avidamente as luzes artificiais da existência condicionada. Toda a técnica do *yoga*, sua prática e contenção, objetiva dissociar a consciência de sua identificação com o mundo fenomênico, restringindo os sentidos por meio dos quais é enredada, e a limpar e purificar as lentes de *citta* até que transmita única e completamente a luz da alma.

(Veja *sūtras II.20*; e *IV.22*.)

वृत्तयः पञ्चतय्यः क्लिष्टाक्लिष्टाः ।५।

## I.5 *vṛttayaḥ pañcatayyaḥ kliṣṭā akliṣṭāḥ*

| | |
|---|---|
| *vṛttayaḥ* | movimentos, modificação. |
| *pañcatayyaḥ* | quíntuplo. |
| *kliṣṭā* | aflitivo, tormentoso, perturbador, doloroso. |
| *akliṣṭāḥ* | impassivo, imperturbado, não aflitivo, indolor, prazeroso. |

**Os movimentos da consciência são quíntuplos e podem ser reconhecíveis ou irreconhecíveis, dolorosos ou indolores.**

As flutuações ou modificações da mente podem ser dolorosas ou indolores, reconhecíveis ou irreconhecíveis. A dor pode ocultar-se no estado indolor, e o indolor pode ocultar-se no estado doloroso. Ambos podem ser reconhecíveis ou irreconhecíveis.

Quando a consciência assume o comando, aquele que vê naturalmente assume o assento de trás. A semente da mudança está na consciência e não naquele que vê. A consciência vê os objetos relacionando-os às suas próprias peculiaridades, criando flutuações e modificações nos pensamentos. Essas modificações, que são de cinco tipos, são explicadas no próximo *sūtra*. Elas podem ser visíveis ou ocultas, dolorosas ou não, angustiantes ou prazerosas, reconhecíveis ou irreconhecíveis.

O *sūtra* anterior explica que a consciência envolve aquele que vê com os objetos vistos por ela, convidando cinco tipos de flutuações, as quais podem ser divididas e subdivididas quase infinitamente.

Os pensamentos, quando associados com a angústia, são considerados como condições dolorosas (*kliṣṭā*) da mente e da consciência. Por exemplo, um carvão em brasa coberto de cinzas parece ser cinza. Se alguém o toca, queima a pele imediatamente. O carvão em brasa estava em um estado irreconhecível, ou *akliṣṭā*. No momento em que a pele foi queimada, tornou-se reconhecível, ou *kliṣṭā*. Como a angústia predomina na dor, o estado de prazer não pode identificar-se com ela, embora existam lado a lado. O prazer do sexo termina na agonia das dores do parto, para ter sequência em todos os ciclos de alegria, preocupação e tristeza associadas à condição parental.

Até as almas altamente evoluídas que alcançaram uma certa estatura espiritual, como no *sūtra I.18*, que descreve um estado indolor de beatitude, são advertidas por Patañjali no *sūtra I.19*. Ele adverte que, conquanto o *yogin* permaneça livre enquanto as potências virtuosas continuam poderosas, no momento em que desvanecem, ele tem que se esforçar novamente: um final doloroso para a conquista do pináculo espiritual. Alternativamente, as dores podem estar ocultas e podem aparentar ser indolores por longo tempo até virem à superfície. Por exemplo, o câncer pode permanecer não detectado por um longo tempo, até alcançar um estado doloroso e atormentador.

As dores e angústias reconhecíveis são controladas ou aniquiladas pela prática de *yoga* e pela força de vontade. Previne-se o surgimento das dores irreconhecíveis no estado de cognição pela libertação dos desejos (*vāsanās*) e pelo desapego (*vairāgya*), somados ao *sādhana* do *yoga*.

No *sūtra II.12*, Patañjali usa as palavras *dṛṣṭa* (visível) e *adṛṣṭa* (desapercebido, invisível), que podem ser relacionadas a *kliṣṭā* e *akliṣṭā*. A natureza causa o surgimento das cinco flutuações em suas formas aflitivas *kliṣṭā*, ao passo que *puruṣa* tende a trazê-las para o estado *akliṣṭā*. Por exemplo, a forma *kliṣṭā* da memória é estar subjugada ao tempo psicológico, a forma *akliṣṭā* é a função da discriminação. Ambos os estados, doloroso e indolor, podem ser visíveis ou ocultos. As dores e os prazeres visíveis e conhecidos podem ser reduzidos ou erradicados. Nos estados dolorosos, as "não-dores" podem estar ocultas e, consequentemente, ser difícil reconhecer ou perceber as virtudes. Os dois estados devem ser detidos por meio da prática de *yoga* e da renúncia. Nos *sūtras I.23, 27-28, 33-39* e *II.29*, Patañjali salienta os meios para alcançar o zênite da virtude, que são liberdade e beatitude.

*Citta* atua como uma roda, enquanto os estados *kliṣṭā* e *akliṣṭā* são como os dois aros da roda, os quais provocam as flutuações e modulações no si-mesmo. Os *vṛttis*, em suas manifestações *kliṣṭā* e *akliṣṭā*, não são entidades apartadas paralelas, mas alimentam e suportam uma à outra. Por exemplo, a apatia, que é o aspecto negativo do sono, dá suporte à percepção incorreta das outras modulações da consciência, ao passo que a experiência positiva do sono (o estado passivo, virtuoso, experimentado imediatamente após acordar, quando o "eu" está em silêncio) oferece o vislumbre de um estado mais elevado, encorajando os esforços do conhecimento correto e da discriminação. Se a roda está em repouso, os aros permanecem estáveis e *citta* liberta-se dos *vṛttis*.

(Veja *sūtras I.30-31*; e *II.3, 12, 16-17* sobre aflições.)

प्रमाणविपर्ययविकल्पनिद्रास्मृतयः ।६।

# I.6 *pramāṇa viparyaya vikalpa nidrā smṛtayaḥ*

| | |
|---|---|
| *pramāṇa* | conhecimento válido, conhecimento empírico, conhecimento correto fruto do estudo e da verificação, prova ou evidência. |
| *viparyaya* | invertido, distorcido, contrário. |
| *vikalpa* | dúvida, indecisão, hesitação, fantasia, imaginação ou devaneio. |
| *nidrā* | sono, estado de vacuidade. |
| *smṛtayaḥ* | memória. |

**São causados por conhecimento correto, ilusão, fantasia,[29] sono e memória.**

Essas cinco flutuações ou modificações da consciência baseiam-se na percepção verdadeira ou no conhecimento correto baseados em fato e prova; percepção irreal ou distorcida ou ilusão; conhecimento fantasioso ou imaginário; conhecimento baseado no sono; e memória.

29. As palavras usadas no original são *"illusion"* e *"delusion"*, consecutivamente. *"Illusion"*, ilusão, sugere a falsa percepção ou interpretação de algo que existe objetivamente (o desenho de perspectiva nos dá a ilusão de profundidade). *"Delusion"* implica a crença em algo que é contrário aos fatos ou à realidade, resultado de decepção, concepção errônea ou desordem mental (como por exemplo: delírio de grandeza, imagem retórica ou metáfora). (Disponível em: https://writingexplained.org/illusion-vs-delusion-difference. Acesso em: 9 fev. 2021.) A distinção é importante porque caracteriza dois tipos distintos de flutuação da mente (*vṛtti*): *viparyaya* é a percepção incorreta fruto da falsa percepção; *vikalpa* é o conhecimento fruto da imaginação, da fantasia que repousa meramente na expressão verbal, sem base factual, da dúvida, indecisão, hesitação ou devaneio (veja *sūtra I.9*). (N.T.)

A consciência possui cinco tipos qualitativos de inteligência: *mūḍha* (tola, estúpida ou ignorante), *kṣipta* (negligente ou distraída), *vikṣipta* (agitada ou fragmentada), *ekāgra* (unidirecionada ou profundamente atenta) e *niruddha* (contida ou controlada). Como a inteligência consciente é de cinco tipos, as oscilações também são classificadas de cinco modos: conhecimento correto, percepção distorcida, imaginação, conhecimento baseado no sono, e memória. Esses cinco estados conscientes da inteligência e cinco classes de flutuações podem perturbar o *sādhaka*, ou auxiliá-lo a desenvolver a maturidade da inteligência e obter a emancipação.

As percepções incorretas (*viparyaya*) são reunidas pelos sentidos de percepção e induzem a mente a aceitar o que é sentido por elas (como na história dos seis homens cegos e o elefante). O conhecimento fantasioso (*vikalpa*) faz com que a mente viva em um estado imaginário, sem levar os fatos em consideração. A memória (*smṛti*) ajuda a recordar as experiências para a correta compreensão. O sono (*nidrā*) tem sua própria peculiaridade. Como um jarro quando vazio está cheio de ar, do mesmo modo a consciência está vazia no sono. Ela existe no espaço, sem um local, e está repleta de letargia. No sono, tem-se um vislumbre do estado de quietude da mente, *manolaya*. Esse estado dormente da mente só é sentido ao despertar. Assim como uma flor quando em repouso está em seu botão, a consciência repousa em sua gema, o consciente. Conhecimento correto (*pramāṇa*) é o conhecimento direto proveniente do núcleo do ser. É intuitivo, portanto, puro, e para além do campo do intelecto.

O conhecimento direto conduz o ser humano para além do estado consciente. Esse estado de consciência denomina-se *amanaskatva*.

प्रत्यक्षानुमानागमाः प्रमाणानि ॥७॥

# I.7 *pratyakṣa anumāna āgamāḥ pramāṇāni*

| | |
|---|---|
| *pratyakṣa* | percepção direta. |
| *anumāna* | inferência. |
| āgamāḥ | textos sagrados tradicionais ou escrituras de referência, uma pessoa que é uma autoridade nas escrituras e em cuja palavra se pode confiar. |
| *pramāṇāni* | tipos de provas. |

**O conhecimento correto**
**é direto, inferido ou comprovado de fato.**

O conhecimento correto baseia-se em três tipos de prova: percepção direta, inferência ou dedução corretas, e testemunho de escrituras sagradas autênticas ou pessoas experientes.

Inicialmente a percepção individual deve ser checada pela lógica racional e então deve ser verificado se corresponde à sabedoria das tradições ou das escrituras. Esse processo envolve a inteligência iluminada ou *buddhi*.

Em termos intelectuais modernos, consideramos *buddhi* como uma entidade monolítica. Isso não ajuda quando tentamos entender seu verdadeiro papel em nossas vidas e em nossa prática yóguica. Vamos primeiro separá-la da mente, na qual o cérebro, cuja função é receber a informação sensorial, pensar e agir, tem sua fonte. O pensamento se expressa na forma de ondas eletromagnéticas.

O intelecto é mais sutil do que a mente. Está envolvido com o conhecimento dos fatos e a faculdade de raciocínio, e torna-se discernível somente por meio de sua qualidade inerente, a inteligência, que está mais próxima da consciência do que da mente/do processo de pensamento. A inteligência é inerente a todos os aspectos do nosso ser, desde o físico até o beatífico. Ela apenas está não-manifestada em *ātman/puruṣa*, o núcleo do ser.

A qualidade da inteligência é inerente, porém, adormecida. Assim, nosso primeiro passo deve ser despertá-la. A prática de *āsana* conduz a inteligência para a superfície do corpo celular por meio do alongamento e para o corpo fisiológico pela permanência na postura. Uma vez despertada, a inteligência pode revelar seu aspecto dinâmico, sua habilidade para discriminar. Então nos esforçamos por extensões equivalentes para obter uma postura equilibrada e estável, medindo o alongamento da parte superior do braço contra a inferior, da perna direita contra esquerda, da parte interna contra a externa etc. Esse processo preciso, completo de avaliação e discriminação é o aprendizado, ou refinamento, da inteligência; e prossegue nas camadas internas por meio do *prāṇāyāma*, *pratyāhāra* e estágios subsequentes do *yoga*.

Deste modo, podemos ver que a discriminação é um processo de ponderação pertencente ao mundo da dualidade. Quando o que está errado é descartado, o que sobra tem que estar correto.

Quando a discriminação foi cultivada e a inteligência está plena e luminosa, ego e mente retrocedem e *citta* se torna afiada e clara. Mas a inteligência espiritual, que é verdadeira sabedoria, surge apenas quando a discriminação cessa. A sabedoria não funciona na dualidade. Ela percebe apenas a unidade. Ela não descarta o incorreto, vê somente o correto (Patañjali chama a isto de inteligência sublime ou *vivekaja jñānam*, *sūtra III.55*). A sabedoria não está misturada com a natureza e é, de fato, inservível para os problemas da vida em um mundo dualístico. Ela não seria de serventia alguma para um político, por exemplo, por mais nobres que fossem seus motivos, pois ele escolhe e decide no mundo relativo e temporal. A sabedoria espiritual não decide, ela *sabe*. Transcende o tempo.

Contudo, o refinamento progressivo da inteligência é essencial na busca pela liberdade. O intelecto discriminativo deve ser usado para "desativar" o impacto negativo da memória, a qual nos conecta no tempo psicológico ao mundo do prazer e dor sensoriais.

Toda a matéria, das rochas às células humanas, contém sua própria inteligência inerente, mas somente os seres humanos têm a capacidade de despertar, cultivar e finalmente transcender a inteligência. Assim como o *citta* totalmente puro, livre dos envolvimentos sensoriais, gravita em direção ao *ātman*, uma vez que a inteligência tenha atingido o mais alto conhecimento da natureza, é atraída internamente em direção à alma (*sūtra IV.26*). *Buddhi* tem a capacidade de perceber a si próprio: sua virtude inata é a honestidade (*sūtra I.49*).

## विपर्ययो मिथ्याज्ञानमतद्रूपप्रतिष्ठम् ।८।

## I.8 *viparyayaḥ mithyājñānam atadrūpa pratiṣṭham*

| | |
|---|---|
| *viparyayaḥ* | distorcido, irreal. |
| *mithyā jñānam* | conhecimento ilusório. |
| *atadrūpa* | que não está em sua própria forma. |
| *pratiṣṭham* | ocupar, permanecer, ver, contemplar. |

**O conhecimento ilusório ou errôneo**
**baseia-se no não comprovado ou irreal.**

O conhecimento distorcido, irreal ou incorreto é causado pelo erro ou falsa concepção, ou por confundir uma coisa por outra. Baseia-se na distorção da realidade.

A compreensão errônea e a concepção falsa geram sentimentos incorretos e maculam a consciência. Isso dificulta os esforços do *sādhaka* em experimentar aquele que vê e pode criar uma personalidade dupla ou dividida.

(Veja *sūtra II.5.*)

## शब्दज्ञानानुपाती वस्तुशून्यो विकल्पः ।९।

## I.9 *śabdajñāna anupātī vastuśūnyaḥ vikalpaḥ*

| | |
|---|---|
| *śabda jñāna* | conhecimento verbal. |
| *anupātī* | seguido sequencialmente, prosseguido, graduado em sucessão regular. |
| *vastu śūnyaḥ* | desprovido de aspectos, desprovido de substância ou significado. |
| *vikalpaḥ* | imaginação, fantasia. |

**O conhecimento verbal desprovido de substância é fantasia ou imaginação.**

Brincar com pensamentos ou palavras fantasiosas e viver em seu próprio mundo de pensamentos e impressões que não têm base substancial é *vikalpa*, um conhecimento vago e incerto que não corresponde à realidade. Em um tal estado de fantasia, a pessoa é como a lebre da fábula, que imaginava ter chifres.

Se *vikalpa* é trazido para o nível do conhecimento concreto por meio de análise, tentativa, erro e discriminação, pode despertar a sede pelo conhecimento correto ou verdadeiro, e a imaginação pode transformar-se em visão e descoberta. A menos e até que tal transformação ocorra, o conhecimento baseado em imaginação permanece carente de substância.

## अभावप्रत्ययालम्बना वृत्तिर्निद्रा ।१०।

## I.10 *abhāva pratyaya ālambanā vṛttiḥ nidrā*

| | |
|---|---|
| *abhāva* | não-existência, sentimento de não-ser, ausência de percepção consciente. |
| *pratyaya* | dirigindo-se à convicção, confiança, segurança, fiabilidade, utilização, conhecimento, compreensão, instrumento, meios, intelecto. |
| *ālambanā* | suporte, morada, dependência de um apoio, exercício mental para trazer ao pensamento a forma densa do eterno. |
| *vṛttiḥ* | função, condição, onda de pensamento. |
| *nidrā* | sono sem sonhos. |

**O sono é a ausência não deliberada de ondas de pensamento ou de conhecimento.**

O sono sem sonhos é um estado inerte de consciência, no qual a noção da existência não é sentida.

O sono é um estado no qual todas as atividades do pensamento e sensação cessam. No sono, os sentidos de percepção repousam na mente, a mente na consciência e a consciência no ser. O sono é de três tipos. Se a pessoa se sente pesada e entorpecida depois do sono, esse sono foi tamásico. O sono inquieto é rajásico. O sono que traz leveza, luminosidade e frescor é sátvico.

Nos estados de conhecimento correto, conhecimento distorcido, conhecimento fantasioso e conhecimento nascido da memória, se está desperto. A mente e a consciência são atraídas pelos sentidos para o contato com os objetos externos: assim se adquire conhecimento. No sono profundo esses quatro tipos de conhecimento estão ausentes: os sentidos de percepção cessam de funcionar porque seu rei, a mente, está em repouso. Isto é *abhāva*, um estado de vacuidade, de sensação de vazio.

O *sādhaka*, tendo experimentado esse estado negativo de vazio no sono, tenta transformá-lo em um estado mental positivo enquanto desperto. Então vivencia aquele estado puro no qual o si-mesmo está livre do conhecimento das coisas vistas, ouvidas, adquiridas ou sentidas por intermédio dos sentidos e da mente. Quando tiver aprendido a silenciar todas as modulações da mente e consciência, então terá alcançado *kaivalya*. Terá sublimado os *vṛttis* e se tornado um mestre: seu *citta* está submerso na alma.

O sono fornece um vislumbre daquele que vê, porém só indistintamente, porque a luz da discriminação, *viveka*, está obscurecida. A simulação desse estado de sono quando se está desperto e consciente é *samādhi*, no qual aquele que vê testemunha sua própria forma.

अनुभूतविषयासंप्रमोषः स्मृतिः ।११।

## I.11 *anubhūta viṣaya asaṁpramoṣaḥ smṛtiḥ*

| | |
|---|---|
| *anubhūta* | percebido, apreendido, experimentado, conhecimento derivado da percepção direta, inferência e comparação, conhecimento verbal. |
| *viṣaya* | um objeto, um senso de objeto, um assunto, uma transação. |
| *asaṁpramoṣaḥ* | não deixar escapar, sem se apropriar de nada mais. |
| *smṛtiḥ* | memória de algo experimentado, recordação de palavras ou experiências. |

**Memória é a recordação inalterada de palavras e experiências.**

Memória é uma modificação da consciência que permite-nos recapturar experiências pretéritas.

A memória é a coleção das modulações e impressões derivadas do conhecimento correto, conhecimento distorcido, conhecimento fantasioso e sono. Assim como a percepção muda, a memória também pode se alterar. Contudo, corretamente utilizada nos permite lembrar das experiências em seu estado verdadeiro, intocado. Essa habilidade é a fundação da prática da discriminação.

As cinco propriedades da consciência podem ser equiparadas às cinco flutuações da consciência: entorpecimento com *nidrā*, negligência com *viparyaya*, agitação com *vikalpa*, unidirecionalidade com *smṛti* e contenção ou controle com *pramāṇa*.

(Veja *sūtra II.5* para impressões incorretas e recordações errôneas.)

अभ्यासवैराग्याभ्यां तन्निरोधः ।१२।

# I.12 *abhyāsa vairāgyābhyāṁ tannirodhaḥ*

| | |
|---|---|
| *abhyāsa* | prática repetida. |
| *vairāgyābhyāṁ* | libertação dos desejos, desapego, renúncia. |
| *tannirodhaḥ* | sua contenção. |

**A prática e o desapego são os meios para acalmar os movimentos da consciência.**

As flutuações da consciência, dolorosas ou não dolorosas, descritas nos *sūtras I.5* e *I.6*, devem ser controladas por meio da repetição da prática yóguica. Também deve ser desenvolvida força mental para alcançar o desapego e a libertação dos desejos.

Prática (*abhyāsa*) é o estudo da consciência e sua aquietação. Em outro lugar (*sūtra II.28*), Patañjali utilizou outra palavra: *anuṣṭhāna*. *Abhyāsa* transmite o sentido de repetição mecânica, enquanto *anuṣṭhāna* implica devoção, dedicação, uma atitude religiosa. O esforço repetido efetuado com uma compreensão aprofundada da arte e da filosofia do *yoga*, e com perfeita comunhão entre corpo, mente e alma, não é uma prática mecânica, mas uma prática religiosa e espiritual.

A prática é o aspecto positivo do *yoga*; o desapego ou renúncia (*vairāgya*), o negativo. Um equilibra o outro como o dia e a noite, inspiração e expiração. A prática é o caminho da evolução; o desapego e a renúncia são o caminho da involução. A prática está envolvida em todos os oitos aspectos do *yoga*. A prática evolucionária é a marcha avante na direção da descoberta do Si-mesmo, envolvendo *yama*, *niyama*, *āsana* e *prāṇāyāma*. O caminho involucionário da renúncia abrange *pratyāhāra*, *dhāraṇā*, *dhyāna* e *samādhi*. Essa jornada introspectiva desconecta a consciência dos objetos externos.

A prática de Patañjali representa *ha* ou o aspecto "solar", e *ṭha* a renúncia ou o aspecto "lunar" do *haṭha yoga*. Em *haṭha yoga*, *ha* representa a força vital e *ṭha* a consciência. *Ha* também representa o ser autêntico – aquele que vê –, enquanto *ṭha* é a luz refletida daquele que vê, representando *citta*. Por meio do *haṭha yoga* essas duas forças são combinadas, e então fundidas naquele que vê.

Para ser adepto do *yoga*, *yama* e *niyama* precisam ser observados cuidadosamente ao longo de toda a prática do *sādhana* yóguico. Isso é *abhyāsa*. O descarte de ideias e ações que obstruem o progresso no *sādhana* é *vairāgya*.

Como sabemos, a consciência se envolve com os objetos vistos e identifica-se com eles, com isso atraindo aquele que vê. Desta forma, aquele que vê torna-se subordinado à mente oscilante. Os oito aspectos do *yoga*, descritos no *sūtra II.29*, nos são ofertados como um instrumento para interromper a oscilação da inteligência e aprender a compreender corretamente. Embora os quatro primeiros relacionem-se com a prática e os outros com a renúncia, prática e renúncia são interdependentes e igualmente importantes. Sem contenção, as forças geradas pela prática ficariam fora de controle e poderiam destruir o *sādhaka*. Nos níveis mais altos, *vairāgya* sem *abhyāsa* poderia conduzir à estagnação e deterioração interna. Os quatro primeiros aspectos são considerados um processo de edificação, e os quatro últimos de consolidação interna. Uma vez que nossa natureza tamásica inicial evolua para um estado dinâmico, torna-se necessária a contenção para nossa própria segurança interna.

*Vairāgya* é uma prática por meio da qual o *sādhaka* aprende a libertar-se dos desejos e paixões, e a cultivar o não-apego com relação às coisas que obstaculizam sua busca pela união com a alma.

As disciplinas que devem ser seguidas são explicadas nos *sūtras* subsequentes.

(Veja *sūtras II.29-32* e *35-53* para as disciplinas yóguicas.)

## तत्र स्थितौ यत्नोऽभ्यासः ।१३।

## I.13 *tatra sthitau yatnaḥ abhyāsaḥ*

| | |
|---|---|
| *tatra* | destes, sob essas circunstâncias, neste caso. |
| *sthitau* | no tocante à aquietação, no que se refere à contenção perfeita. |
| *yatnaḥ* | esforço contínuo. |
| *abhyāsaḥ* | prática. |

**A prática é o esforço constante para aquietar estas flutuações.**

Prática é o esforço para acalmar as flutuações na consciência e então avançar para silenciá-la: para obter um estado mental constante, calmo, tranquilo.

Para libertar a mente das flutuações e oscilações e alcançar um estado de quietude, orienta-se o praticante a praticar intensamente todos os princípios yóguicos, desde *yama* até *dhy*āna. Isso abarca todas as disciplinas: moral, ética, física, mental, intelectual e espiritual. (Veja *sūtra I.20* para a aplicação da mente à prática.)

## स तु दीर्घकालनैरन्तर्यसत्कारासेवितो दृढभूमिः ।१४।

## I.14 *sa tu dīrghakāla nairantarya satkāra āsevitaḥ dṛḍhabhūmiḥ*

| | |
|---|---|
| *sa* | isso. |
| *tu* | e. |
| *dīrghakāla* | por um longo tempo. |
| *nairantarya* | ininterruptamente, continuamente. |
| *satkāra* | dedicação, devoção. |
| *āsevitaḥ* | praticado zelosamente, executado assiduamente. |
| *dṛḍha bhūmiḥ* | em terreno firme, firmemente enraizado, bem fixado. |

**A prática duradoura, ininterrupta e atenta é a base firme para conter as flutuações.**

Quando o esforço é contínuo, de acordo com os princípios yóguicos, consistente e duradouro, com seriedade, atenção, aplicação e devoção, a base yóguica é firmemente estabelecida.

Adquire-se profunda sabedoria por meio da prática atenta, dedicada, estável, e do não-apego por intermédio da contenção aplicada. Entretanto, o sucesso pode inflar o ego do *sādhaka*, e ele deve ter cuidado para não se tornar uma vítima do orgulho intelectual, o qual pode arrastá-lo para longe da iluminação. Se isso acontecer, ele deve restabelecer sua prática buscando a orientação de um mestre competente, ou por meio de sua própria discriminação, de forma que a humildade substitua o orgulho e desponte a sabedoria espiritual. Isso é a prática correta.

दृष्टानुश्रविकविषयवितृष्णस्य
वशीकारसंज्ञा वैराग्यम् ।१५।

## I.15 *dṛṣṭa ānuśravika viṣaya vitṛṣṇasya vaśīkārasaṁjñā vairāgyam*

| | |
|---|---|
| *dṛṣṭa* | perceptível, visível. |
| *ānuśravika* | escutar ou ouvir; apoiado nos Vedas ou na tradição de acordo com o testemunho oral. |
| *viṣaya* | algo, um objeto de apreciação, matéria. |
| *vitṛṣṇasya* | libertação dos desejos, contentamento. |
| *vaśīkāra* | subjugação, supremacia, trazer sob controle. |
| *saṁjñā* | consciência, intelecto, compreensão. |
| *vairāgyam* | ausência de paixões e desejos mundanos; desapaixonamento, desapego, indiferença ao mundo, renúncia. |

**A renúncia é a prática de desapegar-se dos desejos.**

Quando se aprendem o não-apego e o desapego, não há mais desejo por objetos vistos ou não vistos, palavras ouvidas ou não ouvidas. Então aquele que vê permanece inabalado pelas tentações. Esse é o sinal de maestria na arte da renúncia.

O não-apego e o desapego precisam ser aprendidos por meio da força de vontade. Consistem em aprender a livrar-se não somente de prazeres mundanos, mas também celestiais. *Citta* é ensinado a ficar impassível diante dos pensamentos de desejo e paixão, e a manter-se em um estado de consciência pura, desprovido de todos os objetos e livre até das qualidades de *sattva, rajas* e *tamas*.

A mente é considerada pelos sábios como o décimo primeiro sentido. Olhos, ouvidos, nariz, língua e pele são os cinco sentidos de percepção. Braços, pernas, boca, órgãos reprodutores e excretores são os cinco órgãos de ação. Esses são os sentidos exteriores: a mente é um órgão de sentido interno.

*Vairāgya* tem cinco estágios:

1. Desvincular os sentidos do gozo por seus objetos e controlá-los, é *yatamāma*. Como não é possível controlar todos os sentidos de uma só vez, deve-se tentar controlá-los um a um para atingir a maestria sobre todos eles.
2. Por meio do controle atento, queimam-se os desejos que obstruem o movimento de *citta* em direção à alma. Isso é *vyatireka*.
3. Quando os cinco sentidos de percepção e os cinco órgãos de ação foram habituados a manter-se distantes do contato com os objetos, os desejos atenuados se mantêm em um estado de causalidade e somente são sentidos na mente: isso é *ekendriya*. A mente quer desempenhar um duplo papel: satisfazer os desejos dos sentidos e, também, vivenciar a revelação do Si-mesmo. Uma vez que os sentidos tenham sido silenciados, a mente se movimenta com esforço unidirecionado para a revelação da Alma.
4. Obtém-se *vaśīkāra* quando se superam todos os anseios e desenvolve-se o desinteresse com relação a todos os tipos de apego, não-apego e desapego (veja *sūtra I.40*). Todos os onze sentidos foram subjugados.
5. A partir disso, desenvolve-se *paravairāgya*, a mais alta forma de renúncia: livre das qualidades de *sattva, rajas* e *tamas*. Alcançando esse estado, o *sādhaka* deixa de preocupar-se consigo mesmo ou com os outros que permanecem presos na rede do prazer (veja *Diagrama 1*, na p. 106, e *sūtra II.19*).

Frequentemente nos deparamos com renunciantes que se viram presos nos prazeres e confortos da vida e negligenciam seu *sādhana*. Devemos aprender com esses exemplos e nos resguardamos de forma a desenvolver firmeza em nosso *sādhana*.

Um pássaro não pode voar com uma só asa. Precisa de duas asas para voar. Para alcançar a mais alta meta espiritual, as duas asas do *yoga*, *abhyāsa* e *vairāgya*, são essenciais.

**Diagrama 1. Estágios de *vairāgya* (desapego) e a involução de *prakṛti***

| Estágios de *vairāgya* | Estágio de involução de *prakṛti* | |
|---|---|---|
| 1 *Yatamāna* (desvincular os sentidos da ação) | *Viśeṣa* (específico) | 11 *indriyas* |
| 2 *Vyatireka* (afastar-se do desejo) | | |
| 3 *Ekendriya* (aquietar a mente) | | |
| 4 *Vaśīkāra* (domínio do desejo) | *Aviśeṣa* (não-específico)<br>*Liṅga mātra* (com marcas) | 5 *tanmātras* + *asmitā* |
| 5 *Paravairāgya* (supremo desapego) | *Aliṅga* (sem marcas) | |

तत्परं पुरुषख्यातेर्गुणवैतृष्ण्यम् ॥१६॥

# I.16 *tatparaṁ puruṣakhyāteḥ guṇavaitṛṣṇyam*

| | |
|---|---|
| *tatparaṁ* | a mais elevada, a mais excelsa, a derradeira, a melhor, a mais pura, a suprema. |
| *puruṣa khyāteḥ* | o mais elevado conhecimento da alma, percepção da alma. |
| *guṇa vaitṛṣṇyam* | desinteresse pelas qualidades da natureza, inércia ou dormência (*tamas*), paixão ou vibração (*rajas*) e luminosidade ou serenidade (*sattva*). |

**A renúncia derradeira dá-se quando são transcendidas as qualidades da natureza e percebe-se a alma.**

A mais pura forma de renúncia se dá quando se está liberto das qualidades da natureza. Imediatamente percebe-se a alma. A clara inteligência da cabeça e do coração conduzem a isso.

Se por meio de *abhyāsa* ativamos e purificamos nossa energia, por intermédio de *vairāgya* nos desconectamos do envolvimento até com as manifestações mais sutis do mundo fenomênico. A criação de energia por si só, sem controle ou contenção, não pode conduzir à liberdade. Para entender os cinco níveis de *vairāgya*, deve-se consultar o modelo de evolução da natureza descrito na introdução, na seção sobre *samādhi pāda*. Aqui vemos o desenvolvimento da natureza de seu estado numenal (*aliṅga*) a seu estado *liṅga*, através de *mahat*; então do fenômeno não-específico (*aviśeṣa*) incluindo *ahaṁkāra*, ego ou "consciência do eu" para a expressão manifestada (*viśeṣa*) da natureza, que forma a base de nossas experiências diárias da realidade (veja *sūtra II.19*). O processo reverso ou involucionário, que é o caminho do *yoga*, pode ser visto como a subida de uma escada. *Abhyāsa* nos fornece o ímpeto necessário para a subida; por meio de *vairāgya* alçamos a escada que deixamos para trás de nós.

Os degraus mais baixos da renúncia são tentados por qualquer um que queira experimentar desconectar-se de um hábito como fumar ou beber café. Nós o reduzimos, depois paramos, mas o desejo persiste na mente. Quando esse desejo mental desaparece, anos depois, as células do nosso corpo podem espontaneamente reavivar a conexão. Ainda mais tarde, podemos descobrir que nos tornamos apegados à ideia de nós mesmos como não consumidores de café, de modo que o ego ainda está apegado à ideia de café, muito embora seja agora "não-café". Trata-se de virtude autoconsciente. Gradualmente podemos nos tornar totalmente indiferentes ao café, mas o café, contudo, ainda existe em nossas mentes.

Esse *sūtra* diz respeito à libertação derradeira alcançada por meio de *paravairāgya*: aqui a natureza fenomênica deixa de existir para nós, na medida em que transcendemos os *guṇas*, os quais retrocedem para sua origem numenal. Transcendendo os *guṇas*, destravamos aquilo que nos vincula à natureza. Quando isso é alcançado em todos os nossos níveis, percebemos a alma plenamente.

Agora a consciência, pelo poder da sabedoria, adquiriu tudo o que havia para ser adquirido, e descartou tudo o que havia para ser descartado. O *sādhaka* se liberta de todas as amarras; não há sensação de nascimento e morte. Atinge-se *kaivalya*. Esse é o efeito das disciplinas gêmeas *abhyāsa* e *vairāgya*, por meio das quais o *sādhaka* se torna sábio e livre, não maculado pela influência de *citta*.

No *sūtra IV.29* foi utilizada a palavra *prasaṅkhyāna*, significando o "conhecimento mais elevado". Novamente no *sūtra IV.31* encontra-se a expressão *sarvāvaraṇa malāpetasya*, que significa "quando todas as impurezas obscurecedoras são totalmente destruídas". Então segue-se *puruṣa khyāti*, significando a "percepção da alma".

(Nos *sūtras I.17-51* Patañjali fala sobre *samādhi*.)
(Veja *sūtras III.51*; e *IV.34*.)

वितर्कविचारानन्दास्मितारूपानुगमात् संप्रज्ञातः ।१७।

## I.17 *vitarka vicāra ānanda asmitārūpa anugamāt samprajñātaḥ*

| | |
|---|---|
| *vitarka* | pensamento analítico ou estudo analítico, argumento, inferência, conjectura. |
| *vicāra* | razão, meditação, *insight*,[30] inteligência perfeita na qual toda a lógica cessa. |
| *ānanda* | júbilo, beatitude, felicidade. |
| *asmitārūpa* | consciência de unidade consigo mesmo. |
| *anugamāt* | acompanhando, seguindo, compreendendo, percebendo. |
| *samprajñātaḥ* | distinguir, saber realmente, saber acuradamente. |

**A prática e o desapego desenvolvem quatro tipos de *samādhi*: autoanalítico, sintético, beatífico e a experiência de puro ser.**

Por meio da prática e do desapego desenvolvem-se quatro tipos de *samādhi*. A absorção da consciência, adquirida por meio do envolvimento na conjectura, inferência e estudo analítico; síntese, consideração e discriminação; beatitude ou júbilo; e um estado de puro ser, constituem *samprajñātaḥ samādhi*.

Aqui se reconhece uma distinção entre aquele que vê e aquilo que é visto. *Samprajñātaḥ samādhi* consiste em *vitarka*, absorção na análise; *vicāra*, absorção na racionalidade; *ānanda*, a experimentação de um estado de júbilo e *asmitā*, a experimentação do estado de "eu".

30. É preciso ter em mente que a palavra *insight* na filosofia indiana, em geral, se refere ao conhecimento da verdade, no sentido de ter uma visão (*darśana*) cognitiva de algo. O que está implícito nesta "visão" é a verdade sobre a natureza da realidade, o objetivo da filosofia na Índia. Os professores originais associados aos *darśanas* eram chamados de *ṛṣis*, o que significa "videntes". Logo, o termo *darśana* também indica que é amplamente aceito que os seres humanos são capazes de obter uma verdadeira visão, no sentido de conhecimento empírico, vivenciado, da verdade metafísica.
*Insight*, no pensamento indiano, não se restringe ao conhecimento intelectual, mas também à percepção cognitiva obtida por intermédio de exercícios que disciplinam a mente e que podem desenvolvê-la e transformá-la de tal forma que o praticante pode ver de formas que transcendem a capacidade "normal". Reorientar as faculdades cognitivas de forma que tal *insight* seja possível, é a razão subjacente da prática de *yoga*, e o *insight* resultante é denominado de percepção yóguica em textos da filosofia indiana. (*Indian Philosophy: A Very Short Introduction*, OUP Oxford, edição do Kindle, p. 38-39.) (N.T.)

*Vitarka* é um ato de envolvimento por meio do pensamento deliberado e do estudo, o que conduz ao ponto final ou causa original. É uma tentativa de distinguir entre a causa e o efeito, um processo de pesquisa experimental criteriosa do material ao sutil. A análise intelectual, *vitarka samprajñāta*, sendo uma função do cérebro, produz conhecimento relativo e condicionado. É bruto e falta refinamento. Subdivide-se em deliberado, *savitarka*, e não deliberado, *nirvitarka*.

*Vicāra* significa conhecimento diferenciador: é um processo de investigação, reflexão e consideração por meio do qual o cérebro conjectural divagante é aquietado e o *sādhaka* desenvolve profundidade, agudeza, refinamento e sutileza mentais. *Vicāra* também se subdivide em racional, *savicāra*, e não racional, *nirvicāra*.

Na medida em que o corpo de experiências ganha maturidade, alcança-se a plenitude e instala-se um estado de beatitude, *ānanda*, libertando o *sādhaka* do mecanismo de estudo, investigação e completude, conduzindo-o a habitar somente no si-mesmo. A este estado se denomina de *asmitā rūpa samprajñātaḥ samādhi*. Assim estão explicadas todas as seis gradações de *sabīja samādhi* (*samādhi* com suporte ou semente) – *savitarka, nirvitarka, savicāra, nirvicāra, ānanda* e *asmitā*.

Existe um sétimo estágio de *samādhi, virāma pratyaya*, denominado *asamprajñāta samādhi*, e um oitavo denominado *dharma megha* ou *nirbīja samādhi*.

Como os objetos externos são suscetíveis a mudanças, a deliberação pode não ser pura. É preciso ir da periferia para a fonte. *Vicāra* está além de *vitarka, ānanda* está além de *vitarka* e *vicāra*, e *asmitā* está além de *vitarka, vicāra* e *ānanda*. Esse é o progresso gradual a partir do corpo físico em direção à mente sutil, e da mente sutil para a fonte, o núcleo do ser.

*Savitarka* e *nirvitarka samādhi* pertencem às funções do cérebro e se alcançam por meio da contemplação de elementos materiais e objetos conhecíveis por meio dos sentidos. *Savicāra* e *nirvicāra samādhi* pertencem à esfera da mente e se atingem por meio da contemplação de elementos sutis, e *ānanda* pertence à esfera da inteligência madura. *Ānanda* precisa ser atribuída, não aos sentidos, mas à sabedoria pura. A contemplação do si-mesmo pelo si-mesmo faz com que *puruṣa* se acerque. Aqui o si-mesmo está desprovido de ego.

Diz-se que a porção frontal do cérebro é a parte analítica (*savitarka*), enquanto a porção posterior do cérebro é a área antiga, a parte racional (*savicāra*). A base do cérebro é a sede de *ānanda*, e o topo da cabeça do ser individual, *asmitā*. Conquista-se *sabīja samādhi* direcionando essas quatro facetas do cérebro para o seu tronco.

Quando esta sincronização é atingida, vivencia-se um estado transitório de quietude, *manolaya*. A partir do tronco cerebral, faz-se com que a consciência desça em direção à fonte da mente, a sede do coração. Aqui ela se funde em um estado de ser sem mente, sem começo, sem fim: *amanaskatva*, ou *nirbīja samādhi* (*samādhi* sem semente ou apoio). É a conquista do espírito.

Entre *sabīja* e *nirbīja samādhi*, Patañjali descreve um estado intermediário, *virāma pratyaya*, que outros denominam *asamprajñāta samādhi*, que é um platô espiritual (*manolaya*), um estado transitório ou um local de repouso antes de imergir em *nirbīja samādhi*.

(Veja *sūtras II.18-19, 21*; e *III.45, 48*.)

Por meio da prática e da renúncia cada uma das partes do ser – a pele, as células, a respiração, os movimentos do pensamento, da inteligência e da razão – se familiariza com o si-mesmo. Isto é *samprajñāta samādhi*. A inteligência do *sādhaka* se dissemina uniformemente no interior e ao redor do seu corpo, como a superfície de um lago sem ondulações. Então ele vê as coisas claramente. Neste *samprajñāta samādhi*, ou contemplação, permanece a disparidade entre aquele que vê e aquilo que é visto.

Tome, por exemplo, a execução de um *āsana*, ou movimento da respiração em *prāṇāyāma*. No início, eles são efetuados em um nível físico. Na medida em que a compreensão se aprofunda, o corpo é penetrado internamente, seus movimentos são conectados com a inteligência, e o *āsana* é percebido como uma unidade singular em todas as direções: da frente para trás, de cima para baixo, de lado a lado. Ele é absorvido e retido pela inteligência do corpo para que a alma perceba. Aprende-se que o corpo é o arco, o *āsana* é a flecha e o alvo é a alma. Quando o *āsana* está aperfeiçoado, o alvo é atingido: o campo e o conhecedor do campo estão unidos. A lógica e a razão do *āsana* são concretizadas. Tendo perdido a consciência do *āsana* e de seu corpo, o *sādhaka* está unido consigo mesmo. Seu *āsana*, sua respiração, seu esforço e seu verdadeiro ser estão unidos com os milhões de células em seu corpo. Ele alcançou *sāsmitā*, o auspicioso estado de *asmitā*.

Patañjali geralmente se dirige a nós em diversos níveis ao mesmo tempo, de forma que não é desarrazoado explicar *vitarka*, *vicāra*, *ānanda* e *asmitā* em relação ao *āsana*.

Quando começamos a praticar *āsana*, nosso método é bastante aleatório – "deixe-me tentar isto", "deixe-me tentar aquilo". É um processo de tentativa e erro baseado em conjectura. Esta é a natureza de *vitarka*. É mais aventureira do que calculada, mas não esquece os próprios erros. Então evoluímos para o estágio que podemos denominar de *vicāra*, no qual um conjunto de experiências foi construído a partir da investigação, da reflexão madura e do despertar da discriminação. Na medida em que nossos *āsanas* amadurecem, atingimos o estágio no qual a consciência que parte da pele se move em direção ao centro do ser, e o centro irradia em direção à periferia. O movimento é ao mesmo tempo centrípeto e centrífugo. Esta integridade gera beatitude: *ānanda*. Finalmente, quando o mecanismo consciente por meio do qual consideramos e executamos o *āsana* termina, o processo alcança um ponto de repouso. Assim, o *āsana* repousa apenas no si-mesmo interior, o qual está em equilíbrio: o único suporte é *asmitā*.

विरामप्रत्ययाभ्यासपूर्वः संस्कारशेषोऽन्यः ।१८।

## I.18 *virāmapratyaya abhyāsapūrvaḥ saṁskāraśeṣaḥ anyaḥ*

| | |
|---|---|
| *virāma* | descanso, repouso, pausa. |
| *pratyaya* | dirigindo-se a, convicção firme, segurança, confiança, utilidade, prática, uma causa, instrumento, meio, equipamento. |
| *abhyāsa* | prática. |
| *pūrvaḥ* | anterior, antigo, prévio, precedente. |
| *saṁskāra śeṣaḥ* | equilíbrio das impressões subliminares. |
| *anyaḥ* | outro, adicional, diferente. |

**O vazio decorrente destas experiências é outro *samādhi*. As impressões ocultas permanecem dormentes, mas brotam durante momentos de atenção, criando flutuações e perturbando a pureza da consciência.**

Conforme mencionado anteriormente, Patañjali indica outro estado de *samādhi* entre *sabīja samādhi* e *nirbīja samādhi*, mas não o nomina. Ele é vivenciado com a cessação de todas as funções do cérebro, abandonando apenas os méritos residuais ou *saṁskāras* das boas práticas. Neste estado se está liberto das paixões, desejos e apetites.

A nomeação utilizada para este estado é *virāma pratyaya*. Nele o *sādhaka* repousa em um estado altamente evoluído, no qual a inteligência está aquietada. O mais próximo que chegamos de *virāma pratyaya* na experiência ordinária são aqueles poucos momentos que antecedem o adormecer, quando o intelecto relaxa seu aprisionamento aos pensamentos e objetos e a mente se torna silenciosa, um estado reminiscente de *manolaya*. Como um rio se juntando ao mar, a mente está se dissolvendo no si-mesmo. Um vislumbre momentâneo daquele que vê habitando o si-mesmo nos é dado. No momento em que se perde o sentimento de "eu", se está no estado de *virāma pratyaya*, o qual não é negativo nem positivo. É um estado de animação suspensa na consciência. Patañjali diz que este é um estado diferente de *samādhi* (*anyaḥ*). Não é deliberado, é natural.

No deliberado, ou *samprajñāta samādhi*, a inteligência se dissolve, porém o senso de individualidade permanece. Os *saṁskāras* das boas práticas permanecem e todas as outras cessam. Este estado se torna um patamar a partir do qual o aspirante pode subir a escada espiritual ainda mais. Como é apenas um estado de transição, é preciso acautelar-se para não se deixar estagnar: ele não deve ser considerado como meta. De fato, o *sādhana* deveria ser intensificado a fim de ser alcançado o estado do absoluto, *nirbīja samādhi*. (Veja *sūtras I.50-51* para *nirbīja samādhi*.)

No próximo *sūtra*, diz-se que aqueles que permanecem em *virāma pratyaya* não somente conquistam os elementos da natureza, mas se fundem neles, enquanto outros vivem sem um corpo físico, como anjos ou *devatās*. Contamos com exemplos como de Rāmakṛṣṇa Paramahaṁsa, Ramaṇa Maharṣi e *śrī* Aurobindo, que permaneceram neste estado por um longo período sem a percepção consciente de seus corpos, porém emergindo posteriormente para alcançar *nirbīja samādhi*. Tais *sādhakas* são chamados de *prakṛtilayas* (*laya* = fundido na natureza) ou *videhins* (que existe sem um corpo). Outros *yogins* que atingiram um certo grau de evolução em suas buscas são capturados em uma encruzilhada, com a sensação de que isto é o fim de suas jornadas. Se lá permanecem e não tentam ir adiante na prática de *yoga*, decaem da dádiva do *yoga*. O Senhor Kṛṣṇa denomina tais aspirantes como *yoga bhraṣṭas*. Na *Bhagavad Gītā* (*VI.41-43*), ele diz que "aqueles *yogins* que decaíram deliberadamente da dádiva do *yoga* renascem nas casas dos puros e prósperos, onde vivem por muitos anos uma vida de contentamento de uma forma justa; enquanto os outros, que decaíram não deliberadamente, renascem em famílias de *yogins* pobres, dotadas de sabedoria. Assim eles voltam a se esforçar para atingir a perfeição, começando a partir do estágio que alcançaram na vida anterior". (Veja também *sūtras IV.1-2*.)

*Virāma pratyaya* é um estado precário. Ele pode prender o *sādhaka* para sempre, ou pode elevá-lo. Patañjali aconselha no *sūtra I.20* que aqueles que alcançaram *virāma pratyaya* não devem parar ali, mas devem redobrar seus esforços com fé e coragem, memória e percepção consciente contemplativa.

*Śrī* Vyāsa, o primeiro comentarista de Patañjali, chama a esse esforço redobrado *upāya pratyaya* (*upāya* é o meio pelo qual se alcança o objetivo, um estratagema). Por intermédio de *upāya pratyaya* as almas evoluídas acima mencionadas alcançaram *nirbīja samādhi*.

Claramente Patañjali usa a palavra *samprajñāta* para o estado de *samādhi*, o qual é alcançado por meio de *vitarka, vicāra, ānanda* e *asmitā*. Neste *sūtra* ele explica a preservação deliberada de um estado da consciência livre de pensamentos. Deste modo, aqui não oferece um termo preciso, mas utiliza a palavra *anyaḥ*, que significa "mais um", ou um tipo diferente de *samādhi*, e não *asamprajñāta samādhi*, conforme expressado por muitos comentaristas.

भवप्रत्ययो विदेहप्रकृतिलयानाम् ।१९।

# I.19 *bhavapratyayaḥ videha prakṛtilayānām*

| | |
|---|---|
| *bhava* | decorrente de ou obtido a partir de, proveniente de, estado de ser, existência, origem, condição verdadeira, disposição real. |
| *pratyayaḥ* | dirigindo-se a, convicção firme, utilidade, meio, equipamento. |
| *videha* | incorpóreo, sem existência material porém com existência na contemplação de uma lei (a lei da natureza e do espírito). |
| *prakṛti layānām* | fundido na natureza. |

**Neste estado é possível vivenciar a incorporeidade, ou fundir-se na natureza. Isto pode conduzir ao isolamento ou a um estado de solidão.**

Neste *samādhi* que se situa entre *sabīja* e *nirbīja samādhi*, o *sādhaka* se liberta de todas as flutuações, mas as impressões subliminares, *saṁskāras*, ganham vida quando ele sai daquele estado. Algumas entidades evoluídas movem-se sem um corpo, como os espíritos e os anjos, enquanto outros se absorvem nos elementos da natureza, *prakṛti*. Enredados na sensação de incorporeidade, ou de fusão na natureza, esquecem de subir até o degrau superior da escada espiritual, e fracassam em alcançar *nirbīja samādhi*. Tendo alcançado um estado de isolamento, mas não de emancipação, o *sādhaka* deve dele sair se não quiser perder o caminho de *kaivalya*.

Quem efetua um transe subterrâneo sem ventilação se torna unificado com a terra. Quem submerge na água se torna unificado com a água. É um *prakṛti layan*: unificado com os elementos. Aquele cujo espírito se move sem um corpo é um *videhin*. Quando o *prakṛti layan* é separado da terra ou da água, ou o *videhin* entra em contato com seu próprio corpo, as impressões subliminares afloram e criam flutuações na mente (veja *sūtra III.44*). Esta experiência é a conquista dos princípios ou *tattvas* da natureza: *prakṛti jaya*.

No *sūtra I.10*, Patañjali define o sono como o estado no qual todos os pensamentos e sensações são temporariamente suspensos, e os sentidos, a mente, o intelecto e a consciência repousam no ser. No sono sem sonhos há uma ausência de tudo. Se uma pessoa comum, quando desperta, lembra do estado de sono sem sonhos, vislumbra um estado de existência não-físico (*videha*) e, também, o estado de fusão na natureza (*prakṛti laya*). No sono, essas duas fases permanecem inconscientes até o despertar, enquanto, em *samādhi*, as almas evoluídas (conforme descrito no *sūtra I.18*) as vivenciam conscientemente. O sono é uma condição natural da consciência; *samādhi* é um estado de supraconsciência.

No sono tudo está inerte, tamásico; em *samādhi* tudo está luminoso, inalterado pelos *guṇas*.

श्रद्धावीर्यस्मृतिसमाधिप्रज्ञापूर्वक इतरेषाम् ।२०।

## I.20 *śraddhā vīrya smṛti samādhiprajñā pūrvakaḥ itareṣām*

| | |
|---|---|
| *śraddhā* | confiança que advém da revelação, fé, convicção, reverência. |
| *vīrya* | vigor, força física e moral, poder mental, energia, valor. |
| *smṛti* | memória, recordação. |
| *samādhi* | meditação profunda, suprema devoção, identificação do contemplador com a matéria de contemplação, absorção perfeita dos pensamentos. |
| *prajñā* | percepção consciente do conhecimento verdadeiro adquirido por meio da contemplação intensa. |
| *pūrvakaḥ* | prévio, precedente, primeiro. |
| *itareṣām* | outro, resto, diferente de, enquanto. |

**A prática deve ser perseguida com confiança, convicção, vigor, memória aguçada e poder de absorção a fim de romper esta complacência espiritual.**

Este *sūtra* orienta àquelas almas avançadas, que alcançaram um certo nível em *samādhi*, a intensificar seu *sādhana* com redobrada convicção, potência, percepção consciente e devoção.

O sábio Vyāsa denomina esse estado de *upāya pratyaya*.

Almas muito evoluídas têm o poder de discriminar entre o isolamento e a emancipação. Elas não estão nem exultantes com sua conquista dos elementos, nem encantadas por sua capacidade de se mover livremente sem seus corpos. Elas adotam novos meios para intensificar sua prática com fé e vigor, e usam a memória como um guia para saltar adiante com sabedoria, absorção total, percepção consciente e atenção.

Nos *Purāṇas* menciona-se que um certo Jaḍa Bharata, tendo alcançado um estado de *samādhi*, tornou-se frio e despido de emoções. Isso é exatamente o que Patañjali quer dizer quando se refere àquele estado intermediário de *samādhi* como *anyaḥ* ou "diferente". Jaḍa Bharata precisou de três vidas para sair daquele estado e então proceder para *nirbīja samādhi*.

O pai de Jaḍa Bharata, um *rājarṣi* de nome Ṛṣabha, foi um rei de Bhārata. Sua mãe, Jayavantyāmbikā, era uma dama piedosa. Sendo filho de corações tão nobres, ele era mais inclinado para o conhecimento espiritual do que para reger o país.

Por isso, decidiu renunciar ao reinado e retirar-se para a floresta. Um dia, enquanto estava se banhando em um rio, uma corça prenhe veio beber. Assustada por um grande estrondo, deu à luz a um cervo e faleceu. Jaḍa Bharata se apiedou do cervo, carregou-o para o seu eremitério e começou a criá-lo. Era tão ligado ao cervo que, mesmo em seu último suspiro, só tinha a ele em seus pensamentos. Desta forma, renasceu como um cervo, mas seu *sādhana* anterior permaneceu na forma de impressões subliminares. Mais tarde renasceu como um ser humano na casa de uma alma realizada, com o nome de Āngirasa. Ele desenvolveu desinteresse pela vida e viveu como um louco.

Um dia, o rei do país quis executar um sacrifício humano para a Deusa Kālimātā. Ele ordenou a seus servos que trouxessem um ser humano para ser sacrificado. Com grande dificuldade, encontraram uma pessoa que, contudo, escapou na hora designada. O rei, furioso, enviou seus servos em busca de uma outra pessoa. Nesta ocasião, depararam com Jaḍa Bharata, que vagava pela floresta, despreocupado com a vida. Ele foi levado para o sacrifício. Quando o rei estava a ponto de matá-lo, a Deusa Kālimātā surgiu em sua forma verdadeira, destruindo o rei e seus servos e libertando Jaḍa Bharata.

Como um sábio errante, mudou-se para Sinde[31]. O rei do país queria sentar-se aos pés do sábio Kapila para aprender o conhecimento espiritual. Um dia, enquanto viajava em um palanquim, seus carregadores avistaram Jaḍa Bharata e pediram-lhe ajuda. Sem hesitar, ele consentiu em auxiliar, mas se movia de tal modo que perturbava o ritmo dos outros, que começaram a repreendê-lo, ao que ele lhes replicou dizendo que seus abusos não podiam tocar seu Si-mesmo, já que se destinavam a seu corpo. Ouvindo isso, o rei ficou atônito. Ele desceu e humildemente prostrou-se diante do sábio, pedindo-lhe perdão. Com um estado mental sereno, Jaḍa Bharata aceitou o humilde pedido do rei e seguiu em frente para dar continuidade ao seu *sādhana*. Ele levou três vidas para retomar seu *sādhana* a partir do ponto no qual o tinha deixado.

---

31. Sinde é uma das quatro províncias em que se subdivide o Paquistão. Limita-se com o Baluchistão a oeste e ao norte, com o Punjab ao norte, com o Rajastão (Índia) a leste, e com o Mar Arábico e Gujarat (Índia) ao sul. Sua capital é a cidade de Carachi. (N.T.)

Esta história ilustra adequadamente quão necessárias são as cinco qualidades dinâmicas da fé, tenacidade, memória perfeita, absorção e percepção consciente para manter aquilo que se alcançou e romper aquele isolamento espiritual que não é libertação.

No *Dhammapāda*, Buddha diz que todos os sofrimentos podem ser vencidos por meio de boa conduta, fé reverencial, entusiasmo, memória, concentração e conhecimento correto.

*Śraddhā* não deve ser compreendida simplesmente como fé. Também implica firmeza mental e intelectual (a palavra seguinte, *vīrya*, significa valor e potência no sentido de força física e nervosa). Interessante notar que Patañjali primeiro usa a palavra *śraddhā* explicitamente para encorajar o *sādhaka* a intensificar seu *sādhana*, a fim de alcançar a meta mais elevada.

A confiança natural do aspirante é confirmada pela revelação e transformada em fé, a qual permeia a consciência dos praticantes em qualquer campo da arte, ciência e filosofia. Se a confiança é instintiva, a fé é intuitiva.

Após descrever a experiência da justa beatitude e da aura espiritual nos *sūtras I.17-19*, Patañjali aqui expressa essa confiança experimentada como *śraddhā*.

तीव्रसंवेगानामासन्नः ।२१।

## I.21 *tīvrasaṁvegānām āsannaḥ*

| | |
|---|---|
| *tīvra* | veemente, intenso, severo, afiado, agudo, supremo, pungente. |
| *saṁvegānām* | aqueles que são rápidos, alegres (*saṁvega* é um termo técnico, como *saṁyama*, veja *sūtra III.4*). |
| *āsannaḥ* | atraído, aproximado, próximo no tempo, local ou número. |

**A meta está próxima para aqueles que praticam de modo extremamente vigoroso e intenso.**

*Samādhi* está ao alcance de quem é honesto e puro de coração, entusiasta, intenso e supremamente enérgico. Rapidamente atinge a meta mais elevada do *yoga*, também auxiliado pelas suas virtudes residuais acumuladas. Entretanto, por vezes mesmo um aspirante intenso pode se tornar leve ou mediano, lento ou moderado em sua prática.

Na Śiva Saṁhitā (*capítulo V.16*) os aspirantes são categorizados como leves (*mṛdu*), moderados (*madhyama*), de compreensão aguçada e vigorosos (*adhimātra*), e de energia colossal e supremo entusiasmo (*adhimātratama*).

मृदुमध्याधिमात्रत्वात् ततोऽपि विषेशः ।२२।

## I.22 *mṛdu madhya adhimātratvāt tataḥ api viśeṣaḥ*

| | |
|---|---|
| *mṛdu* | suave, leve, brando, volúvel. |
| *madhya* | mediano, intermediário, moderado, comum. |
| *adhimātratvāt* | ardente, mentalmente estável, entusiástico. |
| *tataḥ* | por isso, mais. |
| *api* | também. |
| *viśeṣaḥ* | diferenciação. |

**Há diferenças entre aqueles que praticam de modo leve, moderado e entusiástico.**

Os *sādhakas* são de diferentes níveis de entusiasmo e intensidade. Para eles, a meta está vinculada ao tempo e depende de seu nível.

Este *sūtra* amplifica mais a diferenciação entre *yogins* cuja prática é leve, moderada ou entusiástica, e que progridem de acordo com o nível de sua prática.

Estes tipos podem ainda ser subdivididos. Por exemplo, um *sādhaka* entusiástico pode ser leve, moderado ou intensamente entusiástico. Subdivisões similares podem ser feitas nos tipos leve e moderado. O objetivo do *yoga* está próximo ou distante de acordo com o entusiasmo e o esforço pessoal.

Este *sūtra* faz referência às diferentes aptidões dos praticantes de *yoga*. Todavia se os *sūtras I.14-22* são examinados como um grupo, está claro que fazem referência a nove tipos de *yogins* que são altamente evoluídos e cujos padrões de inteligência estão muito acima do padrão do ser humano comum. Eles estão em ordem crescente de intensidade. (Veja *Tabela 2*, na p. 118.)

**Tabela 2. Níveis de *sādhakas* e tipos de percepção consciente**

| *Sādhaka* | Percepção consciente | |
|---|---|---|
| *Mṛdu* (leve) | 1 *Vitarka prajñā* | análise intelectual em nível externo |
| | 2 *Vicāra prajñā* | conhecimento diferenciado sutil e alerta mental |
| *Madhya* (mediano) | 3 *Ānanda prajñā* | conhecimento da beatitude |
| | 4 *Asmitā prajñā* | conhecimento do si-mesmo |
| *Adhimātra* (intenso) | 5 *Vaśīkāra prajñā* | subjugação do desejo |
| | 6 *Virāma pratyaya* | cessação das funções do cérebro |
| | 7 *Bhava pratyaya* | quietude mental |
| | 8 *Upāya pratyaya* | instrumento hábil |
| *Tīvra saṁvegin* ou *adhimātratamam* (supremamente intenso) | 9 *Paravairāgya* | desapego supremo |

*Paravairāgya* (desapego supremo) destina-se àqueles cuja mente é limpa e cujo coração é puro, heroicos e supremamente enérgicos (*adhimātratamam* ou *tīvra saṁvegin*). Para estes, a meta está ao alcance; para outros, está condicionada ao tempo.

ईश्वरप्रणिधानाद् वा ।२३।

# I.23 *Īśvara praṇidhānāt vā*

| | |
|---|---|
| *Īśvara* | o Senhor, Deus, a Alma Universal. |
| *praṇidhānāt* | por meio da meditação religiosa profunda, contemplação, oração, renúncia aos frutos das ações. |
| *vā* | ou. |

**Ou *citta* pode ser contida por meio da meditação profunda sobre Deus e a entrega total a Ele.**

Contemplar sobre Deus, entregar-se a Ele, é colocar tudo frente a frente com Deus. *Praṇidhāna* é a entrega total: do ego, de todas as ações boas e virtuosas, sofrimentos e prazeres, alegrias e tristezas, júbilos e misérias à Alma Universal. Por intermédio da entrega, o ego do aspirante se apaga e a graça do Senhor se derrama sobre ele, como chuva torrencial.

क्लेशकर्मविपाकाशयैरपरामृष्टः पुरुषविषेश ईश्वरः ।२४।

## I.24 *kleśa karma vipāka āśayaiḥ aparāmṛṣṭaḥ puruṣaviśeṣa Īśvaraḥ*

| | |
|---|---|
| *kleśa* | aflição, sofrimento, angústia, dor causada por uma doença. |
| *karma* | ato, ação, desempenho. |
| *vipāka* | maduro, amadurecido, resultado. |
| *āśayaiḥ* | sede, morada, reservatório. |
| *aparāmṛṣṭaḥ* | intocado, inalterado, de nenhuma forma conectado. |
| *puruṣa viśeṣa* | uma pessoa especial, um *puruṣa* ou ser diferenciado. |
| *Īśvaraḥ* | Deus. |

**Deus é o Ser Supremo, completamente liberto dos conflitos, inalterado pelas ações e intocado pela causa e efeito.**

Deus é uma Entidade (*Puruṣa*) especial, única, eternamente liberto dos conflitos e inalterada pelas ações e reações, ou seus resíduos.

*Īśvara* é a Alma Suprema, o Senhor de todos e o mestre de tudo. Ele é intocado pelos *kleśas* (aflições), inalterado pelos frutos das ações, e habita imperturbado em Seu próprio Ser. Ele é eternamente liberto e sempre soberano (veja *sūtra II.3* para *kleśas*).

Os seres humanos vivenciam o sofrimento antes de alcançar a emancipação, porém Deus está sempre desconectado do sofrimento e do prazer, do pesar e da alegria, do desânimo e do júbilo. Deus está sempre livre, mas os seres humanos precisam desprender-se de todas as suas impressões subliminares antes de concretizarem a libertação (veja *sūtra III.36*).

Há uma diferença entre *puruṣa* (a alma individual) e *puruṣa viśeṣa* (a Alma Universal). Como Deus é distinto da alma individual, Ele é chamado de *Īśvara*.

तत्र निरतिशयं सर्वज्ञबीजम् ।२५।

## I.25 *tatra niratiśayaṁ sarvajñabījam*

| | |
|---|---|
| *tatra* | no mesmo, Nele. |
| *niratiśayaṁ* | incomparável, insuperável, inigualável. |
| *sarvajña* | conhecimento pleno, onisciente, sapientíssimo. |
| *bījam* | semente, fonte, causa, origem, princípio. |

**Deus é a semente insuperável de todo o conhecimento.**

Nele reside a inigualável, incomparável fonte do conhecimento pleno. Ele é a semente da onisciência, onipresença e onipotência.

Em Deus repousa toda a criação. Ele é eterno e uno. Ele, em si, é a semente de todo conhecimento e onisciência, ao passo que o *yogin* alcança o conhecimento infinito, mas não a semente daquele conhecimento (veja *sūtras III.50*; e *IV.31*).

स एष पूर्वेषामपि गुरुः कालेनानवच्छेदात् ।२६।

## I.26 *sa eṣaḥ pūrveṣām api guruḥ kālena anavacchedāt*

| | |
|---|---|
| *sa* | este. |
| *eṣaḥ* | *Puruṣa* ou Deus. |
| *pūrveṣām* | primeiro, principal. |
| *api* | igualmente, também, ademais, além disso. |
| *guruḥ* | mestre, preceptor. |
| *kālena* | tempo. |
| *anavacchedāt* | infinito, ilimitado, ininterrupto, indefinido, contínuo. |

**Deus é o primeiro, principal e absoluto *guru*, incondicionado pelo tempo.**

Este *Puruṣa* espiritual, o Espírito Supremo, é o primeiro e principal mestre, e não está limitado nem condicionado pelo lugar, espaço ou tempo. Ele é tudo e tudo é Ele.

## तस्य वाचकः प्रणवः ।२७।

## I.27 *tasya vācakaḥ praṇavaḥ*

| | |
|---|---|
| *tasya* | Ele. |
| *vācakaḥ* | conotar, denotar, significar, assinalar, indicar. |
| *praṇavaḥ* | a sagrada sílaba *āuṁ*. |

**Ele é representado pela sílaba sagrada *āuṁ*, denominada de *praṇava*.**

Ele é identificado com a sílaba sagrada *āuṁ*, é representado por *āuṁ*.

*Āuṁ* é considerado o símbolo da divindade. É um mantra sagrado e deve ser repetido constantemente. *Āuṁ* é também chamado de *praṇava*, que significa louvor ao divino e a revelação da divindade.

Som é vibração, o qual, conforme nos diz a ciência moderna, é a origem de toda a criação. Deus está além da vibração. Contudo, a vibração, sendo a forma mais sutil da Sua criação, é o máximo que podemos nos aproximar Dele neste mundo físico. Assim, a tomamos como Seu símbolo.

A essência impessoal e a origem de toda a existência é conhecida como *hiraṇyagarbha* (útero de ouro). É também conhecido como Brahman, o qual se encontra no interior de cada coração. *Āuṁ* é o arco e o si-mesmo é a flecha. Com profunda concentração, o aspirante tem de atingir o alvo, Brahman, de modo que o si-mesmo individual e a Alma Universal se tornem unificadas.

*Āuṁ* se compõe de três sílabas: *ā*, *u*, *ṁ*. A palavra é escrita assim: ॐ. Sem estes três sons, nenhuma palavra pode começar, ressoar ou terminar em qualquer língua. Estes três sons são universais: eles são a semente (*bīja)* de todas as palavras.

As letras *ā*, *u*, *ṁ* simbolizam a fala (*vāk*), a mente (*manas*) e o sopro da vida (*prāṇa*). Como as folhas são mantidas juntas por um ramo, toda manifestação verbal é mantida unida por *āuṃ*. *Āuṁ* é o espírito eterno, um símbolo de serenidade, divindade, poder majestoso, onipotência e universalidade.

As três letras de *āuṁ* representam os três gêneros, os três *guṇas*, os três aspectos do tempo – passado, presente e futuro –, e os três *gurus* – a mãe, o pai e o preceptor.

Representam também a tríade divina: Brahmā, o criador; Viṣṇu, o mantenedor; e Śiva, o destruidor do Universo.

*Āuṁ*, no seu conjunto, designa a conquista que libera o espírito humano do confinamento do corpo, mente, intelecto e ego. Meditando sobre o *āuṁ*, o *sādhaka* permanece estável, puro e confiante. Ele se converte em uma grande alma (*mahātman*). Ele encontra a presença do Espírito Supremo em seu interior e obtém a paz liberta do medo, da dissolução e da morte.

(Para mais detalhes sobre o *āuṁ*, veja as obras *Luz sobre o Yoga* e *Luz sobre o Prāṇāyāma*.)

तज्जपस्तदर्थभावनम् ।२८।

## I.28 *tajjapaḥ tadarthabhāvanam*

| | |
|---|---|
| *tat* | este (*āuṁ*). |
| *japaḥ* | murmurar a meia voz, sussurrar, repetir. |
| *tad artha bhāvanam* | sua meta, seu propósito, seu significado com sentimento, sua identificação. |

**O *mantra āuṁ* deve ser constantemente repetido com sentimento e compreensão de seu pleno significado.**

A repetição constante e reverencial do *praṇava āuṁ*, contemplando seu significado e o sentimento que evoca, auxilia àquele que vê a alcançar o mais elevado estágio do *yoga*.

As palavras, seus significados e sensações, estão interligados. As palavras são eternas, assim como seus significados e sensações. Os significados e as sensações mudam de acordo com o calibre intelectual e de compreensão de cada um. Este *sūtra* transmite os aspectos devocionais do *mantra* original *āuṁ*.

*Japa* é a repetição do *mantra*, com reverência e compreensão de seu significado. A prática de *japa* unifica quem percebe, o instrumento de percepção e o percebido: Deus. Considera-se o *mantra āuṁ* como sendo *Śabda Brahman* (Palavra de Deus ou Som Universal), que deve ser conhecido por intermédio dos órgãos de percepção e ação, mente, inteligência e consciência (veja *sūtras I.23, 41*; e *II.1*).

ततः प्रत्यक्चेतनाधिगमोऽप्यन्तरायाभावश्च ।२९।

## I.29 *tataḥ pratyakcetana adhigamaḥ api antarāya abhāvāḥ ca*

| | |
|---|---|
| *tataḥ* | então. |
| *pratyakcetana* | alma individual, mente introspectiva. |
| *adhigamaḥ* | encontrar, descobrir, cumprir, adquirir domínio. |
| *api* | também, ademais. |
| *antarāya* | intervenção, interferência, impedimento, entrave, obstáculo. |
| *abhāvāḥ* | ausência. |
| *ca* | e. |

**A meditação sobre Deus acompanhada da repetição do *āuṁ* remove os obstáculos ao domínio do si-mesmo interior.**

A repetição do *mantra praṇava* com sentimento e compreensão de seu significado conduz à descoberta do Si-mesmo e auxilia na remoção dos impedimentos à revelação do Si-mesmo (veja *sūtras I.30-31* para impedimentos).

Quando a experiência, os instrumentos da experiência e o objeto da experiência estão interligados, a alma se manifesta sem a intervenção de nenhum impedimento.

व्याधिस्त्यानसंशयप्रमादालस्याविरतिभ्रान्तिदर्शनालब्धभू-
मिकत्वानवस्थितत्वानिचित्तविक्षेपास्तेऽन्तरायाः ।३०।

# I.30 *vyādhi styāna saṁśaya pramāda ālasya avirati bhrāntidarśana alabdhabhūmikatva anavasthitatvāni cittavikṣepāḥ te antarāyāḥ*

| | |
|---|---|
| *vyādhi* | enfermidade. |
| *styāna* | falta de perseverança, falta de interesse, indolência, preguiça mental. |
| *saṁśaya* | dúvida, indecisão. |
| *pramāda* | intoxicação, descuido, negligência, desatenção, imprudência. |
| ālasya | indolência, preguiça física. |
| *avirati* | incontinência, falta de moderação ou controle, gratificação sensual. |
| *bhrānti darśana* | viver sob ilusão, noção equívoca. |
| *alabdha bhūmikatva* | perder o foco, incapacidade de manter o que foi conquistado, desapontamento com o objeto desejado. |
| *anavasthitatvāni* | um estado instável, inabilidade para manter o progresso alcançado. |
| *citta vikṣepāḥ* | uma mente fragmentada ou oscilante que provoca distração na consciência. |
| *te* | estes. |
| *antarāyāḥ* | obstáculos, impedimentos. |

**Estes obstáculos são:**
**enfermidade, inércia, dúvida, negligência, preguiça, indisciplina dos sentidos, pontos de vista incorretos, falta de perseverança e retrocesso.**

Este *sūtra* descreve os nove obstáculos ou impedimentos que obstruem o progresso e distraem a consciência do aspirante.

Estes obstáculos podem ser divididos em físicos, mentais, intelectual e espirituais:

<table>
<tr><td>a) enfermidade<br>b) falta de interesse ou indolência</td><td>físicos</td></tr>
<tr><td>c) dúvida persistente<br>d) orgulho ou descuido<br>e) indolência<br>f) gratificação sensual</td><td>mentais</td></tr>
<tr><td>g) viver em um mundo de fantasia</td><td>intelectual</td></tr>
<tr><td>h) falta de perseverança ou inabilidade para manter o que foi conquistado<br>i) inabilidade para manter o progresso obtido devido ao orgulho ou à estagnação na prática</td><td>espirituais</td></tr>
</table>

Patañjali, no *sūtra I.29*, indica que a revelação do Si-mesmo somente é possível quando a consciência se liberta dos impedimentos.

दुःखदौर्मनस्याङ्गमेजयत्वश्वासप्रश्वासा विक्षेपसहधुवः ।३१।

# I.31 *duḥkha daurmanasya aṅgamejayatva śvāsapraśvāsāḥ vikṣepa sahabhuvaḥ*

| | |
|---|---|
| *duḥkha* | pesar, dor, sofrimento, angústia, infelicidade. |
| *daurmanasya* | sofrimento mental, aflição, desânimo, desespero. |
| *Aṅgamejayatva* | instabilidade física. |
| *śvāsa praśvāsāḥ* | inspiração e expiração. |
| *vikṣepa* | fragmentação, que causa distração. |
| *sahabhuvaḥ* | coexistente, lado a lado, acompanhante, concorrente. |

**Sofrimento, desespero, instabilidade física e irregularidade da respiração distraem *citta* ainda mais.**

Além dos obstáculos mencionados no *sūtra I.30*, há mais quatro causas de distração: sofrimento, desespero ou má disposição, tremor no corpo e respiração irregular ou ofegante. (Provavelmente a respiração ofegante faz com que o corpo trema causando instabilidade, a qual, por sua vez, dá origem à angústia mental). Elas causam outras distrações, as quais agitam a mente e a consciência.

Estes impedimentos são de três tipos: autoinflingidos (*ādhyātmika*), desequilíbrios dos elementos do corpo (*ādhibhautika*) e problemas causados pelo destino, como por exemplo, malformações genéticas (*ādhidaivika*). Precisam ser combatidos e vencidos por meio das disciplinas yóguicas (veja *sūtras I.6*; e *II.3, 17, 34*).

तत्प्रतिषेधार्थमेकतत्त्वाभ्यासः ॥३२॥

## I.32 *tatpratiṣedhārtham ekatattva abhyāsaḥ*

| | |
|---|---|
| *tat pratiṣedha artham* | para sua prevenção. |
| *eka* | um, único. |
| *tattva* | estado verdadeiro, realidade, verdade, natureza essencial, a própria essência, um princípio, uma doutrina. |
| *abhyāsaḥ* | prática. |

**A adesão ao esforço unidirecionado previne estes impedimentos.**

Para remover os treze impedimentos e prevenir sua recorrência, foram descritos vários métodos específicos.

Embora a maioria dos comentaristas tenha concluído que *eka tattva* é a devoção e entrega a Deus, ultrapassa a compreensão da pessoa comum que a entrega a Deus seja a cura para todas as moléstias. Se a entrega a Deus fosse possível para todos, e pudesse por si própria erradicar todos os impedimentos, Patañjali não precisaria discorrer sobre todos os outros meios para alcançar o estado divino. Apenas poucas personalidades excepcionais como Ramaṇa Maharṣi, *śrī* Rāmakṛṣṇa Paramahaṁsa, Mahātmā Gāndhi, Jaḍa Bharata e os grandes *ācāryas* do passado conseguiram entregar-se a Deus de todo o coração, por serem anjos em forma humana, almas altamente evoluídas cujas impressões subliminares de vidas pretéritas permitiram assumir sua forma humana final com o fito de purificar os resíduos.

Mas a entrega total a Deus ultrapassa a capacidade dos seres humanos mais comuns, que ainda estão aprisionados ao prazer e ao sofrimento, alegria e pesar, sucesso e fracasso. Sem dúvida a meditação ajuda a minimizar as agitações mentais de tais pessoas, mas para derrotar todos os obstáculos à revelação do Si-mesmo, todos os oito estágios do *yoga* precisam ser seguidos.

Somente quando estão plenamente purificados o corpo, a mente e a inteligência, é possível entregar-se completamente a Deus, sem expectativa de qualquer recompensa. Essa é uma entrega da mais alta classe, que ultrapassa a capacidade do indivíduo mediano.

मैत्रीकरुणामुदितोपेक्षाणां सुखदुःखपुण्यापुण्यविषयाणां
भावनातश्चित्तप्रसादनम् ।३३।

## I.33 *maitrī karuṇā muditā upekṣāṇāṁ sukha duḥkha puṇya apuṇya viṣayāṇāṁ bhāvanātaḥ cittaprasādanam*

| | |
|---|---|
| *maitrī* | amabilidade. |
| *karuṇā* | compaixão, piedade. |
| *muditā* | alegria, satisfação. |
| *upekṣāṇāṁ* | ser indiferente e apático, olhar para as coisas sem interesse. |
| *sukha* | felicidade. |
| *duḥkha* | sofrimento. |
| *puṇya* | virtude. |
| *apuṇya* | vício. |
| *viṣayāṇāṁ* | relativo a um objeto, concernente a uma coisa. |
| *bhāvanātaḥ* | concepção, recordação, infusão, lembrança, reflexão. |
| *citta prasādanam* | graciosa difusão da consciência, disposição favorável. |

**Por intermédio do cultivo da amabilidade, da compaixão, da alegria e da indiferença à felicidade e ao sofrimento, virtude e vício, respectivamente, a consciência se torna favoravelmente disposta, serena e benevolente.**

Estas características mantêm a mente em um estado de bem-estar. Aqui Patañjali dispõe o fundamento para a nossa jornada em direção à revelação do Si-mesmo. *Citta vikṣepa* é uma corrente de pensamentos perturbados correndo como um rio. Em *citta prasādana*, difusão graciosa, o fluxo turbulento é represado e a consciência se difunde calmamente como um lago.

Se *citta* se enreda na rede dos sentidos, e o *sādhaka* fracassa no cultivo da amabilidade, da compaixão, da alegria e da equanimidade, sofrimento e infelicidade despontam no seu coração. Este *sūtra* pede que nos regozijemos com aqueles que são alegres, compassivos com os que sofrem, amistosos com os virtuosos e indiferentes para com aqueles que continuam a viver no vício, apesar das tentativas para mudá-los. Este ajuste mental constrói saúde individual e social. A par de cultivar estas características, deveriam ser seguidas as virtudes sociais de *yama* (*sūtra II.30*) em prol do bem-estar da sociedade em geral. Esta abordagem à vida mantém a mente do *sādhaka* serena e pura.

प्रच्छर्दनविधारणाभ्यां वा प्राणस्य ।३४।

## I.34 *pracchardana vidhāraṇābhyām vā prāṇasya*

| | |
|---|---|
| *pracchardana* | emitir, enviar, descarregar, expelir, expirar. |
| *vidhāraṇābhyām* | conter, manter, suportar, executar. |
| *vā* | ou, uma opção, também o poder de escolher corretamente, seleção, alternativa. |
| *prāṇasya* | da respiração. |

**Ou por meio da manutenção do estado reflexivo sentido no momento da expiração suave e estável, e durante a retenção passiva que se segue à expiração.**

Outra possibilidade de difundir consciência é alcançar aquele estado de serenidade por meio da retenção da respiração após a expiração.

Neste e nos cinco *sūtras* seguintes (*I.34-39*) são descritos diversos métodos alternativos para tranquilizar a mente e prepará-la para a evolução espiritual.

Recomenda-se inspirar e expirar lenta e pausadamente, mantendo a retenção tanto quanto seja confortável. Essa prática assegura um estado de consciência que se assemelha a um lago tranquilo.

(Veja *Luz sobre o Prāṇāyāma* para o controle da respiração.)

विषयवती वा प्रवृत्तिरुत्पन्ना मनसः स्थितिनिबन्धनी ।३५।

## I.35 *viṣayavatī vā pravṛttiḥ utpannā manasaḥ sthiti nibandhanī*

| | |
|---|---|
| *viṣayavatī* | relativo a, ligado ao objeto, aquilo que é percebido. |
| *vā* | ou. |
| *pravṛttiḥ* | adiantar, avançar, progredir, contemplar, dedicar, aplicar. |
| *utpannā* | nascido, produzido, adquirido, executado. |
| *manasaḥ* | mente. |
| *sthiti* | estado. |
| *nibandhanī* | origem, base, fundação, união. |

**Ou por meio da contemplação de um objeto que auxilie a manter a estabilidade da mente e da consciência.**

É também igualmente possível alcançar um estado de consciência sublime tornando-se completamente absorto, de modo dedicado e devotado, em um objeto de interesse.

A prática da contemplação sobre um objeto é a fundação da estabilidade mental. A total absorção no objeto oferece uma percepção direta sobre sua essência.

Este *sūtra* mostra como desenvolver na inteligência a percepção consciente e a sensibilidade. Assim fazendo, é possível obter *insight* dos fenômenos da natureza (*prakṛti*), bem como da natureza daquele que vê (*puruṣa*).

## विशोका वा ज्योतिष्मती ।३६।

## I.36 *viśokā vā jyotiṣmatī*

| | |
|---|---|
| *viśokā* | liberto de pesar, luz fulgurante destituída de sofrimento. |
| *vā* | ou. |
| *jyotiṣmatī* | luminoso, brilhante, radiante, possuidor de corpo luminoso, um estado mental tranquilo. |

**Ou por meio da contemplação de uma luz radiante, brilhante e destituída de sofrimento, é obtida a estabilidade interior.**

Aqui, a concentração se dá sobre o núcleo mais interior do coração, no qual brilha unicamente a luz fulgurante, destituída de sofrimento. Esta é a sede da alma. A mente é guiada de uma tal forma que se torna absorta e penetra em direção à sua fonte. Os movimentos da mente na forma de pensamentos são as ondas, e *citta*, a sede da consciência, é o oceano. O *sādhaka* precisa aprender a manter *citta* imóvel e cuidadosamente silente, sem criar ondas de pensamento. Este esforço para estabilizar e silenciar *citta* gera a luz destituída de sofrimento e radiante da alma (veja *sūtra I.45*).

## वीतरागविषयं वा चित्तम् ।३७।

## I.37 *vītarāga viṣayaṁ vā cittam*

| | |
|---|---|
| *vīta* | desprovido de, liberto de. |
| *rāga* | desejo, paixão, amor, afeição. |
| *viṣayaṁ* | um objeto. |
| *vā* | ou. |
| *cittam* | consciência. |

**Ou por meio da contemplação sobre sábios iluminados, libertos dos desejos e apegos, calmos e tranquilos, ou pela contemplação sobre objetos divinos.**

Vyāsa, Śuka, Śaṅkara, Rāmānuja, Mādhva, Vallabha, Caitanya, *śrī* Aurobindo, Ramaṇa Maharṣi e *śrī* Rāmakṛṣṇa são exemplos de pessoas iluminadas. Se o *sādhaka* reflete sobre o estado sereno, puro, destas pessoas divinas e imita suas práticas, adquire confiança, alcança estabilidade e desenvolve um estado mental liberto de desejos.

Do mesmo modo, é possível contemplar cada estágio de um *āsana* ou cada movimento da respiração com o fim de conduzir *citta* a um estado de ausência de desejos. Se a consciência é mantida liberta de desejos, torna-se pura. O mero afastamento do mundo, por si só, não atinge este objetivo.

स्वप्ननिद्राज्ञानालम्बनं वा ।३८।

## I.38 *svapna nidrā jñāna ālambanaṁ vā*

| | |
|---|---|
| *svapna* | estado de sonho, um estado fantasioso. |
| *nidrā* | estado de sono. |
| *jñāna* | estado desperto, percepção consciente, estado inteligente. |
| *ālambanaṁ* | suporte, base, dependente ou fundado em, assistência, auxílio, distinguir o material do eterno. |
| *vā* | ou. |

**Ou por meio da recordação e contemplação das experiências do sono com ou sem sonhos durante um estado desperto, de vigília.**

*Citta* possui quatro planos: o inconsciente, o subconsciente, o consciente e o supraconsciente. O plano inconsciente é o estado do sono sem sonhos (*nidrā*). O plano subconsciente é o estado dos sonhos (*svapna*). O plano consciente é o desperto (*jāgrata*). O supraconsciente é o quarto estado, conhecido como *turyā*. *Turyā* é *samādhi*, o estágio final no qual a alma individual (*jīvātman*) se funde com a Alma Universal (*paramātman*).

Por meio do exame atento do sono com e sem sonhos, o *sādhaka* vem a distinguir os vários níveis de consciência, e aprende a transformá-los em um único estado de consciência.

O *sādhaka* deve também contemplar sobre a noção de alma antes de ir dormir, de modo que o mesmo pensamento flua ininterruptamente quando desperto, sonhando ou dormindo. Isto fornece suporte para progredir em direção à conquista da beatitude espiritual.

Nos *sūtras III.11-12*, Patañjali explica *kṣaya* (declinante) *citta*, *śanti* (calmo) *citta* e *udaya* (ascendente) *citta*. Estes podem comparar-se aos estados *svapna*, *nidrā* e *jāgrata*. Normalmente, o declínio dos pensamentos conduz à quietude. Porém, a forte ascensão dos pensamentos faz permanecer desperto. Um *yogin* mantém um estado de vigília passiva, sem permitir que os pensamentos jorrem, ou se esforçar para contê-los. Isto é contemplação reflexiva (veja *sūtra III.13* e *Tabela 7*, na p. 238).

O *sādhaka* inicia seu *sādhana* sonhando com os prós e contras de cada *āsana*. Este é o estado de *svapna*. Ele estabiliza suas ideias e repousa nelas: este é o estado de *nidrā*. Mais tarde aprende a distinguir os pontos sutis e a desempenhá-los com percepção consciente. Este é o estado de *jñāna*.

यथाभिमतध्यानाद्वा ।३९।

## I.39 *yathābhimata dhyānāt vā*

| | |
|---|---|
| *yathābhimata* | o que é desejável, algo selecionado, algo prazeroso, de acordo com nosso desejo ou gosto. |
| *dhyānāt* | por meio da meditação. |
| *vā* | ou. |

**Ou por meio da meditação sobre qualquer objeto que se deseje favorável à estabilidade da consciência.**

O último método é escolher um objeto que conduza à meditação: não um que seja agradável externamente, mas que seja auspicioso e eleve espiritualmente. Praticando este simples método de atenção unidirecionada, o *sādhaka* gradualmente desenvolve a arte da contemplação. Depois, quando alcançado um grau de estabilidade, ele estará apto para meditar sobre qualquer objeto que deseje.

A execução perfeita de um *āsana* é agradável e, também por meio dela, é possível alcançar a serenidade.

Na superfície este *sūtra* é simples: descreve a meditação sobre um objeto agradável. Seu significado mais profundo, oculto, é mais difícil de compreender. Havendo explicado vários métodos de meditação com suporte, Patañjali agora chega à meditação subjetiva. O mais "agradável" objeto de meditação é, de fato, a própria existência, o núcleo do ser. Patañjali nos aconselha a rastrear a semente desta essência, o espírito vivo que a tudo permeia, desde a partícula mais infinitesimal até a infinitamente maior. Este é o tema de meditação mais difícil.

Este é o último dos seis métodos alternativos para serenar a mente e a consciência. Este grupo de *sūtras* mostra que o ensino de Patañjali era abrangente, habilitando pessoas de todos os credos e de todas as esferas da vida a aspirar à meta da vida espiritual. (Veja *Tabela 3*, na p. 134.)

परमाणुपरममहत्त्वान्तोऽस्य वशीकारः ।४०।

# I.40 *paramāṇu paramamahattvāntaḥ asya vaśīkāraḥ*

| | |
|---|---|
| *paramāṇu* | uma partícula infinitesimal, um átomo. |
| *paramamahattvāntaḥ* | mais distante, mais excelso, mais elevado, melhor, maior. |
| *asya* | desta. |
| *vaśīkāraḥ* | subjugar, dominar as paixões, ou sob o poder. |

**O domínio da contemplação ocasiona o poder de expandir desde a mais fina partícula até a maior.**

Ao seguir os métodos alternativos variados de contemplação descritos anteriormente, o *sādhaka* desenvolve o poder de penetrar desde a mais infinitesimal partícula até o infinito.

O *sādhaka* não somente é libertado das perturbações da mente, mas também subjugou sua consciência e dominou suas paixões. Sua consciência alcança um nível de pureza na qual desenvolve o poder de penetrar objetos desde o mais diminuto átomo até o grandioso cosmos.

Este *sūtra* descreve como a mente comum se transforma em uma super mente, apta a penetrar as ilimitadas regiões do espaço e as mais profundas regiões dentro de si (veja *sūtra I.45*).

**Tabela 3. Estágios na purificação de *citta***

| TIPOS DE MEDITAÇÃO | | | |
|---|---|---|---|
| ***Sūtra*** | **Método** | **Partes do *yoga*** | **Elementos de *prakṛti*** |
| I.33 | Cultivo de atitudes apropriadas | *Yama* | Comportamento (*ācāra*)<br>Personalidade (*śīlam*) |
| | | *Niyama* | Órgãos de ação (*karmendriyas*) |
| | | | Órgãos de percepção (*jñānendriyas*) |
| | | *Āsana* | Mente (*manas*) |
| I.34 | Controle da respiração | *Prāṇāyāma* | Respiração (*prāṇa*) |
| I.35 | Absorção no objeto | *Pratyāhāra* | Sentidos de percepção<br>Mente |
| I.36 | Contemplação da luz interior | *Dhāraṇā* | Mente (*manas*) |
| I.37 | Contemplação dos sábios | *Dhāraṇā* | Ego, consciência do "eu" (*ahaṁkāra*) |
| MEDITAÇÃO OBJETIVA | | | |
| MEDITAÇÃO SUBJETIVA | | | |
| I.38 | Recordação dos sonhos e sono | *Dhāraṇā* | Consciência (*citta*) |
| I.39 | Meditação sobre qualquer objeto desejado | *Dhyāna* | Alma (*antaḥkaraṇa*) |

क्षीणवृत्तेरभिजातस्येव मणेर्ग्रहीतृग्रहणग्राह्येषु
तत्स्थतदञ्जनता समापत्तिः ।४१।

# I.41 *kṣīṇavṛtteḥ abhijātasya iva maṇeḥ grahītṛ grahaṇa grāhyeṣu tatstha tadañjanatā samāpattiḥ*

| | |
|---|---|
| *kṣīṇa* | dissolução dos *guṇas sattva, rajas* e *tamas.* |
| *vṛtteḥ* | modificações, flutuações. |
| *abhijātasya* | inato, nobre, cortês, polido, valioso, culto, distinto, sábio, transparente. |
| *iva* | como. |
| *maṇeḥ* | uma joia, um cristal perfeito. |
| *grahītṛ* | conhecedor, partícipe, perceptor, alguém que compreendeu. |
| *grahaṇa* | ato de se apropriar, capturar, aceitar, perceber, instrumento de cognição. |
| *grāhyeṣu* | ser conhecido. |
| *tatstha* | estabilizar-se. |
| *tadañjanatā* | adquirir ou tomar a forma do que é visto ou conhecido. |
| *samāpattiḥ* | transformar, assumir a forma original, consumação, finalização, conclusão. |

**O *yogin* percebe que aquele que conhece, o instrumento do conhecimento e o que é conhecido são um só: ele próprio, aquele que vê. Como uma joia límpida transparente, ele reflete uma pureza imaculada.**

Com o refinamento, a consciência se torna altamente sensível, determinada, imaculada e pura. O perceptor, o instrumento de percepção e o objeto percebido, claramente refletido, são nada mais do que aquele que vê. Como um objeto perfeitamente refletido em um espelho limpo, o perceptor, o percebido e o instrumento de percepção se refletem como um só. Essa qualidade transparente de reflexo da consciência é designada como *samāpatti*, que significa assumir a forma original daquele que vê.

A descrição de Patañjali de *samāpatti* ressalta a distinção sutil entre *yoga*, *samādhi* e *samāpatti. Yoga* é o emprego dos meios para alcançar *samādhi. Samādhi* é a meditação profunda, a absorção total. *Samāpatti* é o estado mental equilibrado daquele que vê, quem, tendo atingido *samādhi*, irradia seu próprio estado puro. *Yoga* e *samādhi*, em outras palavras, podem ser vistos como práticas; *samāpatti*, o estado para o qual elas conduzem.

Quando todas as flutuações da mente de natureza sátvica, rajásica ou tamásica terminam, a mente para de reunir e transmitir informações, e *citta* é como a água parada, clara de um lago tranquilo. Converte-se ao nível daquele que vê e reflete sua pureza sem refração. Como uma joia transparente, torna-se de uma só vez o conhecedor, o instrumento de conhecimento e o objeto conhecido. Assim, o *sādhaka* vivencia o verdadeiro estado da alma.

*Samāpatti* está preservado em *abhijātamaṇi*, que significa joia perfeita. *Citta* é agora uma joia perfeita. Uma pessoa com fome ou sede apenas precisa de alimento ou água. Fome e sede são necessidades da vida: suas demandas são instintivas e instantâneas. Emoções como luxúria, ira, ganância, paixão, orgulho e ódio não são instintivas, mas são absorvidas por meio do contato com o mundo exterior; todavia, estão refletidas nos seres humanos em sua totalidade. Veracidade, pureza e uma natureza amorosa são intuitivas e, também, estão plenamente manifestadas nos seres humanos. Por intermédio da disciplina yóguica e da contemplação, o *sādhaka* desenvolve essas qualidades intuitivas de pureza e veracidade, e concretiza a qualidade perfeita da consciência. Por meio dela, torna-se aquele que vê e transmite raios de sabedoria mediante suas palavras, pensamentos e ações.

तत्र शब्दार्थज्ञानविकल्पैः संकीर्णा सवितर्का समापत्तिः ।४२।

## I.42 *tatra śabda artha jñāna vikalpaiḥ saṅkīrṇā savitarkā samāpattiḥ*

| | |
|---|---|
| *tatra* | ali. |
| *śabda* | palavra. |
| *artha* | propósito, meta, intenção. |
| *jñāna* | conhecer, conhecimento, inteligência. |
| *vikalpaiḥ* | uma opção, imaginação, o ato de permitir que uma regra seja observada ou não como desejado, suposição, levar a cabo uma transação segundo os termos estipulados. |
| *saṅkīrṇā* | vertidos juntos, misturados, espalhados, entremeados. |
| *savitarkā* | tornar-se totalmente absorto, pensativo. |
| *samāpattiḥ* | transformação. |

**Neste estágio, denominado de *savitarkā samāpatti*, a palavra, o seu significado e o seu conteúdo se misturam, tornando-se conhecimento especial.**

No estado refinado de consciência, as palavras e seus significados são combinados simultânea e harmoniosamente com a compreensão, de forma que a consciência se torna absorta em um novo tipo de conhecimento. Isto é *savitarkā samāpatti*.

स्मृतिपरिशुद्धौ स्वरूपशून्येवार्थमात्रनिर्भासा निर्वितर्का ।४३।

## I.43 *smṛtipariśuddhau svarūpaśūnya iva arthamātranirbhāsā nirvitarkā*

| | |
|---|---|
| *smṛti* | memória. |
| *pariśuddhau* | completamente purificado, pureza mental. |
| *svarūpa śūnya* | desprovido de natureza própria. |
| *iva* | como se fosse. |
| *artha mātra nirbhāsā* | brilhando sozinho em sua forma mais pura. |
| *nirvitarkā* | sem reflexão ou consideração, sem análise ou lógica. |

**Em *nirvitarka samāpatti* é revelada a diferença entre a memória e a iluminação intelectual; a memória é purificada e a consciência brilha sem reflexo.**

Quando a memória está completamente limpa e purificada, a mente também está purificada. Ambas param de funcionar como entidades distintas; vivencia-se um estado de não-mente, e unicamente a consciência se manifesta, brilhando imaculadamente sem refletir os objetos externos. A isto se chama *nirvitarka samāpatti*.

A memória é a recordação dos pensamentos e experiências passadas. É o depósito das impressões pretéritas. Seu conhecimento é conhecimento reflexivo. O *sādhaka* deve estar ciente de que a memória tem um enorme impacto sobre a inteligência. Mediante perseverança na prática do *yoga* e persistente autodisciplina, novas experiências emergem. Estas novas experiências, libertas das memórias do passado, são frescas, diretas e subjetivas; expurgam o que é recordado. Assim, a memória cessa de funcionar como uma entidade à parte. Ela se funde com a consciência ou fica em segundo plano, dando predominância às novas experiências e trazendo clareza à inteligência. Para a pessoa mediana, a memória é uma mente pretérita. Para a pessoa iluminada, a memória é uma mente presente. Quando a mente está purificada, a inteligência se torna esclarecedora e se move para perto daquele que vê, perdendo sua identidade. Isto é *nirvitarka samāpatti*.

Mesmo para a mente imatura existe um uso correto e incorreto da memória. Não se destina à recordação dos prazeres, mas ao estabelecimento de um fundo de experiências como base para ações e percepções corretas ulteriores.

No *āsana*, por exemplo, começamos com a tentativa e erro. Os frutos destes experimentos são classificados pela inteligência discriminadora e armazenados na memória. Na medida em que progredimos, diminuem as tentativas e erros e aumenta a percepção correta. Assim, a memória permite a prevenção contra o erro. No apoio sobre a cabeça, por exemplo, uma coisa que geralmente dá errado é que a parte superior do braço se encurta. A memória nos adverte: "esteja atento antes que isto aconteça". O experimento discriminador desperta a consciência. A percepção consciente, junto com a discriminação e a memória, quebra maus hábitos, os quais são ações repetidas baseadas em percepções incorretas, e os substitui por seus opostos. Neste processo o cérebro deve ser criativo, não mecânico. O cérebro mecânico questiona apenas os fenômenos externos, angariando conhecimento objetivo. O cérebro criativo põe em questão o interno e o externo, reunindo conhecimento subjetivo e espiritual. No *āsana* a compreensão inicia com a camada interna da pele; no *prāṇāyāma*, com a membrana interna do nariz. Estes são os pontos de partida da busca espiritual no *āsana* e no *prāṇāyāma*.

Deste modo se constrói um caráter virtuoso. Quando a percepção consciente está conectada à inteligência, surge a honestidade; quando o cérebro e o corpo se movem harmoniosamente, há integridade. Em todo este longo processo de *tapas*, a memória dá suporte ao processo de construção. Quando a memória funciona perfeitamente, unifica-se à inteligência. Neste ponto, a memória, que originalmente havia cavado tantos buracos para nós, converte-se em nosso verdadeiro *guru*.

एतयैव सविचारा निर्विचारा च सूक्ष्मविषया व्याख्याता ।४४।

## I.44 *etayaiva savicārā nirvicārā ca sūkṣmaviṣayā vyākhyātā*

| | |
|---|---|
| *etaya* | por isto. |
| *eva* | também. |
| *savicārā* | reflexão, deliberação, consideração, investigação. |
| *nirvicārā* | sem reflexão, que não precisa de qualquer consideração. |
| *ca* | e. |
| *sūkṣma viṣayā* | objeto sutil, coisa sutil. |
| *vyākhyātā* | relacionado, explicado, exposto, comentado. |

**Similarmente, a contemplação dos aspectos sutis é explicada como deliberada (*savicāra samāpatti*) ou não deliberada (*nirvicāra samāpatti*).**

A transformação da consciência por meio da contemplação sobre objetos como o ego (*ahaṁkāra*), a inteligência (*buddhi*) ou a contraparte dos elementos (som, toque, visão, sabor e odor), ou as qualidades da natureza de luminosidade, vibração e inatividade, condicionadas pelo espaço, tempo e nexo de causalidade, é *savicāra samāpatti*. Sem estas reflexões torna-se *nirvicāra samāpatti*.

Em *nirvicāra samāpatti*, o *sādhaka* vivencia um estado sem deliberação verbal. Todos os objetos sutis refletidos em *savicāra* extinguem-se. Está liberto da memória, das experiências passadas, destituído de todas as impressões passadas. Este novo estado de contemplação é despido de causa e efeito, espaço ou tempo. Os estados indescritíveis de pura beatitude (*ānanda*) e de puro si-mesmo (*sāsmitā*) emergem e são vivenciados pelo *sādhaka* (veja *sūtra I.41*).

सूक्ष्मविषयत्वं चालिङ्गपर्यवसानम् ।४५।

## I.45 *sūkṣmaviṣayatvaṁ ca aliṅga paryavasānam*

| | |
|---|---|
| *sūkṣma viṣayatvaṁ* | objeto sutil. |
| *ca* | e. |
| *aliṅga* | sem marcas características, forma imanifestada. |
| *paryavasānam* | término. |

**O nível mais sutil da natureza (*prakṛti*) é a consciência. Quando a consciência se dissolve na natureza, perde todas as marcas e torna-se pura.**

Por meio da exploração das partículas sutis da natureza, a consciência alcança seu objetivo. É um estado de completa cessação das flutuações da mente. Esta é a sutil, infinitesimal inteligência (*mahat*) da natureza (*prakṛti*).

***Prakṛti* e *pradhāna*:**

| | |
|---|---|
| *prakṛti* | a forma original ou natural de qualquer coisa; *aliṅga*, forma imanifestada. |
| *pradhāna* | matéria-prima ou original, a primeira a evoluir ou a fonte do mundo material, aquilo que é colocado ou proposto antes, primeira ou principal coisa (todas essas suscetíveis à mudança, enquanto a alma – *puruṣa* – é imutável). |

O mais sutil dos princípios infinitesimais da natureza é a inteligência cósmica (*mahat*), no qual um indivíduo é transformado como o "eu" de uma forma dinâmica, diminuta, denominada *asmitā* ou o pequeno si-mesmo. Embora o Si-mesmo não mude, o pequeno si-mesmo provoca mudanças em um ser humano devido à influência das qualidades da natureza. O corpo é formado por partículas de *prakṛti* – desde a camada mais externa, o corpo, até o núcleo mais interno, o Si-mesmo profundo. Quando o si-mesmo individual, o "eu", se tranquiliza por meio das práticas yóguicas, *prakṛti* alcançou o seu término e se funde no Si-mesmo. Isto é experiência subjetiva, ou conhecimento subjetivo.

O *sādhaka* atinge pureza em *buddhi* e *ahaṁkāra*, a fonte infinitesimal ou ponto culminante da natureza, *mūla prakṛti*.

Aqui, o *sādhaka* alcançou a encruzilhada da revelação do Si-mesmo (veja *sūtra II.19*).

ता एव सबीजः समाधिः ।४६।

# I.46 *tā eva sabījaḥ samādhiḥ*

| | |
|---|---|
| *tā* | eles. |
| *eva* | só. |
| *sabījaḥ* | com semente. |
| *samādhiḥ* | meditação ou absorção profunda. |

**Os estados de *samādhi* descritos nos *sūtras* anteriores dependem de um suporte ou de uma semente, designados como *sabīja*.**

Os *samādhis savitarka, nirvitarka, savicāra, nirvicāra, sānanda* e *sāsmitā* são conhecidos como *sabīja* (semeado ou com semente) *samādhis*.

Todos os estados de *samāpatti* descritos nos *sūtras I.17-19* e *I.42-45* são *samādhis* semeados. Todos esses *samādhis* dependem de um objeto, o que inclui a inteligência (*buddhi*) e o princípio do "eu" (*asmitā*). Sua semente é o núcleo do ser, a única sede sem semente em cada indivíduo.

É interessante notar que os seis *samāpattis* até agora mencionados pertencem às funções do cérebro. A fonte de análise (*savitarka*) ou da ausência de análise (*nirvitarka*) é o cérebro frontal. Para a investigação ou exame (*savicāra*) ou sua ausência (*nirvicāra*), a fonte é o cérebro posterior. A fonte de felicidade (*ānanda*) é a base do cérebro e da individualidade (*asmitā*), o topo do cérebro.

Mediante as disciplinas do *yoga*, o *sādhaka* converte sua atenção do denso para o sutil. Quando atinge o ápice da natureza, sendo o cérebro uma parte dela, ele alcança a perfeição no controle das modalidades da consciência. Torna-se capaz de cessar todas as funções do cérebro (veja *sūtra IV.4*), deliberada e não deliberadamente, de acordo com sua vontade. É, por essa razão, denominado de *samādhi* com semente.

Sempre que se depende da natureza para contemplação, é *samāpatti* com semente. A contemplação sobre aquele que vê, que é a fonte de todas as sementes, é sem suporte. Embora ambos, aquele que vê e a natureza, sejam eternos, a natureza é mutável, enquanto aquele que vê permanece o mesmo, imutável, não dependendo de qualquer apoio, exceto, seu próprio si-mesmo. Esta é a razão pela qual a contemplação daquele que vê é *samādhi* sem semente ou sem suporte (*nirbīja*). Um outro estado de *samādhi*, entre *sabīja* e *nirbīja*, foi abordado por Patañjali no *sūtra I.18*.

Como as pétalas do lótus que se abrem quando o Sol nasce, e se fecham quando o Sol se põe, as pétalas do cérebro se recolhem da periferia para a sua fonte, seu caule ou broto, e cessam todas as funções. A isto comumente se chama *asamprajñāta samādhi*. É o limiar entre *sabīja* e *nirbīja samādhi*. Se o *sādhaka* se mantiver neste limiar, conquistará somente os elementos. Se retroceder, será aprisionado pelos prazeres e sofrimentos. Se ultrapassá-lo, alcançará a libertação e a beatitude.

निर्विचारवैशारद्येऽध्यात्मप्रसादः ।४७।

## I.47 *nirvicāra vaiśāradye adhyātmaprasādaḥ*

| | |
|---|---|
| *nirvicāra* | sem reflexão, ou reflexão sem sementes. |
| *vaiśāradye* | habilidade, conhecimento profundo, puro fluxo imperturbado. |
| *adhyātma* | alma suprema (manifestada como uma alma individual), a relação entre a alma suprema e a individual. |
| *prasādaḥ* | pureza, luminosidade, transparência, disposição serena. |

**A partir da proficiência em *nirvicāra samāpatti* advém a pureza.**
***Sattva*, ou a luminosidade, flui imperturbada,**
**ativando a luz espiritual do si-mesmo.**

## Tabela 4. Os estágios de *samādhi*

<table>
<tr><th colspan="2" rowspan="2">Estágios de samādhi</th><th rowspan="2">Crescimento evolucional</th><th rowspan="2">Refinamento do corpo e da consciência</th><th rowspan="2">Invólucros do corpo</th><th rowspan="2">Relacionado com</th><th colspan="2">Elementos associados</th></tr>
<tr><th>DENSOS</th><th>SUTIS</th></tr>
<tr><td rowspan="2">Vitarka</td><td>Savitarka</td><td>Cinco elementos densos<br>Órgãos de ação</td><td rowspan="2">Cérebro frontal<br>(sede da lógica)</td><td>1 Annamaya kośa</td><td>Anatômico</td><td>Terra (pṛthvī)</td><td>Odor (gandha)</td></tr>
<tr><td>Nirvitarka</td><td>Sentidos de percepção<br>Mente<br>Intelecto</td><td>2 Prāṇamaya kośa</td><td>Fisiológico</td><td>Água (ap)</td><td>Sabor (rasa)</td></tr>
<tr><td rowspan="2">Vicāra</td><td>Savicāra</td><td rowspan="2">Mente<br>Intelecto<br>Cinco elementos sutis</td><td rowspan="2">Cérebro posterior (sede do raciocínio)</td><td rowspan="2">3 Manomaya kośa</td><td rowspan="2">Psicológico</td><td rowspan="2">Fogo (tej)</td><td rowspan="2">Forma (rūpa)</td></tr>
<tr><td>Nirvicāra</td></tr>
<tr><td colspan="2">Ānanda-Sānanda</td><td>Intelecto convertido em inteligência (buddhi)<br>Sabedoria</td><td>Base do cérebro (sede das impressões de prazer e sofrimento)</td><td>4 Vijñānamaya kośa</td><td>Intelectual</td><td>Ar (vāyu)</td><td>Tato (sparśa)</td></tr>
<tr><td colspan="2">Asmitā-Sāsmitā</td><td>Consciência do "eu"<br>Inteligência</td><td>Topo do cérebro</td><td>5 Ānandamaya kośa</td><td>Etéreo</td><td>Éter (ākāśa)</td><td>Som (śabda)</td></tr>
<tr><td colspan="2">Aṇya ou Virāma<br>Pratyaya</td><td>Entre a consciência (citta) e mahat</td><td>—</td><td>6 Cittamaya kośa</td><td>Consciência</td><td>Mahat</td><td>—</td></tr>
<tr><td colspan="2">Nirbīja-Dharma megha</td><td>Mahat<br>Mūla prakṛti<br>Puruṣa</td><td>—</td><td>7 Ātmamaya kośa</td><td>Causal</td><td>—</td><td>—</td></tr>
</table>

Quando a inteligência e a consciência, a essência do ser humano, permanecem não--reflexivas, profundas e incondicionadas, os veículos da alma – o corpo anatômico, os órgãos de ação, os sentidos de percepção, a mente, a inteligência e a consciência – se iluminam. Conhecimento e compreensão do verdadeiro estado da alma se manifestam na luminosidade (veja *sūtra I.3*).

ऋतंभरा तत्र प्रज्ञा ।४८।

## I.48 *ṛtaṁbharā tatra prajñā*

| | |
|---|---|
| *ṛtaṁbharā* | defesa da verdade, repleto de verdade, pleno de essência intelectual. |
| *tatra* | nisto. |
| *prajñā* | faculdade de *insight*, sabedoria. |

**Quando a consciência habita na sabedoria, desponta um estado de percepção espiritual direta fundada na verdade.**

Esta iluminação espiritual conquistada está repleta de pura beatitude, radiante de veracidade e realidade. Esta luminosidade da alma se manifesta brilhando com sua fragrância plena.

*Ṛtaṁbharā prajñā* é o estado de inteligência temperada, ou de sabedoria madura, acompanhado de intenso *insight*.

श्रुतानुमानप्रज्ञाभ्यामन्यविषया विशेषार्थत्वात् ।४९।

## I.49 *śruta anumāna prajñābhyām anyaviṣayā viśeṣārthatvāt*

| | |
|---|---|
| *śruta* | ouvido, escutado, verificado. |
| *anumāna* | inferência, conjectura. |
| *prajñābhyām* | a partir da sabedoria do *insight*. |
| *anya viṣayā* | outro objeto. |
| *viśeṣa* | peculiar, distinção entre, propriedade especial. |
| *arthatvāt* | objetivo, propósito, meta, finalidade. |

**Este conhecimento e a sabedoria fundados na verdade são distintos e superiores ao conhecimento obtido a partir de livros, testemunhos ou inferência.**

O conhecimento fundamentado na verdade é obtido em primeira mão, é conhecimento intuitivo.

Esta sabedoria é obtida por meio do *insight*. É um conhecimento especial, direto, proveniente da alma, não da percepção dos sentidos ou do simples intelecto. Por isso, possui uma propriedade peculiar própria. O conhecimento que nasce do si-mesmo interior é conhecimento intuitivo. É também conhecido como "ouvir a voz interna".

É instrutivo comparar este *sūtra* com o *sūtra I.7*, no qual Patañjali afirma que a percepção deveria ser verificada por meio do raciocínio e mensurada pelo conhecimento tradicional e espiritual. Agora, chegando ao fim deste capítulo, o *sādhaka* pode ser julgado pela maturidade e cultivo de sua mente; suas percepções têm uma validade independente, não requerendo verificação por meio de outras fontes. Uma pessoa comum possui livre-arbítrio no sentido de que experimenta escolhas e precisa encontrar seu caminho mediante discriminação. O *sādhaka* iluminado, havendo deixado a dualidade para trás, vivencia apenas sua própria vontade, a qual transcende as hesitações das escolhas. Esta é a inteligência de *sattva* em *sattva*.

तज्जः संस्कारोऽन्यसंस्कारप्रतिबन्धी ।५०।

## I.50 *tajjaḥ saṁskāraḥ anyasaṁskāra pratibandhī*

| | |
|---|---|
| *tajjaḥ* | nascido ou eclodido de *ṛtambharā prajñā*. |
| *saṁskāraḥ* | concepção, instinto, formação mental; as impressões adquiridas por meio do esforço são subliminares (*saṁskāra*) e recordá-las é uma impressão ou memória. |
| *anya saṁskāra* | outras concepções, outras impressões ou formações. |
| *pratibandhī* | contradizer, objetar, impedir. |

**Uma nova vida se inicia com esta luz fundada na verdade: abandonam-se as impressões anteriores e evitam-se novas impressões.**

Quando o poder do intelecto nasce de um *insight* intenso, tal *insight* anula todos os resíduos da ação, movimento e impressão.

Como explicado no *sūtra I.45*, o *sādhaka* se encontra novamente em uma encruzilhada. Novos *saṁskāras* podem continuar a emergir devido às oscilações da mente, e isto pode impedir o conhecimento verdadeiro. Estas impressões mentais devem ser superadas por meio do poder de discriminação, de maneira que todas as dúvidas se dissolvam. Quando as dúvidas são aclaradas, o *sādhaka* precisa descartar até esse conhecimento discriminativo. A nova sabedoria iluminadora está liberta das dúvidas e discriminações; resplandece como um farol radiante de conhecimento.

तस्यापि निरोधे सर्वनिरोधान्निर्बीजः समाधिः ।५१।

# I.51 *tasyāpi nirodhe sarvanirodhāt nirbījaḥ samādhiḥ*

| | |
|---|---|
| *tasyāpi* | essa também. |
| *nirodhe* | fechando, cessando, encerrando, restringindo, destruindo. |
| *sarva* | todo. |
| *nirodhāt* | controlar, suprimir, destruir. |
| *nirbījaḥ* | sem semente. |
| *samādhiḥ* | meditação profunda. |

**Quando se renuncia também a esta nova luz de sabedoria, desponta o *samādhi* sem semente.**

O *sādhaka* precisa aprender a restringir inclusive essas novas impressões de luz fundadas na verdade. Quando tanto as impressões velhas quanto as novas são dissolvidas, surge um estado de iluminação sem semente no qual cessam todas as ilusões e fantasias. Isto é *nirbīja samādhi*: o estado de absoluta identidade com aquele que vê.

Mesmo esse conhecimento distintivo proveniente do *insight* (*sūtra I.50*) deve ser controlado, dominado e contido. Então, como uma chama se extingue quando a madeira queimou por completo, ou como os rios perdem sua existência quando se unem ao mar, todas as volições e impressões do inconsciente, do subconsciente, do consciente e do supraconsciente deixam de existir. Todos esses rios de consciência fundem-se no oceano daquele que vê.

*Nirbīja samādhi* é a conquista de *citta* na qual a raiz da mente se unifica com aquele que vê (veja *sūtra III.56*). Como todos os pensamentos invasivos foram abolidos mediante a prática e o desapego, a alma é libertada das amarras dos veículos terrenos: o corpo, os sentidos, a mente, a inteligência e a consciência. Aquele que vê está no estado de *amanaskatva*.

Quando *citta* depende de um objeto, ideia ou símbolo, o estado se denomina *sabīja samādhi*. Em *nirbīja samādhi*, *citta* se dissolve e nenhum resíduo das impressões permanece. Todas as impressões residuais, a faculdade do pensamento e o sentimento do "eu" se extinguem sem deixar traço e tornam-se universais. Somente a alma se manifesta e resplandece sem forma, em perfeita clareza.

Aqui termina a exposição sobre *samādhi*, o primeiro *pāda* dos *Yoga Sūtras* de Patañjali.

## PARTE DOIS

# साधनपादः ।

# *Sādhana pāda*

*Sādhana* significa prática. A prática da disciplina yógica conduz à iluminação espiritual. Um *sādhaka* é alguém que pratica aplicando sua mente e inteligência com habilidade, dedicação e devoção.

*Samādhi pāda* prescreve um certo nível de *sādhana* para aqueles que conquistaram equilíbrio mental e estabilidade espiritual. No entanto, Patañjali não negligencia os iniciantes. No *sādhana pāda* também se diz a eles como começar seu *sādhana* e trabalhar em direção à emancipação espiritual. Aqui, a arte da prática, *abhyāsa*, é completamente delineada a fim de apoiar o *sādhaka* na manutenção ininterrupta de seu *sādhana*, de orientá-lo acerca das armadilhas, de forma que possa obter maior clareza mediante observação e reflexão apuradas, e a precisão imaculada na prática.

Esta evolução foi delineada no *sūtra I.12*, quando Patañjali descreveu *abhyāsa* e *vairāgya* como os pilares gêmeos da escada da evolução espiritual. No *sūtra I.18*, Patañjali sugere como o aspirante que alcançou um certo nível de evolução, mas está incerto sobre as direções seguintes, pode reorientar seu *sādhana* desde o primeiro *sūtra* deste segundo *pāda*.

Portanto, o *sādhana pāda* empunha a tocha tanto para os espiritualmente evoluídos quanto para os não iniciados. Ele ensina ao completo iniciante, que nada conhece de *yoga*, como pode ascender ao nível dos aspirantes elevados por meio de seu *sādhana*.

तपःस्वाध्यायेश्वरप्रणिधानानि क्रियायोगः ।१।

# II.1 *tapaḥ svādhyāya Īśvarapraṇidhānāni kriyāyogaḥ*

| | |
|---|---|
| *tapaḥ* | calor, queimar, brilhar, devoção ascética, desejo ardente de alcançar a perfeição, aquilo que queima todas as impurezas, autodisciplina. |
| *svādhyāya* | estudo do Si-mesmo, reflexão sobre o próprio si-mesmo; compreender a si próprio desde o invólucro mais externo, o corpo, e dirigindo-se internamente até o si-mesmo interior. |
| *Īśvara* | Deus, Senhor de tudo. |
| *praṇidhānāni* | assentar sobre, impor, ligar, dirigir sobre, meditação religiosa profunda, entrega. |
| *kriyā yogaḥ* | *yoga* da ação. |

**O zelo ardente na prática, o estudo do si-mesmo e das escrituras, e a entrega a Deus são as ações do *yoga*.**

Para Patañjali, a prática do *yoga* é o "*yoga* da ação", *kriyā yoga*,[32] composto de *tapas*, autodisciplina, *svādhyāya*, estudo do si-mesmo, e *Īśvara praṇidhāna*, entregar-se a Deus.

*Tapas* é o desejo ardente de queimar as impurezas do corpo, dos sentidos e da mente. *Svādhyāya* é a repetição dos *mantras* sagrados e o estudo dos textos espirituais sagrados de forma a compreender o próprio si-mesmo. *Īśvara praṇidhāna* é a entrega do corpo, da mente e da alma a Deus, mediante o amor por Ele.

A maioria dos comentaristas considera que este *pāda* se dirige aos novatos, e não àqueles que já alcançaram um elevado nível de evolução espiritual. Isso certamente não é verdade, já que o *sādhana* se destina a ambos. O argumento de que se dirige somente àqueles que ainda vagam sem rumo no mundo do prazer, não leva em consideração o fato de essa perambulação é apenas um sinal de uma consciência flutuante, a qual pode permanecer um problema mesmo para as almas evoluídas. Seguindo os

32. *Kriyā yoga* passou a ter uma conotação mais ampla do que a do caminho da ação, o caminho do conhecimento, ou mesmo a dedicação de todas as ações a Deus (*karma*, *jñāna* e *bhakti mārga*, respectivamente). Isso porque *Īśvara praṇidhāna* significa não somente a entrega dos frutos das ações, mas de todas as ações, propriamente ditas, a Deus. O amor a Deus e o ato de entregar-se a Ele, é o caminho de *bhakti*. Portanto, *bhakti mārga* também está incluído em *kriyā yoga*. (N.A.)

preceitos do *kriyā yoga*, todos os aspirantes podem aprender a viver em inabalável serenidade, independentemente das circunstâncias.

Desse *pāda* em diante, tanto almas iniciantes quanto evoluídas aprendem como estabilizar a mente. Suas instruções possibilitam que a alma evoluída progrida mais rapidamente em direção à meta da pureza e emancipação.

A disciplina de purificação dos três componentes dos seres humanos – corpo, fala e mente – constituem o *kriyā yoga*, o caminho para a perfeição. Nossos corpos são purificados pela autodisciplina (*tapas*), nossas palavras pelo estudo do Si-mesmo (*svādhyāya*) e nossas mentes pelo amor e devoção a Ele (*Īśvara praṇidhāna*).

Esse *sūtra* representa os três grandes caminhos: *karma*, *jñāna* e *bhakti*. O caminho da ação (*karma mārga*) é a disciplina (*tapas*) do corpo, dos sentidos e da mente. O caminho do conhecimento (*jñāna mārga*) é o estudo do si-mesmo (*svādhyāya*) desde a pele até o núcleo e, então, o caminho inverso. O caminho do amor a Deus (*bhakti mārga*) é a entrega (*praṇidhāna*) de tudo a Deus.

*Sādhana pāda* identifica a fonte de todos esses caminhos. O primeiro representa a vida, o segundo, a sabedoria. O terceiro, por meio da rendição do ego, faz surgir a humildade que conduz à luz fulgurante e liberta de sofrimentos de Īśvara, Deus.

समाधिभावनार्थः क्लेशतनूकरणार्थश्च ।२।

## II.2 *samādhi bhāvanārthaḥ kleśa tanūkaraṇārthaśca*

| | |
|---|---|
| *samādhi* | absorção, meditação profunda. |
| *bhāvana* | para promover. |
| *arthaḥ* | contemplação com significado e sentimento, com o objetivo de. |
| *kleśa* | aflições. |
| *tanū karaṇa arthaḥ* | com o objetivo de diminuir, reduzir, adelgaçar, afinar, enfraquecer, atenuar. |
| *ca* | e, ambos, assim como. |

**A prática do *yoga* reduz as aflições e conduz a *samādhi*.**

Ao reduzir as aflições a um mínimo ou mesmo erradicá-las, *kriyā yoga* promove a meditação profunda, a qual é uma precursora de *samādhi*. O objetivo deste *yoga* é minimizar todos os obstáculos à meditação e, assim, conduzir a inteligência à vida plena, vibrante [veja *Diagrama 2*, a seguir].

**Diagrama 2. As ações do *kriyā yoga* e os caminhos da *Bhagavad Gītā***

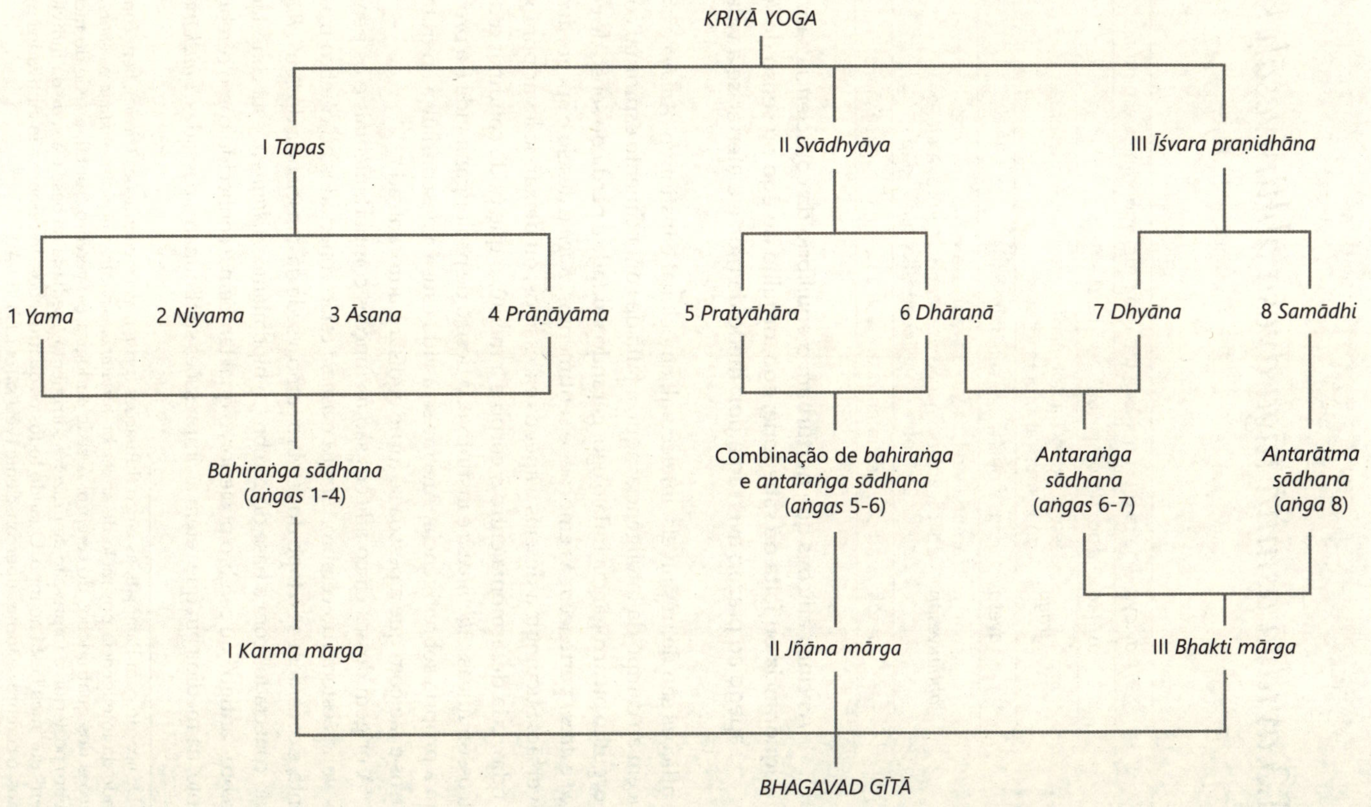

अविद्याऽस्मितारागद्वेषाभिनिवेशाः क्लेशाः ।३।

## II.3 *avidyā asmitā rāga dveṣa abhiniveśāḥ kleśāḥ*

| | |
|---|---|
| *avidyā* | falta de conhecimento espiritual, ignorância espiritual. |
| *asmitā* | ego, orgulho, "eu" ou "meu". |
| *rāga* | desejo, apego, amor, paixão, afeição, alegria, prazer, modo musical, ordem de som. |
| *dveṣa* | ódio, repulsa, aversão, inimizade. |
| *abhiniveśāḥ* | amor à vida, medo da morte, aferrar-se à vida, aplicação, inclinação ao apego, intento, afeição, devoção, determinação, adesão, tenacidade. |
| *kleśāḥ* | aflição, sofrimento, angústia, pesar, preocupação. |

**As cinco aflições que perturbam o equilíbrio da consciência são: ignorância ou falta de sabedoria; ego, orgulho do ego ou senso do "eu"; apego ao prazer; aversão à dor; medo da morte e aferrar-se à vida.**

As aflições são de três níveis: intelectual, emocional e instintivo. *Avidyā* e *asmitā* pertencem ao campo da inteligência; aqui, a falta de conhecimento espiritual combinada ao orgulho ou arrogância infla o ego, gerando vaidade e perda do senso de equilíbrio. *Rāga* e *dveṣa* pertencem às emoções e sentimentos. *Rāga* é desejo e apego, *dveṣa* é ódio e aversão. Sucumbir a desejos e apegos excessivos, ou deixar-se levar por expressões de ódio, cria desarmonia entre o corpo e a mente, o que pode conduzir a desordens psicossomáticas. *Abhiniveśa* é instintivo: o desejo de prolongar a vida e a preocupação com a própria sobrevivência. Aferrar-se à vida causa a desconfiança ao tratar com os outros e faz com que a pessoa se torne egoísta e autocentrada.

A origem dessas cinco aflições são as funções comportamentais e os pensamentos das várias esferas do cérebro. *Avidyā* e *asmitā* estão conectados ao cérebro frontal consciente, e considera-se o topo do cérebro como a sede da consciência do "eu". *Rāga* e *dveṣa* estão conectados com a base do cérebro, o hipotálamo. *Abhiniveśa* está conectado com o cérebro "antigo" ou cérebro posterior, o qual também é conhecido como cérebro inconsciente, na medida em que retém as impressões subliminares passadas, *saṁskāras*.[33]

33. De acordo com Patañjali, as cinco flutuações (*vṛttis*), as cinco aflições (*kleśas*), bem como a maturidade da inteligência por meio de *savitarka*, *nirvitarka*, *savicāra*, *nirvicāra*, *ānanda* e *asmitā*, são todas funções dos quatro lobos do cérebro. A sede da lógica é o cérebro frontal, a sede do raciocínio é o cérebro posterior, a impressão de prazer e sofrimento é sediada na base e a sede da individualidade, o "eu" ou "meu" está no topo. Quando todos os quatro lobos do cérebro são cultivados e mesclados juntos, o cérebro se torna superconsciente (veja *sūtra I.17*). (N.A.)

O *sādhaka* precisa aprender a localizar as fontes das aflições, de forma a estar apto para extirpá-las desde a raiz por meio dos princípios e disciplinas yóguicos (veja *sūtra I.8, viparyaya*).

[Veja *Diagrama 3.*]

**Diagrama 3. Os cinco *kleśas* (aflições) e o cérebro**

| Nível | *Kleśas* | Funções dos quatro lobos | Localização | |
|---|---|---|---|---|
| I Intelectual | 1 *Avidyā* → ; 2 *Asmitā* → | a sede da lógica | cérebro frontal = cérebro consciente | os quatro lobos combinados = cérebro superconsciente |
| | 2 *Asmitā* → | a sede do si-mesmo individual | topo do cérebro | |
| II Emocional | 3 *Rāga* → ; 4 *Dveṣa* → | a sede das impressões de prazer e sofrimento | base do cérebro (hipotálamo) = cérebro subconsciente | |
| III Instintivo | 5 *Abhiniveśa* → | a sede da racionalidade | cérebro posterior ou cérebro primitivo = cérebro inconsciente | |

अविद्या क्षेत्रमुत्तरेषां प्रसुप्ततनुविच्छिन्नोदाराणाम् ।४।

# II.4 *avidyā kṣetram uttareṣām prasupta tanu vicchinna udārāṇām*

| | |
|---|---|
| *avidyā* | falta de conhecimento, ignorância, insciência. |
| *kṣetram* | um lugar, um campo, solo fértil, uma região, a origem. |
| *uttareṣām* | o que se segue, seguido por, subsequente, conseguinte. |
| *prasupta* | adormecido, sonolento, dormente. |
| *tanu* | fino, magro, enfraquecido, delicado, delgado, atenuado. |
| *vicchinna* | interrompido, oculto, alternado. |
| *udārāṇām* | plenamente ativa. |

**A falta de conhecimento verdadeiro é a fonte de todas as dores e sofrimentos, esteja dormente, atenuada, interrompida ou plenamente ativa.**

*Avidyā*, a ignorância espiritual, é a fonte de todos os outros obstáculos: arrogância, desejo, aversão e sede de sobreviver. Essas aflições, estejam dormentes, atenuadas, ocultas ou plenamente ativas, são obstáculos à iluminação do si-mesmo. Patañjali designa *avidyā* como o terreno fértil para todas as aflições, qualquer que seja sua natureza.

## अनित्याशुचिदुःखानात्मसु नित्यशुचिसुखात्मख्यातिरविद्या ॥५॥

## II.5 *anitya aśuci duḥkha anātmasu nitya śuci sukha ātma khyātir avidyā*

| | |
|---|---|
| *anitya* | não eterno, impermanente. |
| *aśuc* | impuro. |
| *duḥkha* | sofrimento, pesar, angústia, dor. |
| *anātmasu* | não espiritual, corporal, algo diferente da alma. |
| *nitya* | eterno, duradouro, constante. |
| *śuci* | puro. |
| *sukha* | alegria, prazer. |
| *ātman* | alma. |
| *khyātiḥ* | opinião, ponto de vista, ideia, afirmação. |
| *avidyā* | ignorância, insciência. |

**Confundir o transiente com o permanente, o impuro com o puro, o sofrimento com o prazer, e aquilo que não é o si-mesmo com o si-mesmo: a tudo isto se chama de falta de conhecimento espiritual, *avidyā*.**[34]

Naturalmente cometemos erros, mas quando, por meio da vontade de compreender, falhamos em reconsiderar ou refletir, o equívoco se torna um hábito. Assim como os processos de pensamento e de ação existiram desde o começo da civilização, tentativa

34. Aqui está um exemplo de *avidyā*: ferro e carvão são duas entidades diferentes, mas quando o ferro é aquecido, torna-se vermelho e parece com o carvão em brasa. De modo similar, embora nosso corpo e o Si-mesmo eterno sejam duas entidades distintas, a falta de conhecimento faz com que se creia que são uma unidade. Jactar-se do corpo crendo ser o Si-mesmo também é *avidyā*. (N.A.)

e erro também têm sido utilizados na busca pelo conhecimento. Mas quando todas as dúvidas foram resolvidas na consecução do *sādhana*, o poder discriminativo da inteligência termina, e permanece somente a sabedoria pura, na qual percepção e ação são simultâneas. Os conhecimentos experimental e experimentado coincidem. O conhecimento objetivo e o subjetivo unificam-se. Isso é pura *vidyā*, o mais elevado conhecimento.

दृग्दर्शनशक्त्योरेकात्मतेवास्मिता ।६।

## II.6 *dṛk darśanaśaktyoḥ ekātmatā iva asmitā*

| | |
|---|---|
| *dṛk* | poder da visão, fazer ver, poder da consciência. |
| *darśana* | poder de ver, olhar, expor, inspecionar, perceber. |
| *śaktyoḥ* | habilidade, capacidade, força, poder. |
| *ekātmatā* | ter a mesma natureza, da mesma maneira. |
| *iva* | como se, aparência. |
| *asmitā* | egoísmo. |

**Egoísmo é a identificação daquele que vê com a faculdade instrumental de ver.**

Identificar os instrumentos de cognição – os sentidos de percepção, inteligência e ego ou o sentido do si-mesmo individual – com aquele que verdadeiramente vê é egoísmo, ou concepção de individualidade.

Embora haja uma distinção entre aquele que vê (*ātman*) e aquilo que é visto, durante o ato de ver, aquilo que é visto (a própria mente) aparenta ser aquele que verdadeiramente vê. Essa aparência de fusão ou "unidade" se deve a *asmitā*.

Deve se estar consciente da diferença entre aquele que vê (*ātman*) e o instrumento que vê (*buddhi*). Se eles se mesclam e trabalham juntos, esta experiência é realidade. Mas se a mente e os sentidos, os agentes daquele que vê, se encarregam de identificar-se com aquele que verdadeiramente vê, como se esse estivesse manifestado ou aparente, então criam-se as polaridades, e aquele que vê e aquilo que é visto separam-se ou dividem-se. Isto é *asmitā*.

(Veja *sūtras II.17, 21-23*; e *III.36* para entender essas polaridades.)
(Veja *sūtra IV.4* para *asmitā*.)

## सुखानुशयी रागः ।७।

# II.7 *sukha anuśayī rāgaḥ*

| | |
|---|---|
| *sukha* | alegria, deleite, doçura, prazer. |
| *anuśayī* | conexão estreita, ligação próxima, sucedido por, seguido por. |
| *rāgaḥ* | amor, afeição, modo musical. |

**O prazer conduz ao desejo e ao apego emocional.**

Viver nas experiências prazerosas inflama o desejo e o senso de atração, os quais fazem surgir o apego. As experiências prazerosas geram ganância e luxúria, as quais reforçam o apego e estimulam um desejo maior, já que sempre se quer mais e mais. A pessoa se vê absorvida na busca do prazer e viciada em gratificar os sentidos. O aspirante pode, então, esquecer o caminho escolhido e deixar-se enredar no sofrimento e na doença.

## दुःखानुशयी द्वेषः ।८।

# II.8 *duḥkha anuśayī dveṣaḥ*

| | |
|---|---|
| *duḥkha* | dissabor, sofrimento, pesar, infelicidade, dor, angústia, agonia. |
| *anuśayī* | seguido por, conexão estreita, subsequente. |
| *dveṣaḥ* | aversão, ódio, repulsa, aborrecimento, desagrado. |

**A infelicidade conduz ao ódio.**

A dor, o sofrimento e a miséria acionam uma corrente de ódio e aversão. Recordar prazeres perdidos, atormentar-se pelos desejos não realizados, conduzem ao sofrimento. Na angústia extrema, a pessoa passa a odiar a si própria, sua família, vizinhos e cercanias, e sente uma sensação de inutilidade.

Uma pessoa discriminativa se esforça para adquirir conhecimento, de modo a poder atingir um equilíbrio entre *sukha* e *duḥkha*, e a não viver à mercê nem do prazer e nem da dor.

स्वरसवाही विदुषोऽपि तथारूढोऽभिनिवेशः ।९।

# II.9 *svarasavāhī viduṣaḥ api tatha ārūḍhaḥ abhiniveśaḥ*

| | |
|---|---|
| *svarasavāhī* | corrente de amor pela vida. |
| *viduṣaḥ* | uma pessoa sábia, uma pessoa culta, erudita. |
| *api* | igual, parecido. |
| *tatha* | mesmo assim. |
| *ārūḍhaḥ* | ascendido, avançado. |
| *abhiniveśaḥ* | disposição afetiva, inclinação para, apego à vida. |

**A autopreservação ou o apego à vida é a mais sutil de todas as aflições e é encontrada mesmo nas pessoas sábias.**

O amor pela vida se sustenta pela própria força vital. Este impulso pela autoperpetuação é tão forte que não poupa nem mesmo os sábios, e é uma aflição igualmente para eles e para os ignorantes. Se mesmo uma pessoa educadíssima, erudita, não pode facilmente permanecer desapegada à vida, não é difícil avaliar a sensação para o indivíduo mediano.

Patañjali indica que cada ser humano teve uma amostra da morte, a qual perdura. Essa impressão é a semente do medo.

*Abhiniveśa* é um problema instintivo que pode transformar-se em sabedoria intuitiva e *insight* mediante a prática de *yoga*.

Durante a prática de *āsana*, *prāṇāyāma* ou *dhyāna*, o *sādhaka* penetra profundamente em si próprio. Ele vivencia unidade no fluxo da inteligência e na corrente de energia do si-mesmo. Neste estado, percebe que não há diferença entre a vida e a morte, que elas são simplesmente dois lados de uma mesma moeda. Compreende que a corrente do si-mesmo, a energia vital, ativa enquanto está vivo, funde-se com o universo quando ao morrer deixa seu corpo. Mediante essa compreensão, perde seu apego à vida e vence o medo da morte. Isto o liberta das aflições e sofrimentos, conduzindo-o a *kaivalya*.

Se *avidyā* é a raiz das aflições, então *abhiniveśa* resulta em sofrimento. Ao perceber a unidade da vida e da morte dá-se fim à ignorância do aspirante, que vive para sempre no fluxo de tranquilidade (veja *sūtras III.10*; e *IV.10*).

## ते प्रतिप्रसवहेयाः सूक्ष्माः ।१०।

## II.10 *te pratiprasavaheyāḥ sūkṣmāḥ*

| | |
|---|---|
| *te* | estes. |
| *prati* | em oposição, contrário. |
| *prasava* | procriação, geração (*prati prasava* = involução). |
| *heyāḥ* | abandonar, desertar, abdicar, soltar, renunciar, abster-se. |
| *sūkṣmāḥ* | sutil, diminuto, delicado. |

**As aflições sutis devem ser minimizadas e erradicadas por meio de um processo de involução.**

As aflições podem ser densas ou sutis; ambas devem ser combatidas e eliminadas, silenciadas em sua própria fonte.

As cinco aflições – ignorância, egoísmo, luxúria, malícia e apego à vida (*sūtra II.3*) – aparentam ser densas (*sthūla*) na superfície, mas sua natureza sutil pode ser tanto dormente quanto altamente ativa, ou pode alternar entre ambas (*sūtra II.4*). A meditação ajuda a erradicá-las (*sūtras II.2* e *11*).

As aflições sutis começam com o apego à vida, movem-se na ordem reversa, contrariamente à evolução espiritual do *sūtra II.3* e terminam com a aflição densa, a ignorância. As aflições sutis devem ser superadas antes que conduzam a problemas piores.

Como superá-las? Se uma semente se torna seca, não pode germinar; assim, se deve converter a aflição à esterilidade, restituindo-a à sua fonte. O pai das aflições sutis é a mente, cujos movimentos devem ser direcionados àquele que vê por meio do processo de involução (*prati prasava*) yóguico. (Veja a explanação detalhada dada em *pratyāhāra, sūtra II.54*.) Desse modo, as aflições sutis são destruídas e obtém-se um estado não polarizado de conhecimento puro (*sūtra II.48*).

## ध्यानहेयास्तद्वृत्तयः ।११।

## II.11 *dhyānaheyāḥ tadvṛttayaḥ*

| | |
|---|---|
| *dhyāna* | meditação, reflexão, atenção, observação. |
| *heyāḥ* | aniquilado, rechaçado, aquietado, evitado, silenciado. |
| *tad* | seus. |
| *vṛttayaḥ* | flutuações, movimentos, operações. |

**As flutuações da consciência**
**criadas pelas aflições densas e sutis**
**devem ser silenciadas por meio da meditação.**

Tanto o *sūtra II.10* quanto o *sūtra II.11* apontam o caminho para controlar as modificações das ondas de pensamento. No *sūtra II.10,* a mente é aquietada por meio da involução, da prática da renúncia ou do recolhimento da mente. Aqui, Patañjali oferece a meditação como outro método para aquietar a mente. Por esses métodos, os impulsos da mente se reduzem ao seu ponto mais sutil e ela é compelida a repousar silenciosamente em sua fonte, a alma.

As aflições possuem três intensidades: densas (*sthūla*), sutis (*sūkṣma*) e as sutilíssimas (*sūkṣmata*). *Tapas, svādhyāya* e *Īśvara praṇidhāna* erradicam as aflições densas, sutis e sutilíssimas, respectivamente (veja *sūtra I.17*).

क्लेशमूलः कर्माशयो
दृष्टादृष्टजन्मवेदनीयः ।१२।

## II.12 *kleśamūlaḥ karmāśayaḥ dṛṣṭa adṛṣṭa janma vedanīyaḥ*

| | |
|---|---|
| *kleśa* | aflição, sofrimento, angústia, pesar. |
| *mūlaḥ* | raiz, origem, fonte. |
| *karma* | ação, dever, trabalho, desempenho. |
| *āśayaḥ* | lugar de repouso, morada, asilo, reservatório. |
| *dṛṣṭa* | visível, capaz de ser visto, perceptível. |
| *adṛṣṭa* | incapaz de ser visto, imperceptível, inobservável, invisível, sina. |
| *janma* | nascimento, vida. |
| *vedanīyaḥ* | ser conhecido, ser vivenciado. |

**As impressões acumuladas de vidas passadas,**
**enraizadas nas aflições,**
**serão vivenciadas nas vidas presente e futuras.**

As marcas ou impressões residuais das ações, boas ou más, afligirão de acordo com seu grau de mérito ou demérito. Elas são as sementes de futuros sofrimentos e prazeres que vivenciamos tanto nessa vida quanto nas vidas porvir.

As ações pretéritas são as sementes das aflições que, por sua vez, dão surgimento a outras ações, necessitando adicionar vidas ou reencarnações. A isto se conhece como *karma* ou a lei universal da causa e efeito. Aflições e ações se misturam e interagem, girando os ciclos de nascimento e morte. Ações enraizadas no desejo, ganância, raiva, luxúria, orgulho e malícia são um convite para as aflições, assim como aquelas que estão livres dos raios da roda do desejo conduzem ao estado de beatitude. Os efeitos de ambos os tipos de ação podem ser visíveis ou invisíveis, manifestados ou latentes; podem vir à superfície nessa vida ou em vidas futuras. De acordo com *śrī* Hariharānanda,[35] "o reservatório de *karma* de uma pessoa é análogo a uma semente; desejo, ganância e luxúria são brotos do campo; a vida é a planta e os sofrimentos e os prazeres da vida são as flores e frutos". Mediante a prática de *kriyā yoga – tapas, svādhyāya* e *Īśvara praṇidhāna* – tentamos expurgar nessa vida nossos *karmas* residuais. Este é o fruto acumulado de nossas ações, reunidas que foram ao longo de nossas vidas passadas e nessa, na forma de efeitos visíveis e invisíveis ou predeterminados, os quais consideramos como destino ou sina.

A tradição hindu está cheia de exemplos do trabalho de *karmāśaya*; há Nandīśvara, que se tornou veículo do Senhor Śiva; Viśvāmitra, um rei guerreiro que se converteu em um *brahmin* puro e verdadeiro; Ūrvaṣi, uma ninfa que se tornou uma trepadeira; e Nahuṣa, rei do céu que se converteu em uma cobra.

Nahuṣa, um rei de Bhārata (Índia), era um rei virtuoso. Quando o Senhor Indra, Rei do céu, matou o demônio Vṛtra, teve que fazer penitência por ter assassinado um *brahmin*, deixando temporariamente o céu sem seu rei. Por sua virtude, Nahuṣa foi convidado pelos Deuses a governar o céu no lugar de Indra até que este retornasse da penitência. Relutantemente, Nahuṣa assentiu. Porém, enquanto lá estava, apaixonou-se por Śacī, a esposa de Indra. Nahuṣa fez Śacī saber que ele, como Senhor do céu, considerava-se no direito de partilhar seus favores. Para se salvaguardar, Śacī perguntou a seu preceptor, Bṛhaspati, como deveria proteger-se. A seu conselho, ela aquiesceu sob uma condição: Nahuṣa devia ir a seu encontro montado no mais extraordinário palanquim, carregado pelos sete sábios (*saptarṣi* – a constelação conhecida como Ursa Maior). A luxúria anulou seus pensamentos reflexivos, ele imediatamente convocou os sete sábios e ordenou que carregassem o palanquim até a casa de Śacī. Em sua paixão e ansiedade para alcançá-la rapidamente, Nahuṣa ordenou-lhes que se movessem velozmente. A palavra em sânscrito para "ande rápido" é *sarpa*, que também significa cobra. Ele perdeu seu autocontrole e chutou o sábio Agastya. Agastya perdeu a paciência e, em sua irritação, amaldiçoou o rei com

35. *Yoga Sūtra* de Patañjali, Calcutta University Press. (N.A.)

a palavra *sarpobhava*, que significa "vire uma cobra". Nahuṣa caiu no chão na forma de uma serpente (veja *sūtra I.5*) e assim permaneceu até que Yudhiṣṭira lavou seu *karma*. Nahuṣa havia se entrelaçado em torno de Bhīma, filho de Pāṇḍu – do famoso *Mahābhārata* – prometendo-lhe soltá-lo somente se respondesse a todas as suas perguntas. Bhīma fracassou em fazê-lo, mas foi resgatado por Yudhiṣṭira, seu irmão mais velho, que tinha saído a sua busca. Yudhiṣṭira alarmou-se ao descobrir Bhīma nas espirais de uma grande cobra, mas a serpente deu sua palavra de que soltaria Bhīma ileso desde que todas as suas perguntas fossem respondidas. Yudhiṣṭira o fez de boa vontade e resgatou Bhīma. Logo a serpente retornou à forma humana, percebeu sua insensatez e retomou sua penitência.

Há um outro exemplo de um bom *karma*, que elevou um jovem touro chamado Nandi para que alcançasse Deus. Nandi, o filho de Kāmadhenu, a vaca da fortuna que satisfaz todos os desejos, atingiu o mais elevado estado de emancipação por meio do *sādhana* para tornar-se o acompanhante do Senhor Śiva, no qual Ele monta.

सति मूले तद्विपाको जात्यायुर्भोगाः ।१३।

## II.13 *sati mūle tadvipākaḥ jāti āyuḥ bhogāḥ*

| | |
|---|---|
| *sati* | ser, existir, verdadeiro, essencial, tom. |
| *mūle* | raiz. |
| *tat* | dele. |
| *vipākaḥ* | fruto, maduro. |
| *jāti* | posto, classe, nascimento. |
| *āyuḥ* | período de vida. |
| *bhogāḥ* | experimentar, desfrutar. |

**Enquanto existir a raiz das ações, dará surgimento à classe de nascimento, tempo de vida e vivências.**

A própria vida brota da mistura de ações boas e más, impressões favoráveis e desfavoráveis, que dão forma ao nascimento, classe e tempo de vida e tipo de vivências pelas quais se há de passar.

De acordo com a lei do *karma*, todas as condições na natureza do nosso nascimento e vida derivam de nossas ações pretéritas, e são responsáveis pelas vivências, prazerosas ou não, com as quais nos deparamos na vida.

Os frutos das ações coletadas nesta vida denominam-se *saṁskāras*, os quais convertem-se em marcas ou impressões residuais. Os frutos das ações cometidas em todas as vidas anteriores denominam-se *vāsanās* (conhecimento derivado da memória, ou da consciência atual de percepções do passado). *Vāsanās* são impressões derivadas de ações passadas, boas ou más, que permanecem inconscientemente na mente, produzindo prazer ou sofrimento.

ते ह्लादपरितापफलाः
पुण्यापुण्यहेतुत्वात् ।१४।

## II.14 *te hlāda paritāpa phalāḥ puṇya apuṇya hetutvāt*

| | |
|---|---|
| *te* | eles. |
| *hlāda* | prazeroso, ser feliz, encantado, desfrutar. |
| *paritāpa* | dor, angústia, pesar, lamentação. |
| *phalāḥ* | frutos. |
| *puṇya apuṇya* | virtudes e vícios, ou disponibilidades e responsabilidades. |
| *hetutvāt* | causado por, devido a. |

**A qualidade da nossa vida,**
**sua duração e a natureza do nascimento**
**são vivenciadas como prazerosas ou dolorosas**
**de acordo com as nossas boas, mistas ou más ações.**

Nesse *sūtra*, a lei cármica da causa e efeito é aprofundada. Os *sūtras II.12-14* indicam que o *sādhaka* deveria planejar um modo de vida yóguico, disciplinado, para minimizar as marcas da ação.

(Veja *sūtras I.33;* e *II.30, 32-33* para compreender a natureza das ações corretas.)

परिणामतापसंस्कारदुःखैर्गुणवृत्तिविरोधाच्च
दुःखमेव सर्वं विवेकिनः ।१५।

## II.15 *pariṇāma tāpa saṁskāra duḥkhaiḥ guṇavṛtti virodhāt ca duḥkham eva sarvaṁ vivekinaḥ*

| | |
|---|---|
| *pariṇāma* | modificação, alteração, transformação, consequência, resultado. |
| *tāpa* | calor, tormento, dor, sofrimento, aflição, angústia. |
| *saṁskāra* | impressões, refinamento, concepção, faculdade da memória, instinto. |
| *duḥkhaiḥ* | infelicidade, dor, sofrimento, pesar, miséria. |
| *guṇa* | qualidades, características. |
| *vṛtti* | flutuações. |
| *virodhāt* | devido à oposição, obstrução, contenção, contraste. |
| *ca* | e. |
| *duḥkham* | dor, sofrimento. |
| *eva* | mesmo. |
| *sarvaṁ* | todo, inteiro. |
| *vivekinaḥ* | o iluminado, pessoa com discernimento. |

**A pessoa sábia sabe que, devido às flutuações, às qualidades da natureza e às impressões subliminares, até as experiências prazerosas estão tingidas pelo sofrimento e se mantém afastado delas.**

Esse *sūtra* explica que a pessoa sábia, sabedora de que todos os prazeres levam ao sofrimento, permanece afastada das leis e da maquinaria do *karma*. Devido às impressões passadas, obstruções e angústias, a qualidade de qualquer ação é adulterada pelo seu contato com os *guṇas* da natureza. Assim, ela trata mesmo as experiências prazerosas como inerentemente dolorosas, mantendo-se afastada delas.

Há três tipos de características da inteligência: luminosidade (*sattva*), vibração (*rajas*) e inércia (*tamas*). A pessoa sábia tem conhecimento de que transformações de pensamento, aflições, instintos e até prazeres, mais cedo ou mais tarde terminam em sofrimento, então, evita tanto as causas de dor quanto as de prazer (veja *sūtras II.7-8*).

Sendo as pálpebras muito sensíveis, resistem à luz ou à matéria estranha imediatamente, protegendo os olhos, fechando-se. De modo similar, se somos intelectualmente sensíveis, seremos capazes de discriminar rapidamente entre o prazeroso e o desprazeroso, o misturado e o não misturado, rejeitando os pensamentos e ações inadequados.

Esse *sūtra* sustenta que a pura paz interior pode ser alcançada por meio da aquisição do conhecimento correto que extirpará as raízes da dor e do prazer.

हेयं दुःखमनागतम् ।१६।

## II.16 *heyaṁ duḥkham anāgatam*

| | |
|---|---|
| *heyaṁ* | ser evitado, ser rejeitado, ser prevenido. |
| *duḥkham* | sofrimento, agonia. |
| *anāgatam* | ainda por vir, futuro, desconhecido. |

**Os sofrimentos que ainda estão por vir podem e devem ser evitados.**

O sofrimento passado terminou. O sofrimento em cujo processo de experimentação nos encontramos não pode ser evitado, mas pode ser reduzido em alguma extensão por meio da prática do *yoga* e do conhecimento discriminativo. Os sofrimentos futuros desconhecidos podem ser prevenidos mediante a adesão agora à disciplina do *yoga*.

Patañjali está dizendo que *yoga* é uma filosofia, ciência e arte curativa preventiva, por intermédio da qual construímos uma saúde física e mental robusta e construímos uma força defensiva com a qual desviamos ou contrabalançamos as aflições que ainda não são perceptíveis.

Ademais, saúde forte e mente estável nos permitirão encarar a maravilha das maravilhas – a beatitude espiritual – se e quando, graças às nossas boas ações em vidas anteriores, se abrir a porta espiritual.

Há que lembrar que mesmo Arjuna, herói do *Mahābhārata*, teve que suplicar para que o Senhor Kṛṣṇa o agraciasse com a divina percepção a fim de encarar a luz divina que seus olhos comuns não seriam capazes de suportar. Patañjali nos adverte aqui dos obstáculos no caminho espiritual, advertindo-nos a estabilizar o corpo e a mente, de forma que possamos não ser despedaçados quando a luz espiritual surgir.

द्रष्टृदृश्ययोः संयोगो हेयहेतुः ।१७।

## II.17 *draṣṭṛdṛśyayoḥ saṁyogaḥ heyahetuḥ*

| | |
|---|---|
| *draṣṭṛ* | aquele que vê, si-mesmo, *puruṣa*. |
| *dṛśyayoḥ* | que é visto, o conhecido, natureza. |
| *saṁyogaḥ* | união, associação, conjunção, conexão, junção, mistura. |
| *heyaḥ* | ser abandonado, ser evitado. |
| *hetuḥ* | causa, base, razão, propósito. |

**A causa do sofrimento é a associação ou a identificação daquele que vê (*ātman*) com o que é visto (*prakṛti*) e o remédio reside em sua dissociação.**

Uma pessoa sábia nota que a harmonia interior é perturbada quando a mente se deixa ser atraída por amostras indiscriminadas do mundo fenomênico. Tenta permanecer livre evitando o apego material, no qual os objetos atraem a inteligência como um ímã e o si-mesmo é seduzido para uma relação ilusória com o mundo externo, visto, provocando prazeres e sofrimentos. A inteligência é o veículo mais próximo da alma, que deve ser cautelosa em sua influência, se aquele que vê quer permanecer livre. Do contrário, a inteligência enreda aquele que vê em uma sofrida relação com os objetos externos. Enquanto a inteligência é indiscriminada, há sofrimento. No momento em que ela desenvolve o poder de discriminação, percebe sua fonte e mistura-se com aquele que vê. Então há transparência entre aquele que vê e o que é visto, permitindo passagem livre e descontaminada entre eles.

A sede do ego ou do pequeno si-mesmo é a sede do cérebro, e a sede do grande Si-mesmo é no coração espiritual. Embora a inteligência conecte a cabeça e o coração, oscila entre os dois. Essa oscilação cessa por meio do conhecimento correto e da compreensão. A inteligência, então, é transformada: liberta de polaridades, pura e imparcial. Esta é verdadeira meditação, na qual o ego se dissolve, permitindo que o grande Si-mesmo (*puruṣa*) brilhe em sua própria glória (*sūtra IV.4*).

प्रकाशक्रियास्थितिशीलं भूतेन्द्रियात्मकं
भोगापवर्गार्थं दृश्यम् ॥१८॥

# II.18 *prakāśa kriyā sthiti śīlaṁ bhūtendriyātmakaṁ bhogāpavargārthaṁ dṛśyam*

| | |
|---|---|
| *prakāśa* | luminosidade, brilho, clareza, esplendor, elucidação, lustre. |
| *kriyā* | ação, estudo, investigação. |
| *sthiti* | estabilidade, firmeza, determinação, ser. |
| *śīlaṁ* | disposição, virtude, caráter, piedade. |
| *bhūtam* | elementos. |
| *indriya* | os onze sentidos: mente, cinco sentidos de percepção, cinco órgãos de ação. |
| *ātmakaṁ* | a natureza ou essência de uma coisa, ser composto de. |
| *bhoga* | gozo dos prazeres. |
| *apavarga* | emancipação, liberação. |
| *arthaṁ* | meios, propósito. |
| *dṛśyam* | conhecível, visto. |

**A natureza, suas três qualidades, *sattva*, *rajas* e *tamas*, e suas evoluções – os elementos, a mente, os sentidos de percepção e os órgãos de ação – existem eternamente a serviço daquele que vê, para seu deleite ou emancipação.**

O mundo objetivo visível consiste dos elementos da natureza e dos sentidos de percepção, compreendendo três qualidades ou atributos (*guṇas*): iluminação, movimento ou ação, e inércia ou inatividade. Todos existem eternamente para servir àquele que vê (o sujeito) com o objetivo de experimentar os prazeres e paixões (objetos) do mundo, ou para emancipar-se.

Esse *sūtra* descreve as características, ações ou usos da natureza (*prakṛti*).

Os três atributos da natureza são *sattva, rajas* e *tamas*. Quando um se mistura com outro, subdivide-se em *sattva* em *sattva* (*sattvo-sattva*), *sattva* em *rajas* (*sattvo-rajas*) e *sattva* em *tamas* (*sattvo-tamas*). De modo similar, *rajas* se divide em *rajo-sattva, rajo--rajas* e *rajo-tamas*, e *tamas* em *tamo-sattva, tamo-rajas* e *tamo-tamas*. De acordo com Patañjali, *sattva, rajas* e *tamas* representam *prakāśa, kriyā* e *sthiti*. Esses atributos possuem suas próprias virtudes como, por exemplo: *prakāśa* ou brilho, ou esplendor, é *sattva*; *kriyā* ou estudo, investigação; e ação é *rajas*; e a essência do ser em repouso como *sthiti* ou inatividade é *tamas*.

Todos esses atributos e virtudes estão fundados nos elementos da natureza, nos sentidos, na mente, na inteligência e no ego. Juntos funcionam harmoniosamente na forma de iluminação, ação e inércia, permitindo que aquele que vê desfrute dos prazeres do mundo (*bhoga*); ou se despoje deles para vivenciar a liberação.

Aquele que vê está recoberto com cinco invólucros (*kośas*), pelos os cinco elementos da natureza: terra, água, fogo, ar e éter. A terra representa o invólucro anatômico; a água, o fisiológico; o fogo, o mental; o ar, o intelectual; e o éter, o espiritual. Os órgãos de ação e os sentidos de percepção auxiliam o *sādhaka* na purificação dos invólucros anatômico e fisiológico através de *yama* e *niyama*. *Āsana*, *prāṇāyāma* e *pratyāhāra* despojam aquele que vê do invólucro mental; *dhāraṇā* e *dhyāna* purificam o invólucro intelectual. *Samādhi* conduz aquele que vê para fora dos portões da prisão de todos os invólucros para vivenciar a liberação e a beatitude (veja *Diagrama 4*, na p. 168).

विशेषाविशेषलिङ्गमात्रालिङ्गानि गुणपर्वाणि ।१९।

## II.19 *viśeṣa aviśeṣa liṅgamātra aliṅgāni guṇaparvāṇi*

| | |
|---|---|
| *viśeṣa* | a arte de distinguir ou discriminar, um estado de ser especial, uma marca. |
| *aviśeṣa* | uniforme, parecido, sem qualquer diferença, estado inespecífico. |
| *liṅga mātra* | indicador, marca, sinal (marca ou indicação principal de *prakṛti*, isto é, a inteligência cósmica – *mahat*), fenomênico, apreendido diretamente, observado. |
| *aliṅgāni* | sem marca, sem sinal, matéria não primária ou matéria não evoluída, substância desconhecida e incognoscível ou a coisa em si, o numenal. |
| *guṇa parvāṇi* | modificações nas qualidades. |

**Os *guṇas* geram suas divisões características e energias naquele que vê. Seus estágios são distinguíveis e não-distinguíveis, diferenciáveis e não-diferenciáveis.**

**Diagrama 4. A evolução de *citta***

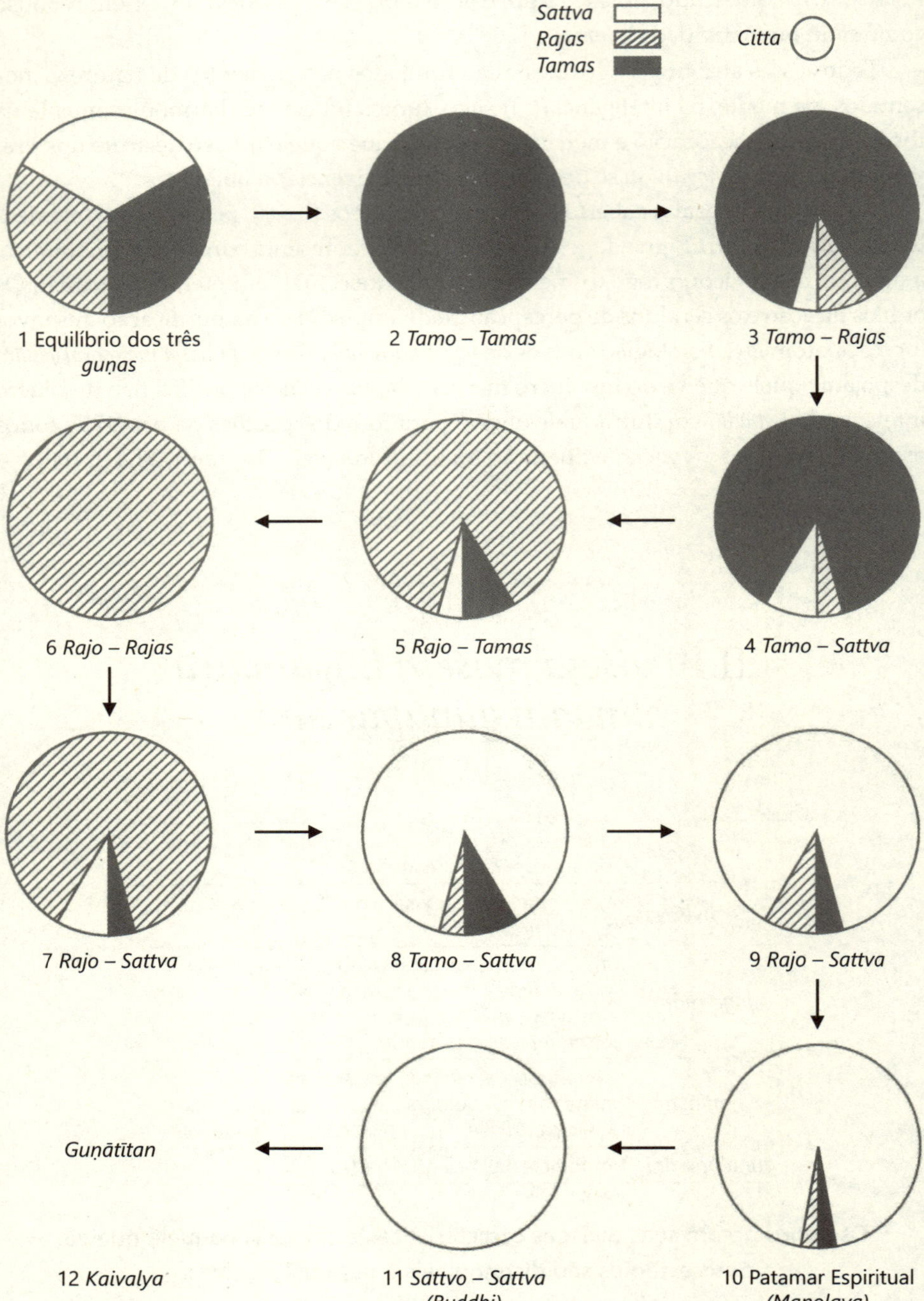

Esse *sūtra* analisa a natureza (*prakṛti*) identificando as progressivas camadas de sua manifestação, desde a mais específica e definível até a não-específica e não-distinguível, e de volta à indiferenciada ou universal.

Para nos libertarmos do confinamento da natureza, temos que nos familiarizar com sua geografia e suas divisões, e com como são afetadas e modificadas pelos *guṇas*, de modo que possamos compreender as regras internas que governam a natureza em todas as suas formas, não obstante, sutis.

A natureza (*prakṛti*) consiste em inteligência cósmica (*mahat*), a qual possui as três qualidades da luminosidade (*sattva*), ação e movimento (*rajas*) e inércia (*tamas*). É a influência mutável dessas qualidades que dá forma à nossa vida em seu ciclo de nascimentos e modela nossas características de acordo com a natureza de nossas ações passadas e vivências. *Prakṛti* também manifesta sua energia na qualidade dos cinco elementos – terra, água, fogo, ar e éter – e nas cinco manifestações sutis – cheiro, sabor, forma, tato e som.

A contraparte individual da inteligência cósmica (*mahat*) é a consciência ou *citta*. *Citta* consiste em mente (*manas*), que revisa os estímulos sensoriais e vibracionais; inteligência (*buddhi*), que é a faculdade de discriminação; e ego ou pequeno si-mesmo (*ahaṁkāra*), que é o "eu" individual. Em adição, oculta na profundeza da natureza humana está uma arma espiritual poderosa: a consciência íntima (*antaḥkaraṇa* ou *dharmendriya*), que incorpora os princípios éticos e morais. *Antaḥkaraṇa* observa o certo e o errado na conduta e motivações da pessoa, ajuda a cultivar *citta* e a direcioná-la para desempenhar somente ações corretas.

Há também os cinco sentidos de percepção – ouvidos, língua, olhos, nariz e pele – e cinco órgãos de ação – pernas, braços, fala, órgãos genitais e excretores.

Esses são os princípios de *prakṛti*. Os cinco elementos, inteligência, sentidos de percepção e órgãos de ação são distinguíveis, isto é, manifestam-se fisicamente em uma forma concreta. As outras partes, as cinco manifestações sutis dos elementos e a consciência do "eu" (*ahaṁkāra*, *antaḥkaraṇa* e *asmitā*) existem em uma forma não-distinguível ou vibracional, sendo matéria não-primária e não-evoluída. No entanto, todos revolvem em torno dos três *guṇas* da natureza: *tamas*, *rajas* e *sattva*.

Os princípios (*tattvas*) dos elementos distinguíveis (*viśeṣa*) produzem modificações que podem ser prazerosas, desprazerosas ou letárgicas (um estado de suspensão ou amortecimento da sensibilidade). Os princípios inespecíficos (*aviśeṣa tattvas*) são matéria não evoluída, e quando tal matéria se transforma em um estado específico, ocorre a criação. Chamamos a isso *pravṛtti mārga*. O processo reverso, *nivṛtti mārga*, é a fusão do específico no inespecífico, do não-específico na e da natureza (veja *sūtra I.45*) no espírito universal (*puruṣa*). A fusão da natureza no espírito é um casamento divino, que se torna possível por meio do trabalho do *yoga*.

(Veja *sūtra III.13* e *Diagrama 5*, nas p. 170-171.)

## Diagrama 5. A evolução e a involução de *prakṛti*

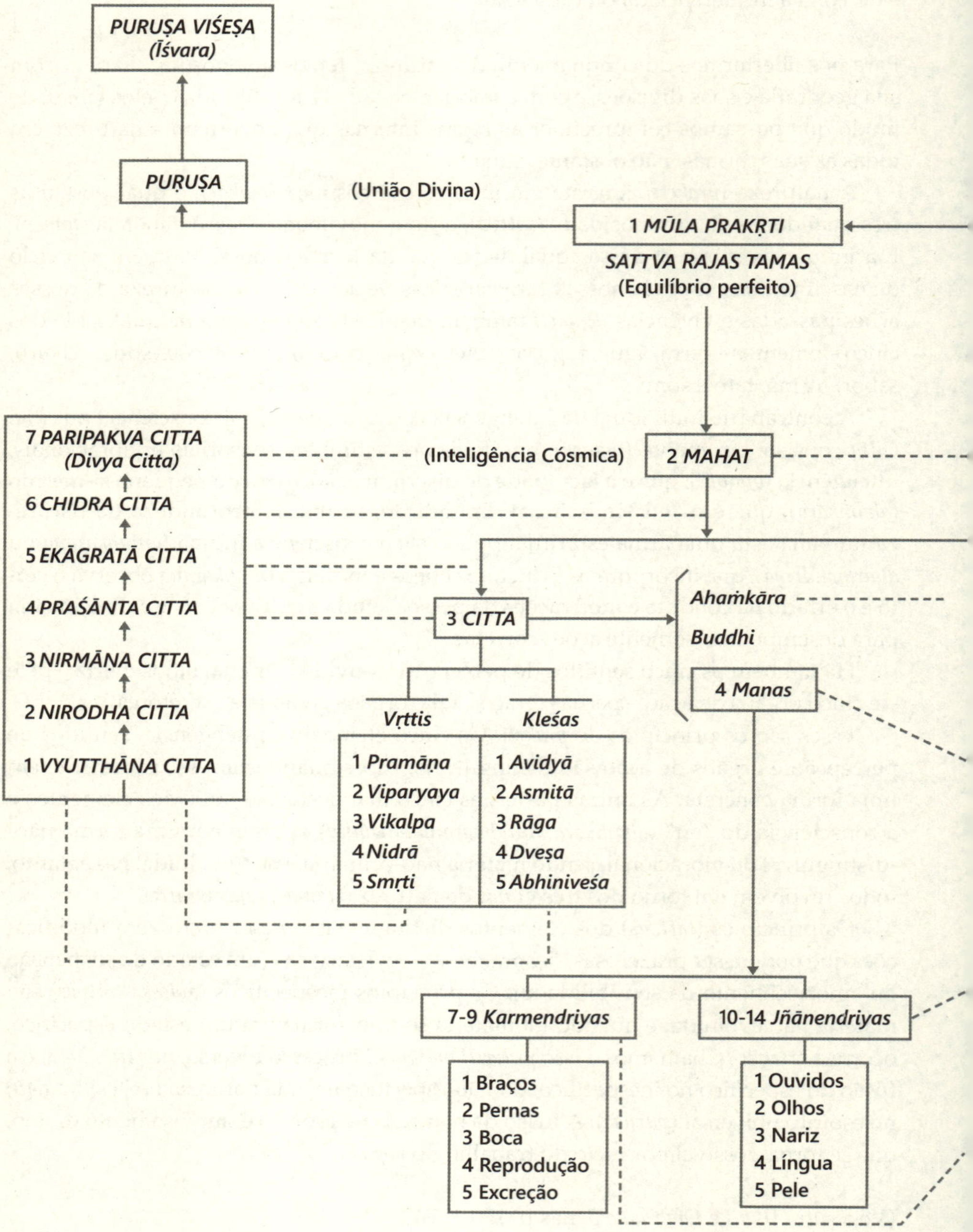

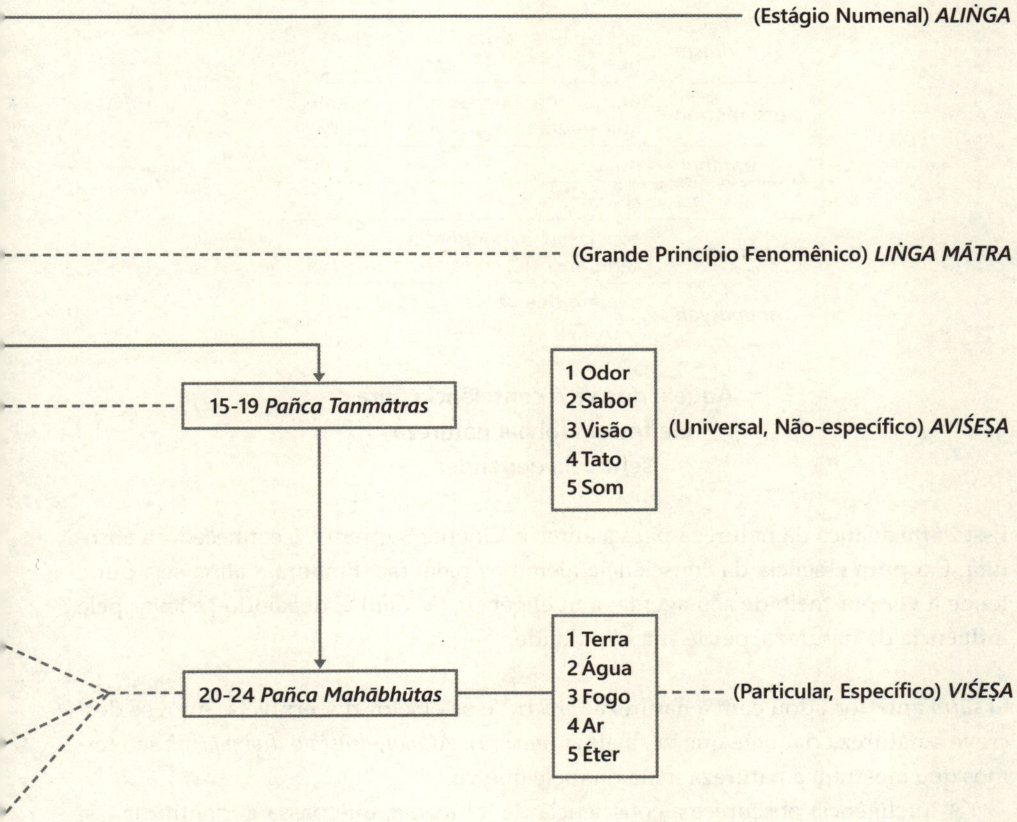
(Estágio Numenal) ALIṄGA
(Grande Princípio Fenomênico) LIṄGA MĀTRA
15-19 Pañca Tanmātras
1 Odor
2 Sabor
3 Visão
4 Tato
5 Som
(Universal, Não-específico) AVIŚEṢA
20-24 Pañca Mahābhūtas
1 Terra
2 Água
3 Fogo
4 Ar
5 Éter
(Particular, Específico) VIŚEṢA

द्रष्टा दृशिमात्रः शुद्धोऽपि
प्रत्ययानुपश्यः ।२०।

# II.20 *draṣṭā dṛśimātraḥ śuddhaḥ api pratyayānupaśyaḥ*

| | |
|---|---|
| *draṣṭā* | aquele que vê, *puruṣa*, alguém que vê. |
| *dṛśi mātraḥ* | unicamente percepção consciente, unicamente consciência. |
| *śuddhaḥ* | pura. |
| *api* | ainda que. |
| *pratyayaḥ* | convicção, dependência, segurança, fé, cognição, confiança. |
| *anupaśyaḥ* | alguém que vê, ver junto a, cognição de ideias. |

**Aquele que vê é consciência pura.**
**Ele testemunha a natureza**
**sem dela depender.**

Esse *sūtra* avança da natureza para a alma, a Vidente Suprema, a conhecedora absoluta. É a pura essência da consciência além das palavras. Embora a alma seja pura, tende a ver por meio de seu agente, a inteligência (*buddhi*) e, deixando-se levar pela influência da natureza, perde sua identidade.

O *sūtra* anterior lidou com a natureza (*prakṛti*) e os objetos discerníveis. Aqui se descreve a natureza daquele que vê, a alma (*puruṣa*). *Ātman, draṣṭā* e *dṛśi mātraḥ* são termos que mostram a natureza inata daquele que vê.

A inteligência obscurece a consciência de tal forma, que passa a identificar a si própria com o verdadeiro aquele que vê e esquece a alma. Mas se a inteligência puder manter seu poder de discernimento, também a consciência permanecerá inalterada. Se a consciência está clara, aquele que vê não está obscurecido.

A inteligência, que pertence à natureza manifestada, está constantemente mudando, às vezes consciente e, frequentemente, inconscientemente. Ela está sujeita a *sattva, rajas* e *tamas*, enquanto aquele que vê, *puruṣa*, está além disso tudo, imutável e sempre consciente (veja *sūtras I.3*; e *IV.22*).

## तदर्थ एव दृश्यस्यात्मा ।२१।

## II.21 *tadarthaḥ eva dṛśyasya ātman*

| | |
|---|---|
| *tadarthaḥ* | para esse propósito, por causa disso. |
| *eva* | só. |
| *dṛśyasya* | do visto, do conhecível, natureza (*prakṛti*). |
| *ātman* | aquele que vê (*puruṣa*), alma, princípio da vida, percepção consciente, testemunha. |

**A natureza e a inteligência existem exclusivamente para servir ao verdadeiro propósito daquele que vê: a emancipação.**

A inteligência existe para servir como agente daquele que vê, para libertar a consciência de *avidyā*. A tendência natural dos agentes da alma – a mente, os sentidos de percepção e os órgãos de ação – de se direcionarem a e se identificarem com o mundo sensorial e fenomênico deve ser evitada por meio da discriminação, uma faculdade da inteligência. O *sādhana* yóguico ininterrupto nos auxilia a sobrepujar esses obstáculos, permitindo que a alma se revele.

Se o *sādhaka* afrouxa seu *sādhana* e se torna desatento, os sentidos perturbam àquele que vê e ele é novamente capturado pelos prazeres dos sentidos. Este estudo da mente e a investigação por intermédio da inteligência é a busca mais íntima: *antarātma sādhana*.

Esse *sūtra* transmite que a consciência, a essência da natureza, a qual é conhecível, existe para que aquele que vê, que é quem vê, veja.

## कृतार्थं प्रति नष्टमप्यनष्टं तदन्यसाधारणत्वात् ।२२।

## II.22 *kṛtārthaṁ prati naṣṭam api anaṣṭaṁ tadanya sādhāraṇatvāt*

| | |
|---|---|
| *kṛtārthaṁ* | cujo propósito foi atingido, que alcançou um fim, bem-sucedido, satisfeito. |
| *prati* | contra, em oposição. |
| *naṣṭam* | destruído, desaparecido, perdido de vista. |
| *api* | ainda que. |
| *anaṣṭaṁ* | não desaparecido, não destruído, não perdido. |
| *tat* | este. |
| *anya* | para outros. |
| *sādhāraṇatvāt* | mediano, normal. |

**Tendo sido atingido seu propósito,**
**o relacionamento com a natureza cessa**
**para os seres emancipados,**
**mas seu processo continua a afetar os outros.**

Os veículos da natureza, os quais atuam como agentes daquele que vê, cumprem a tarefa de libertá-lo da sua prisão mental e sensorial e, tão logo atingem seu objetivo, são aquietados. O vínculo entre aquele que vê e a natureza finda. A natureza cessa de existir para ele. Ele é capaz de perceber sua própria forma (*svarūpa*).

Entretanto, os veículos da natureza, os elementos, suas qualidades sutis, a inteligência cósmica, o si-mesmo individual, o ego, a inteligência, os sentidos de percepção e órgãos de ação são comuns a todos. Deste modo, o cativeiro persiste para aqueles que permanecem capturados pelas turbulências do mundo.

स्वस्वामिशक्त्योः स्वरूपोपलब्धिहेतुः
संयोगः ।२३।

## II.23 *sva svāmi śaktyoḥ svarūpopalabdhi hetuḥ saṁyogaḥ*

| | |
|---|---|
| *sva* | si próprio, de ser, possuído, natureza. |
| *svāmi* | possuidor, amo, senhor, aquele que vê. |
| *śaktyoḥ* | força de *prakṛti* e *puruṣa*, poder dos dois. |
| *svarūpa* | forma, sua própria. |
| *upalabdhi* | encontrar, obter, perceber, ver, reconhecer, vivenciar. |
| *hetuḥ* | causa, razão, propósito. |
| *saṁyogaḥ* | união, conjunção. |

**A conjunção daquele que vê**
**com aquilo que é visto**
**serve para que aquele que vê**
**descubra sua própria verdadeira natureza.**

Os poderes de *puruṣa* e *prakṛti* destinam-se à revelação do Si-mesmo. O propósito de seu contato é o desenvolvimento de seus poderes inerentes, e a descoberta por aquele que vê de sua própria natureza essencial.

Esse *sūtra* deixa claro que o desejo de fusão, associação próxima ou integração entre o possuidor, o "possuir" e o possuído existiu desde o início da civilização.

À luz do puro conhecimento, o possuidor, aquele que vê, percebe e conhece o que quer que haja para ser percebido ou conhecido por meio de sua associação com a natureza. Se essa associação é alimentada pela ignorância, conduz o senhor em direção ao prazer, desejo e doenças, e o aprisiona. Mas se o não-apego se desenvolve, conduz ao desapego ou renúncia, *vairāgya*.

Se o senhor mantém atenção constante e vigilante da sua consciência, associa-se à natureza sem apegar-se e permanece como uma testemunha. Assim, a natureza (*prakṛti*) conduz seu possuidor, a alma, à liberdade, *mokṣa*.

तस्य हेतुरविद्या ।२४।

## II.24 *tasya hetuḥ avidyā*

| | |
|---|---|
| *tasya* | sua conjunção. |
| *hetuḥ* | causa, base, propósito. |
| *avidyā* | ignorância, falta de percepção consciente, falta de conhecimento espiritual. |

**A falta de compreensão espiritual (*avidyā*)**
**é a causa da falsa identificação daquele que vê com o que é visto.**

No *sūtra II.18*, foi dito que a mistura de *prakṛti* com *puruṣa* tanto pode conduzir à emancipação quanto frear nosso progresso por nos envolver nos desejos e emoções. Esse *sūtra* salienta o fato de que *avidyā*, ignorância ou falta de percepção consciente, é a origem da confusão que nos traz tanto sofrimento quanto prazer. *Vidyā* (conhecimento discriminativo) destrói a ignorância, porquanto o fogo queimará somente enquanto o combustível durar (veja *sūtras I.4, 8, 30-31*; e *II.5*).

O que é conhecimento correto? Quando o discernimento bane a dúvida, a pura compreensão inicia o processo de rejeição e desapego, o que nos liberta das amarras de possuir e ser possuído.

तदभावात् संयोगाभावो हानं तद् दृशेः कैवल्यम् ।२५।

## II.25 *tad abhāvāt saṁyogābhāvaḥ hānaṁ taddṛśeḥ kaivalyam*

| | |
|---|---|
| *tad* | seu. |
| *abhāvāt* | desde a não-existência, desde a não-ocorrência, desde a ausência, desde a não-entidade. |
| *saṁyogaḥ* | união, associação, conjunção. |
| *abhāvaḥ* | ausência, desaparecimento. |
| *hānaṁ* | ato de abandonar, parar, remover, remediar. |
| *tad* | este. |
| *dṛśeḥ* | do conhecedor, daquele que vê. |
| *kaivalyam* | liberação absoluta, emancipação, absorção na alma suprema. |

**A destruição da ignorância por meio do conhecimento correto quebra o elo entre aquele que vê e o que é visto. Isto é *kaivalya*: emancipação.**

O *sūtra II.16* lida com evitar o sofrimento; os *sūtras II.17-24* com controlar o prazer e a dor, e atingir a liberação por meio da dissociação entre aquele que vê e o que é visto. Esse *sūtra* explica o efeito do rompimento do elo que prende o conhecedor ao conhecido.

Neste ponto, o que é visto perde sua força e influência sobre aquele que vê, findam as misérias e a alma se eleva para vivenciar a liberação perfeita (veja *sūtras I.3*; e *IV.34*).

Sem dúvida, os *sūtras II.17-25* são concisos e muitos tatearam por uma explicação precisa e clara deles. Precisamos lê-los e relê-los a fim de apreender seu significado.

O núcleo da mensagem de Patañjali nesses *sūtras* difíceis é: *yoga* é especialmente concebido para nos ajudar a evitar o tipo de escorregadelas e erros de conduta que armazenam sofrimentos futuros, e para construir força, vigor e coragem para lidar com os inevitáveis problemas da vida (veja *sūtra I.5*).

Sabemos que nossa mente se volta mais rapidamente para os prazeres do mundo do que para a visão da alma. É uma ponte entre os sentidos e o espírito; é um inimigo secreto e um amigo traiçoeiro que pode modificar nossa conduta sem nos dar tempo para refletir. Patañjali aconselha ao *sādhaka* treinar a mente e cultivar a discriminação, de forma que os objetos e eventos sejam vistos somente pelo que são e, deste modo, não possam ganhar poder sobre nós. Isso é extremamente difícil, porém uma compreensão da natureza ajudará. Somos (temporariamente) matéria e vivemos cercados por matéria. A interação com a matéria ou a natureza é a nossa condição de vida. Sem discriminação não podemos nos libertar, mas com compreensão e prática podemos utilizar essa interação para alcançar a paz e a beatitude mais elevada.

Se queremos vivenciar o céu na Terra, temos de apreender as qualidades da natureza, os *guṇas*, quer dizer, a polaridade de *rajas* e *tamas*, o eterno pulso da natureza entre movimento e quietude, e o mais elevado equilíbrio de *sattva*. A natureza tem graus de sutileza. Algumas vezes é mais densa ou claramente manifestada do que em outras, e Patañjali as analisa como se segue. As quatro partes são: distinguível (*viśeṣa*), inespecífica ou universal (*aviśeṣa*), fenomênica (*liṅga*) e, mais além, numenal (*aliṅga*). As cinco qualidades energéticas da natureza, os elementos, com os sentidos de percepção e órgãos de ação, são distinguíveis; enquanto as cinco contrapartes dos elementos, som, sabor, toque, visão e odor não possuem sinais específicos (*aliṅga*); e assim também, o ego (*asmitā*).

Tudo isso está sujeito aos *guṇas*, que misturam os padrões de comportamento de um indivíduo. Se entendermos o fluxo dessas forças, podemos alcançar o equilíbrio, e a partir do equilíbrio seguir para a verdadeira liberdade. Se não, oscilaremos entre um extremo e outro, entre o prazer e outro sofrimento. *Yoga*, diz Patañjali, é o caminho para nos harmonizar em todos os níveis com a ordem natural do universo, desde o físico até o mais sutil, para atingir o estado total de saúde que traz estabilidade, para cultivar a mente com real compreensão, e para finalmente alcançar o infinito indiferenciado.

Aquele que vê é um conhecedor absoluto – a percepção consciente personificada. Embora puro, ele se torna enredado nos truques da mente, os quais são parte da natureza. Ainda assim, os veículos da natureza estão todos lá para auxiliar aquele que vê a vivenciar a serena, divina, intocada pureza. Então, os elementos da natureza e suas contrapartes recuam e se fundem na raiz da natureza, *mūla prakṛti*.

(Veja *sūtra I.45*.)

विवेकख्यातिरविप्लवा हानोपायः ।२६।

## II.26 *vivekakhyātiḥ aviplavā hānopāyaḥ*

| | |
|---|---|
| *viveka khyātiḥ* | (*viveka* = discriminação, julgamento, conhecimento verdadeiro, discrição; *khyātiḥ* = a faculdade de discriminar objetos por meio de uma designação apropriada), percepção consciente do conhecimento, fama, celebridade. |
| *aviplavā* | imperturbável, inquebrantável, invariável, infalível. |
| *hānopāyaḥ* | os meios para remoção, os meios para dispersão. |

**O fluxo incessante de conhecimento discriminativo no pensamento, na palavra e na ação destrói a ignorância, a fonte do sofrimento.**

Discernimento inabalado com ininterrupta percepção consciente é a essência do conhecimento verdadeiro, o único meio de erradicar a ignorância e libertar aquele que vê do que é visto. Deve ser sempre mantido no mais elevado estado de percepção consciente e atenção, conhecido como *viveka khyātiḥ*, a coroa da sabedoria.

As sementes do falso conhecimento devem ser queimadas por meio das práticas yóguicas ininterruptas a fim de manter um fluxo inquebrantável de inteligência discriminativa.

तस्य सप्तधा प्रान्तभूमिः प्रज्ञा ।२७।

## II.27 *tasya saptadhā prāntabhūmiḥ prajñā*

| | |
|---|---|
| *tasya* | seus. |
| *saptadhā* | sétuplo, com sete estágios. |
| *prānta bhūmiḥ* | território, província, lugar de repouso. |
| *prajñā* | conhecimento perfeito, conhecimento supremo, percepção consciente, consciência. |

**Por meio desse fluxo ininterrupto de percepção consciente discriminativa, adquire-se o conhecimento perfeito, o qual possui sete esferas.**

Existem sete fronteiras a serem integradas entre o que é visto (*prakṛti*) e aquele que vê (*puruṣa*). São elas: a integração do corpo (*śarīra saṁyama*), dos sentidos (*indriya saṁyama*), da energia (*prāṇa saṁyama*), da mente (*mano saṁyama*), do intelecto (*buddhi saṁyama*), da consciência (*citta saṁyama*) e da alma (*ātma saṁyama*), cada qual compreendendo sua própria identidade individual. A proficiência no *yoga* proporcionará esse conhecimento sétuplo.

De acordo com Patañjali, os setes estados de atenta percepção consciente são: consciência emergente (*vyutthāna citta*), consciência restringente (*nirodha citta*), consciência germinada ou individualizada (*nirmāna citta*), consciência serena (*praśānta citta*), consciência atenta (*ekāgrāta citta*), consciência fissurada ou perfurada (*chidra citta*) e consciência madura ou pura (*paripakva ou divya citta*). Embora esse conhecimento sétuplo seja explicado diferentemente em textos diversos, sinto que esta explicação dos sete estados de percepção consciente representa o pensamento de Patañjali corretamente (veja *sūtras II.9-11*; e *IV.27, 29*).

Os sete estados de percepção consciente são descritos de diversas maneiras por diferentes comentaristas. Segundo uma versão, são eles: o que deve ser conhecido é conhecido (*parijñata prajñā*), o que deve ser descartado é descartado (*heya kśīna prajñā*), o que deve ser alcançado é alcançado (*prāpya prāpti prajñā*), o que deve ser feito é feito (*kārya śuddhi prajñā*), o objetivo que deve ser atingido é atingido (*caritādhikāra prajñā*), nenhuma qualidade (*guṇas*) pode macular a inteligência (*guṇātīta prajñā*), e o conhecedor é iluminado pelo Si-mesmo e mantém sua luz interior enquanto atende aos seus deveres no mundo (*svarūpa mātra jyoti prajñā*).

Segundo outra versão, eles são: desejo correto (*śubhecchā*), reflexão correta (*vicāraṇā*), desaparecimento da mente (*tanumānasā*), revelação do Si-mesmo (*sattvāpatti*), não--apego (*asaṁsakta*), não-percepção dos objetos (*parārtha bhāvana*) e a vivência de um estado além das palavras (*brahmavid vaṛiṣṭa*).

Os sete estados também podem ser correlacionados com os estados desperto (*jāgrata*), de sonho (*svapna*) e de sono (*nidrā*), o estado de unidade com a Alma Suprema (*turyā*) e os três estados entre eles.

Para simplificar este *sūtra* para praticantes de *yoga*, gostaria de oferecer a seguinte interpretação: conhecimento do corpo (*śarīra jñāna*), conhecimento da energia (*prāṇa jñāna*), controle da mente (*mano jñāna*), estabilidade na inteligência (*vijñāna jñāna*), conhecimento obtido pela experiência (*anubhavika jñāna*), absorção dos vários sabores que a vida oferece (*rasātmaka jñāna*) e conhecimento do si-mesmo (*ātma jñāna*).

Em outras palavras, mediante as práticas yóguicas, o *sādhaka* conquista seu corpo, controla sua energia, restringe os movimentos da mente e desenvolve discernimento, a partir dos quais atua corretamente e torna-se luminoso. A partir dessa luminosidade desenvolve total percepção consciente do próprio núcleo do seu ser, adquire conhecimento supremo, e entrega o si-mesmo à Alma Suprema, *paramātman*. (Veja *Diagrama 6*, a seguir, e *Tabela 5*, na p. 180.)

**Diagrama 6. Os sete *kośas* (invólucros do corpo) e os estados de consciência correspondentes**

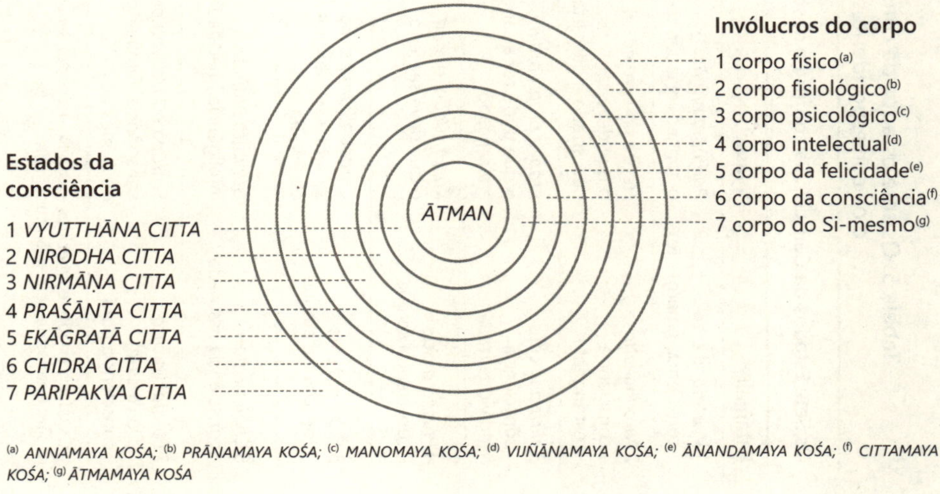


[a] *ANNAMAYA KOŚA*; [b] *PRĀṆAMAYA KOŚA*; [c] *MANOMAYA KOŚA*; [d] *VIJÑĀNAMAYA KOŚA*; [e] *ĀNANDAMAYA KOŚA*; [f] *CITTAMAYA KOŚA*; [g] *ĀTMAMAYA KOŚA*

**Tabela 5. Os sete estados da consciência*, conforme descritos por Patañjali, Vyāsa e no *Yoga Vasiṣṭha*, e os correspondentes níveis de conhecimento e integração segundo cada autor**

| Os Sete Estados da Consciência conforme descritos por: | | | Os correspondentes níveis de conhecimento e integração: | |
|---|---|---|---|---|
| **Patañjali** | **Vyāsa** | ***Yoga Vasiṣṭha*** | **Conhecimento** | **Estágio de integração** |
| 1 *Vyutthāna citta*<br>consciência emergente | *Parijñāta prajñā*<br>o conhecível é conhecido | *Śubhecchā*<br>desejo correto | *Śarīra jñāna*<br>conhecimento do corpo | *Śarīra saṁyama*<br>integração do corpo |
| 2 *Nirodha citta*<br>consciência restringente | *Heya kśīna prajñā*<br>o que deve ser descartado é descartado | *Vicāraṇā*<br>reflexão correta | *Prāṇa jñāna*<br>conhecimento da energia | *Indriya saṁyama*<br>integração dos sentidos |
| 3 *Nirmāṇa citta*<br>consciência individualizada | *Prāpya prāpti prajñā*<br>o que pode ser alcançado é alcançado | *Tanumānasā*<br>desaparecimento da mente | *Mano jñāna*<br>controle da mente | *Prāṇa saṁyama*<br>integração da energia |
| 4 *Praśānta citta*<br>consciência serena | *Kārya śuddhi prajñā*<br>o que deve ser feito é feito | *Sattvāpatti*<br>revelação do si-mesmo | *Vijñāna jñāna*<br>estabilidade na inteligência | *Mano saṁyama*<br>integração da mente |
| 5 *Ekāgratā citta*<br>consciência atenta | *Caritādhikāra prajñā*<br>a meta a ser atingida é atingida | *Asaṁsakta*<br>não-apego | *Ānubhāvika jñāna*<br>conhecimento obtido por vivência | *Buddhi saṁyama*<br>integração do intelecto |
| 6 *Chidra citta*<br>consciência fissurada | *Guṇātīta prajñā*<br>inteligência imaculada | *Parārtha bhāvana*<br>não-percepção dos objetos | *Rasātmaka jñāna*<br>absorção dos sabores da vida | *Citta saṁyama*<br>integração da consciência |
| 7 *Paripakva citta*<br>(*Divya citta*)<br>consciência pura | *Svarūpa mātra jyoti prajñā*<br>consciência iluminadora do si-mesmo | *Brahmavid variṣṭfha*<br>vivência do estado que está além das palavras | *Ātmā jñāna*<br>conhecimento do si-mesmo | *Ātma saṁyama*<br>integração da alma |

*. Os quatro estados conhecidos – *jāgrata* (desperto), *svapna* (sonho), *nidrā* (sono) e *turyā* (união com a Alma Suprema) – e os três estados entre eles classificados como os sete estados de percepção consciente.

योगाङ्गानुष्ठानादशुद्धिक्षये
ज्ञानदीप्तिराविवेकख्यातेः ।२८।

# II.28 *yogāṅgānuṣṭhānāt aśuddhikṣaye jñānadīptiḥ āvivekakhyāteḥ*

| | |
|---|---|
| *yoga* | unir, juntar, associar, unificar. |
| *aṅga* | componentes, acessórios, aspectos. |
| *anuṣṭhānāt* | por meio da prática devotada. |
| *aśuddhiḥ* | impurezas. |
| *kṣaye* | diminuir, destruir. |
| *jñāna* | conhecimento, sabedoria. |
| *dīptiḥ* | brilha, irradia. |
| *āviveka khyāteḥ* | a essência do conhecimento, o esplendor do conhecimento. |

**Por meio da prática dedicada**
**dos vários aspectos do *yoga*,**
**as impurezas são destruídas**
**e a coroa da sabedoria irradia gloriosamente.**

Patañjali sintetiza os efeitos do *yoga* neste *sūtra.* Diz que por meio da prática regular e devotada extinguem-se as impurezas do corpo e da mente do *sādhaka,* removem-se as aflições e adquire-se a coroa da sabedoria. Essa sabedoria e conquista mantêm o *sādhaka* inocente e liberto do orgulho.

Aqui, em vez da palavra usual *abhyāsa* (prática repetida), é utilizada *anuṣṭhāna*. É uma palavra digna e nobre com uma importância espiritual, implicando prática com devoção ou fervor religioso. A primeira acarreta estabilidade, a última desenvolve maturidade na inteligência.

*Yoga* pode curar ou atenuar nossos sofrimentos físicos, mentais, morais e espirituais. A perfeição e o sucesso são certos somente se é praticado com amor e dedicação de todo o coração.

यमनियमासनप्राणायामप्रत्याहारधारणा-
ध्यानसमाधयोऽष्टावङ्गानि ।२९।

## II.29 *yama niyama āsana prāṇāyāma pratyāhāra dhāraṇā dhyāna samādhayaḥ aṣṭau aṅgāni*

| | |
|---|---|
| *yama* | autocontenção, voto de abstenção, controle. |
| *niyama* | observâncias determinadas, regras fixadas, preceitos, ordem estabelecida, lei. |
| *āsana* | sentar-se em posturas variadas, assento em geral, uma postura. |
| *prāṇāyāma* | regulação da respiração, contenção da respiração. |
| *pratyāhāra* | retirada, recolhimento dos sentidos. |
| *dhāraṇā* | ato de concentrar, ato de segurar, manter a mente recolhida. |
| *dhyāna* | meditação, contemplação, reflexão, atenção. |
| *samādhayaḥ* | reunir, coleção, composição, meditação profunda, absorção, supraconsciência. |
| *aṣṭau* | oito. |
| *aṅgāni* | partes constituintes, partes ou divisões, membros. |

**As injunções morais (*yama*), as observâncias estabelecidas (*niyama*), as posturas (*āsana*), a regulação da respiração (*prāṇāyāma*), a internalização dos sentidos em direção à sua fonte (*pratyāhāra*), a concentração (*dhāraṇā*), a meditação (*dhyāna*) e a absorção da consciência no si-mesmo (*samādhi*) são as oito partes constituintes do *yoga*.**

Este *sūtra* expõe o caminho óctuplo do *yoga* (*aṣṭāṅga yoga*) que Patañjali prossegue explicando em detalhe nos *sūtras* remanescentes do *sādhana pāda* e nos primeiros três *sūtras* do *vibhūti pāda*.

Contenções e observâncias que estão conectadas pela tradição e pela linhagem seguem ininterruptas na prática do *yoga*. Embora *āsana*, *prāṇāyāma* e *pratyāhāra* sejam entidades separadas, dependem umas das outras para expressar as facetas ocultas do *yoga*. Esses estágios, que habilitam àquele que vê ascender na arte do *yoga*, denominam-se *sādhana* progressiva. Por intermédio deles, chegamos cada vez mais alto. Os cinco primeiros aspectos do *yoga* são esforços individuais para a evolução da consciência, ao passo que *dhāraṇā*, *dhyāna* e *samādhi* são as manifestações universais ou os estágios naturais do *yoga* (*yoga svarūpa*).

## अहिंसासत्यास्तेयब्रह्मचर्यापरिग्रहा यमाः ।३०।

# II.30 *ahiṁsā satya asteya brahmacarya aparigrahāḥ yamāḥ*

| | |
|---|---|
| *ahiṁsā* | inofensividade, não-violência. |
| *satya* | real, genuíno, honesto, virtuoso, verdadeiro. |
| *asteya* | não furtar, não se apropriar indevidamente. |
| *brahmacarya* | continência, castidade, condição do estudante religioso. |
| *aparigrahāḥ* | sem posses, sem pertences, não aceitação de oferendas. |
| *yamāḥ* | autocontenção. |

**Não-violência, veracidade, abster-se de furtar, continência e ausência de ganância por posses que ultrapassem as próprias necessidades são os cinco pilares de *yama*.**

O princípio de *yama* envolve desejar não causar dano por meio de palavras, pensamentos ou ações; ser sincero, verdadeiro e honesto; não furtar ou não se apropriar indevidamente da riqueza ou posses de outrem; castidade; e não aceitar oferendas ou possuir apenas o que se necessita, sem ser ganancioso.

Essas regras e restrições estão postas claramente para que vivamos em sociedade, apesar de permanecermos praticantes de *yoga*.

## जातिदेशकालसमयानवच्छिन्नाः सार्वभौमा महाव्रतम् ।३१।

# II.31 *jāti deśa kāla samaya anavacchinnāḥ sārvabhaumāḥ mahāvratam*

| | |
|---|---|
| *jāti* | classe de nascimento, tipo de nascimento, posição, linhagem. |
| *deśa* | lugar, local, país. |
| *kāla* | tempo. |
| *samaya* | condição, circunstância. |
| *anavacchinnāḥ* | não limitado, não vinculado. |
| *sārvabhaumāḥ* | relativo a ou consistindo em todo o mundo, universal. |
| *mahāvratam* | voto poderoso, grande obrigação. |

**Os *yamas* são os grandes, poderosos e universais votos, não condicionados pelo lugar, tempo e classe.**

Os cinco componentes de *yama* são chamados de "votos universais poderosos", posto não estarem limitados por classe, lugar, tempo ou conceito de dever. Devem ser seguidos incondicionalmente por todos e, especialmente, pelos estudantes de *yoga*, independentemente da origem e situação, com uma ressalva concernente aos fenômenos culturais como cerimônias religiosas, votos e vocações de determinadas pessoas. Formam o arcabouço de regras sobre as quais se baseia a sociedade.

Creio que esta abordagem universal deve ser aplicada a todos os outros estágios que compõem o *yoga*, sem distinção de tempo, lugar ou circunstâncias, a fim de estabelecer os preceitos de uma cultura universal.

शौचसंतोषतपःस्वाध्यायेश्वरप्रणिधानानि नियमाः ।३२।

## II.32 *śauca santoṣa tapaḥ svādhyāya Īśvarapraṇidhānāni niyamāḥ*

| | |
|---|---|
| *śauca* | limpeza, pureza. |
| *santoṣa* | contentamento. |
| *tapaḥ* | fervor religioso, um desejo ardente. |
| *svādhyāya* | estudo que conduz ao conhecimento do si-mesmo. |
| *Īśvara praṇidhānani* | resignação a Deus, entrega a Deus (*pra* = plenitude; *ṇi* = sob; *dhāna* = colocação); fazer de Deus o foco de concentração. |
| *niyamāḥ* | observância estabelecida. |

**Limpeza, contentamento, fervor religioso, estudo do si-mesmo e entrega do si-mesmo ao Si-mesmo Supremo ou Deus são os *niyamas*.**

Assim como *yama* é uma prática social universal, *niyama* vai evoluindo a partir das práticas individuais necessárias para erigir o próprio caráter do *sādhaka*.

Essas cinco observâncias se coadunam com os cinco invólucros do ser humano e os elementos da natureza, as camadas: anatômica (terra), fisiológica (água), psicológica (fogo), intelectual (ar) e espiritual (éter). Assim como se considera o éter (*mahat ākāśa*) como um espaço vazio exterior, do mesmo modo a alma é um espaço vazio interno e é chamado de *cit ākāśa*.

Os princípios de *niyama* que estão abrangidos pelo *kriyā yoga* enfatizam a importância da autodisciplina. A maestria no *yoga* seria irrealizável sem a observância dos princípios éticos de *yama* e *niyama*.

A limpeza ou purificação são de dois tipos: externa e interna. Ambas são necessárias. Tomar um banho é purificação externa; efetuar *āsanas* e *prāṇāyāma*, interna. A observância de *niyama* desenvolve cordialidade, compaixão e desinteresse, e é, ademais, um auxílio na limpeza do corpo, da mente e da inteligência. *Svādhyāya* é examinar-se para verificar se os princípios do *yoga* estão sendo seguidos. A fim de seguir esses princípios há que primeiro decidir se o próprio padrão de comportamento está alinhado com eles ou não. Se não, há que elaborar os pensamentos e ações de acordo com eles, e remover aqueles obstáculos que impedem o *sādhana*.

Devido aos desejos, raiva, ganância, paixão, arrogância e inveja, a mente é engolida pelo sofrimento. Enganado por essas emoções, o *sādhaka* perde seu equilíbrio mental e comporta-se antieticamente. O reexame de seus pensamentos reduz a tendência de errar. As disciplinas éticas de *yama* e *niyama* transformam a mente imperfeita ou maculada do *sādhaka* e possibilitam que sua consciência irradie em sua genuína pureza. Portanto, o *yoga* enfatiza que a disciplina é religião e que a indisciplina não é religião.

O que, de fato, é verdadeira religião? É eterna e não tem denominações ou limitações. É um método intencionalmente elaborado para elevar a percepção consciente de cada indivíduo, de forma que ele possa vivenciar a visão do núcleo do seu ser, *ātma darśana*. Ela sustenta o desenvolvimento do *sādhaka* e previne sua queda; ergue-o quando escorrega. Em suma, a religião é o meio para a revelação do Si-mesmo.

वितर्कबाधने प्रतिपक्षभावनम् ।३३।

## II.33 *vitarkabādhane pratipakṣabhāvanam*

| | |
|---|---|
| *vitarka* | matéria questionável ou dúbia, dúvida, incerteza, suposição. |
| *bādhane* | dor, sofrimento, pesar, obstrução, obstáculos. |
| *pratipakṣa* | o lado oposto, ao contrário. |
| *bhāvanam* | afetar, criar, promover, manifestar, sentir. |

**Os princípios que se opõem a *yama* e *niyama* devem ser contrapostos com o conhecimento da discriminação.**

Este *sūtra* enfatiza que *yama* e *niyama* são parte integral do *yoga*. Os *sūtras II.30* e *II.32* explicam o que se deve evitar fazer e o que se deve fazer.

Agora o *sādhaka* é aconselhado a cultivar um temperamento que possa resistir à corrente de violência, falsidade, furto, não-castidade e venalidade, o que é *pratipakṣa bhāvana*; e a seguir a corrente de limpeza, contentamento, fervor, estudo do si-mesmo e entrega ao Espírito Universal, que é *pakṣa bhāvana*.

Os princípios que impedem *yama* e *niyama* devem ser contrapostos com o conhecimento correto e a percepção consciente.

Quando a mente é apanhada em ideias e ações dúbias, a percepção correta é obstruída. O *sādhaka* tem que analisar e investigar essas ideias e ações e seus opostos; então aprende a equilibrar seus pensamentos por meio da experimentação repetida.

Algumas pessoas dão a este *sūtra* uma interpretação objetiva e sustentam que se uma pessoa é violenta deve pensar no oposto ou, se é apegada, deve desenvolver o não-apego. Isso é o pensamento oposto ou *pratipakṣa bhāvana*. Se a pessoa é violenta, é violenta. Se é raivosa, é raivosa. O estado não é diferente do fato; porém, em vez de tentar cultivar a condição oposta, deveria se aprofundar na causa da sua raiva ou violência. Isso é *pakṣa bhāva*. Deveria também estudar as forças opostas com calma e paciência. Então, desenvolve-se equilíbrio.

*Pakṣa* significa tomar um lado (em uma argumentação), esposar um ponto de vista; enquanto *pratipakṣa* transmite a ideia de tomar a posição oposta. Deixe-me voltar ao plano físico para ajudar o leitor a compreender e experimentar o sentido dessas duas palavras.

Cada *āsana* age e reage de sua própria maneira, cultivando a saúde em um nível físico, auxiliando o funcionamento rítmico dos sistemas orgânicos (como pulmões, fígado, baço, pâncreas, intestinos e células) em um nível fisiológico, o que efetua modificações nos sentidos, mente e intelecto em um nível mental. Enquanto pratica o *āsana*, o *sādhaka* precisa observar cuidadosa e minuciosamente e ajustar a posição dos músculos, fibras musculares e células, medindo a leveza ou o peso, *pakṣa* ou *pratipakṣa*, conforme requerido na execução de um *āsana* saudável e equilibrado. Ele ajusta harmoniosamente os lados direito e esquerdo do corpo, as partes frontal e posterior. Aprender a transferir ou contrabalançar o lado mais fraco com o lado inteligente causa modificações no *sādhaka*: ele evolui, capaz de observar o equilíbrio nas células corporais e nos lobos cerebrais; e a calma e sobriedade mentais. Portanto, tanto as qualidades de *pakṣa* como de *pratipakṣa* são tratadas. Ao elevar o lado fraco ou entorpecido ao nível do inteligente ou forte, o *sādhaka* aprende a compaixão na ação.

Do mesmo modo, em *prāṇāyāma* focamos a consciência sobre as diversas vibrações nervosas com o fluxo controlado de entrada e saída do ar, entre os lados direito e esquerdo dos pulmões e, também, entre as narinas direita e esquerda. Este ajuste e observação na prática do *yoga* fundem *pakṣa* e *pratipakṣa*, libertando-nos das turbulências da raiva e depressão, as quais são substituídas pela esperança e estabilidade emocional.

O processo de mensuração interna e de equilíbrio ao qual chamamos de *pakṣa pratipakṣa* é, em alguns aspectos, a chave do porquê a prática do *yoga* realmente funciona, do porquê tem o poder mecânico de revolucionar nosso completo ser. É o motivo pelo qual *āsana* não é ginástica, *prāṇāyāma* não é respiração profunda, *dhyāna* não é transe autoinduzido e *yama* não é apenas moralidade. No *āsana*, por exemplo, a postura primeiro causa equilíbrio e harmonia interiores, porém, ao final, é meramente a expressão externa da harmonia interna.

Atualmente nos ensinam que o milagre do ecossistema mundial é seu equilíbrio, um equilíbrio que o ser humano moderno está destruindo rapidamente com o desflorestamento, a poluição e o consumismo. Isso se dá porque quando o ser humano fica em desequilíbrio busca mudar, não a si próprio, mas ao que o cerca, assim criando a ilusão de que está gozando de saúde e harmonia. No inverno aquece demais sua casa, no verão congela no ar-condicionado. Isto não é estabilidade, mas arrogância. Algumas pessoas tomam pílulas para dormir e pílulas para acordar. Suas vidas têm o ritmo de uma bolinha de pingue-pongue. O estudante de *yoga* que aprende a se equilibrar internamente em todos os níveis – físico, emocional, mental – mediante a observância de *pakṣa* e *pratipakṣa*, liberta-se do infernal vai e vem e vive em harmonia com o mundo natural. Porque ele está estável, pode adaptar-se às mudanças externas. A flexibilidade que adquirimos com o *āsana* é o símbolo vivo da maleabilidade que ganhamos em relação aos problemas e desafios da vida.

Por intermédio de *pakṣa* e *pratipakṣa* podemos equilibrar as três correntes energéticas de *iḍā*, *piṅgalā* e *suṣumṇā*, as três principais *nāḍīs* ou canais de energia. Imagine o músculo da panturrilha estendido como em *trikoṇāsana*, a postura do triângulo. Inicialmente a superfície externa da panturrilha pode estar ativa ou desperta de um lado e entorpecida do outro, e seu centro absoluto completamente inconsciente. Então aprendemos a alongar de um tal modo que conduzimos a energia de *iḍā* uniformemente para *piṅgalā* e *suṣumṇā*, ou vice-versa. Assim, há um fluxo uniforme e harmonioso nos três canais.

De forma semelhante, aprender a manter a inteligência clara e equânime no corpo, na mente, no intelecto e na consciência por meio da meditação é o remédio para o conhecimento dúbio. Para obter esse estado na meditação, *yama* e *niyama* devem ser cultivados. O sucesso ou o fracasso em níveis mais elevados de consciência depende de *yama* e *niyama*. Essa mescla de *pakṣa* e *pratipakṣa* em todos os aspectos do *yoga* é o verdadeiro *yoga*.

Gostaria de enfatizar aqui que *yama* e *niyama* são não somente a fundação do *yoga*, mas o reflexo do sucesso ou fracasso nos seus níveis mais elevados. Tome, por exemplo, um líder espiritual respeitável que é adepto da meditação: se ele se descuidar de *yama* e *niyama*, invalida seu pleito à espiritualidade.

वितर्का हिंसादयः कृतकारितानुमोदिता
लोभक्रोधमोहपूर्वका मृदुमध्याधिमात्रा
दुःखाज्ञानानन्तफला इति प्रतिपक्षभावनम् ।३४।

## II.34 *vitarkāḥ hiṁsādayaḥ kṛta kārita anumoditāḥ lobha krodha moha pūrvakāḥ mṛdu madhya adhimātrāḥ duḥkha ajñāna anantaphalāḥ iti pratipakṣabhāvanam*

| | |
|---|---|
| *vitarkāḥ* | conhecimento dúbio. |
| *hiṁsa* | violência, injúria. |
| *ādayaḥ* | e assim por diante. |
| *kṛta* | efetuado. |
| *kārita* | provocado, induzido, suscitado. |
| *anumoditāḥ* | instigado, permitido ser feito. |
| *lobha* | desejo, ganância. |
| *krodha* | raiva. |
| *moha* | fantasia, paixão. |
| *pūrvakāḥ* | precedido por, causado por. |
| *mṛdu* | leve, suave. |
| *madhya* | moderado, médio. |
| *adhimātrāḥ* | intenso, agudo. |
| *duḥkha* | dor, sofrimento, pesar. |
| *ajñāna* | ignorância. |
| *ananta* | interminável, infinito. |
| *phalāḥ* | fruto, resultado. |
| *iti* | assim. |
| *pratipakṣa* | pensamentos contrários. |
| *bhāvanam* | sensação, lugar de repouso. |

**O conhecimento dúbio que suscita a violência,
seja efetuada direta ou indiretamente ou permitida,
é causado pela ganância, raiva ou equívoco em grau leve, moderado ou intenso.
Resulta em interminável sofrimento e ignorância.
Por meio da introspecção findam o sofrimento e a ignorância.**

Ações e pensamentos perversos ou impróprios resultam em sofrimento interminável. Estes pensamentos, emoções e ações são de três tipos e variam em intensidade, sendo leves, médios ou intensos. São causados por indulgência direta, indução inconsciente ou incitação externa. A violência, por exemplo, diretamente cometida, causada ou permitida resulta em infindável ignorância, dor física e angústia mental. Tal comportamento é motivado pela ganância, raiva ou fantasia, e pode ser corrigido por seus opostos, isto é, introspecção, ação e pensamento apropriados. Esse *sūtra* elabora as dissensões e os esforços equivocados que impedem o progresso no *yoga*.

Doença, dor e angústia são de três tipos. Uma advém da deliberada indulgência excessiva aos prazeres em razão do desejo, luxúria e orgulho. A isso se conhece como *ādhyātmika roga* ou doença autoinflingida. A segunda se dá pelos hábitos e comportamentos não deliberados, os quais derivam do desequilíbrio dos cinco elementos no corpo e suas contrapartes sensórias. Esses são *ādhibhautika rogas*. O último tipo, *ādhidaivika roga* é, frequentemente, uma doença de origem genética ou hereditária que surge sem causa evidente. Todos os três tipos podem ser experimentados de forma leve, média ou intensa.

Patañjali frisa que é por meio do exercício da faculdade de discriminação que o conhecimento dúbio, oscilante ou incerto, *vitarka*, se reduz.

अहिंसाप्रतिष्ठायां तत्सन्निधौ वैरत्यागः ।३५।

## II.35 *ahiṁsāpratiṣṭhāyāṁ tatsannidhau vairatyāgaḥ*

| | |
|---|---|
| *ahiṁsā* | não-violência, inofensivo, não injurioso. |
| *pratiṣṭhāyāṁ* | manter-se firme, firmemente estabelecida. |
| *tat* | sua. |
| *sannidhau* | presença, proximidade. |
| *vaira* | animosidade, hostilidade. |
| *tyāgaḥ* | renunciar, abandonar, desertar. |

**Quando a não-violência no discurso, no pensamento e na ação está estabelecida, renuncia-se à natureza agressiva e os outros abandonam a hostilidade em sua presença.**

Os *sūtras II.35-39* descrevem os efeitos da observância dos cinco *yamas*.

Quando o *yogin* compreendeu completamente a natureza da violência, está firmemente estabelecido na prática da não-violência. Palavras, pensamentos e ações pacíficos, tanto desperto quanto adormecido, são um sinal de boa vontade e amor em relação a tudo.

Na proximidade de um *yogin*, seres humanos e animais que em outras situações são violentos ou antipáticos com relação uns aos outros, abandonam sua hostilidade e exibem cordialidade e tolerância mútuas.

सत्यप्रतिष्ठायां क्रियाफलाश्रयत्वम् ।३६।

## II.36 *satyapratiṣṭhāyāṁ kriyāphalāśrayatvam*

| | |
|---|---|
| *satya* | veracidade, sinceridade, autenticidade, honestidade. |
| *pratiṣṭhāyāṁ* | firmemente estabelecida. |
| *kriyā* | ação. |
| *phalāḥ* | resultados. |
| *āśrayatvam* | substrato, fundação, dependência. |

**Quando o *sādhaka* está firmemente estabelecido na prática da veracidade, suas palavras tornam-se tão potentes que, não importa o que diga, se realiza.**

A maioria de nós pensa que diz a verdade, mas a verdade é causal, não integrada e celular. Por exemplo, se dizemos "nunca mais comerei chocolate", enquanto uma única célula do nosso corpo resistir e discordar das demais, nosso sucesso não estará assegurado. Se a intenção afirmada é de todo o coração, sem dissimulação de uma única célula, então criamos a realidade que desejamos. Não é a nossa mente, mas a voz interna das nossas células que detém o poder de implementar nossas intenções.

अस्तेयप्रतिष्ठायां सर्वरत्नोपस्थानम् ।३७।

## II.37 *asteyapratiṣṭhāyāṁ sarvaratnopasthānam*

| | |
|---|---|
| *asteya* | não furtar, não se apropriar indevidamente, ausência de desejo, não cobiçar. |
| *pratiṣṭhāyāṁ* | bem estabelecida. |
| *sarva* | todas. |
| *ratnā* | pedras preciosas, objetos preciosos. |
| *upasthānam* | aproximam-se, surgem. |

**Quando a abstenção ao furto está firmemente estabelecida, advém joias preciosas.**

Chovem todas as riquezas sobre a pessoa que não toma o que não lhe pertence. Estando ausente o desejo, atrai, sem esforço, o que é precioso material e figurativamente, incluindo a pedra mais preciosa dentre todas as joias, a virtude.

ब्रह्मचर्यप्रतिष्ठायां वीर्यलाभः ।३८।

## II.38 *brahmacaryapratiṣṭhāyāṁ vīryalābhaḥ*

| | |
|---|---|
| *brahmacarya* | continência, castidade. |
| *pratiṣṭhāyāṁ* | bem estabelecida. |
| *vīrya* | energia, vigor, potência, valor. |
| *lābhaḥ* | conquistado, obtido, adquirido. |

**Quando o *sādhaka* está firmemente estabelecido na continência, o conhecimento, o vigor, o valor e a energia fluem até ele.**

O celibato converte a energia da procriação em energia espiritual (*ojas*), gerando brilho.

*Brahmacarya*, no seu sentido de controle sexual ou celibato, é frequentemente incompreendido.

A energia sexual é a mais básica expressão da força vital. É imensamente poderosa, sendo essencial controlá-la e canalizá-la. De nenhum modo deveríamos desprezá-la. Ao contrário, precisamos respeitá-la e estimá-la. Aquele que busca meramente suprimir ou pisotear sua energia sexual está, de fato, depreciando suas próprias origens. Evidentemente há um aspecto moral para o comportamento sexual, mas as diferenças culturais permitem comportamentos sexuais vastamente diferenciados. Algumas culturas permitem que o homem se case com uma mulher; algumas que se case com três; outras, com muitas. Em partes dos *Himālayas*, uma mulher pode ter vários cônjuges. Frequentemente o que chamamos de imoralidade sexual causa menos ofensa ao código de *brahmacarya* do que a outras injunções de *yama*. Imagine o caso de um cônjuge que cometa adultério com outra pessoa casada e que minta a respeito quando dele se suspeita. Não cometeu ofensa, pelo sofrimento que causou, contra *ahiṁsā*? Por sua mentira, contra *satya*? Ao tomar o cônjuge de outro, contra *asteya*? Por sua ganância, contra *aparigraha*? A pequena infração sexual, em si, encolhe em comparação.

Um *yogin* pode ou não praticar a total abstinência; o grande *yogī* Vasiṣṭha teve uma centena de filhos e, ainda assim, era chamado de *brahmacārin*. Os antigos *yogins* estudavam a conjunção das estrelas e planetas para descobrir o momento mais auspicioso para a procriação. A continência ou controle de nenhum modo contrariam ou contradizem o desfrute do prazer. Seguramente o reforçam. É quando o prazer sensorial é o único fator motivador que *brahmacarya* é infringido.

A força vital que encontra expressão sexual também serve para encontrar o calor de nossas emoções, as paixões de nosso intelecto e nosso idealismo. Assim como nossa essência física é o esperma ou o óvulo, nossa essência espiritual é a alma. O relacionamento entre eles deve basear-se na cooperação. É a relação criativa entre *puruṣa* e *prakṛti* que conduz à libertação. A renúncia é um processo positivo de desengajamento, não uma rejeição estéril. No passado, a maioria dos grandes *yogins* era de chefes de família. Devemos aprender a administrar e a controlar a força vital, porque ela fornece a energia que nos conduz a outros objetivos que não a procriação. Devemos também lembrar que a procriação por parte daqueles praticantes de *brahmacarya* tenderá a ser de uma ordem mais elevada do que aquela derivada da irreflexão ou promiscuidade.

O estudo religioso ou educativo da adolescência é também denominado *brahmacarya*. Isso porque a tremenda explosão de energia que é liberada na puberdade precisa ser contida e canalizada para o crescimento integral da criança. Se uma criança se entregasse à atividade sexual tão logo estivesse biologicamente madura, uma grande parte de seu potencial humano seria desperdiçado.

Necessitamos de aplicação, estudo e motivação ideológica se quisermos conquistar alguma coisa. Se, mediante o esbanjamento da juventude, a fonte concentrada de nossa energia já foi desperdiçada, iremos redescobri-la somente com enorme dificuldade mais tarde na vida. A falta de controle pode conduzir ao desespero, desalento e depressão. Porém, se a energia é abundante e controlada, temos esperança e confiança, e nossa mente se volta automaticamente para pensamentos mais elevados.

अपरिग्रहस्थैर्ये जन्मकथंतासंबोधः ।३९।

## II.39 *aparigrahasthairye janmakathaṁtā saṁbhodhaḥ*

| | |
|---|---|
| *aparigraha* | sem posses, sem pertences, não-aceitação de oferendas. |
| *sthairye* | tornar-se firme, estável. |
| *janma* | nascimento. |
| *kathaṁtā* | como, de que forma, de qual maneira, de onde. |
| *saṁbhodhaḥ* | conhecimento, ilusão. |

**O conhecimento das vidas passadas e futuras revela-se quando se está liberto da ganância pelas posses.**

Quando firmemente estabelecido em viver sem posses excedentes e sem ganância, percebe-se o verdadeiro significado da própria vida, e toda vida se revela diante de si.

A perseverança nesta austeridade conduz ao conhecimento das vidas passadas e futuras, as quais aparecem como reflexos em um espelho. Quando o *sādhaka* se liberta das aspirações mundanas, é um *kṛtārthan* (uma pessoa feliz e satisfeita).

*Aparigraha* significa não somente não possuir e não aceitar oferendas, mas também libertar-se da rigidez de pensamento. Agarrar-se aos próprios pensamentos é também uma forma de possessividade, e pensamentos, assim como as posses materiais, devem ser evitados. Do contrário, deixam fortes impressões na consciência e tornam-se sementes a serem manifestadas em vidas futuras. Estes ciclos de vida continuam até que o *sādhaka* esteja com seus pensamentos, palavras e ações totalmente limpos e claros.

*Aparigraha* é o aspecto mais sutil de *yama*, e difícil de dominar. Ainda assim, tentativas repetidas precisam ser efetuadas a fim de se adquirir o conhecimento de "quem eu sou" e "para o que estou destinado".

Este pensamento discriminativo ajuda a planejar as vidas futuras a partir da vida presente. Isto é o que Patañjali tem em mente quando diz que o padrão das vidas futuras se revela para um *aparigrahin*.

शौचात् स्वाङ्गजुगुप्सा परैरसंसर्गः ।४०।

# II.40 *śaucāt svāṅgajugupsā paraiḥ asaṁsargaḥ*

| | |
|---|---|
| *śaucāt* | pela limpeza, pela pureza. |
| *sva* | si próprio. |
| *aṅga* | membros, corpo. |
| *jugupsā* | censura, repulsa, aversão, estar em guarda, repugnância, nojo. |
| *paraiḥ* | com outros. |
| *asaṁsargaḥ* | sem contato, sem intercurso. |

**A limpeza do corpo e da mente desenvolve o desinteresse pelo contato com os outros para autogratificar-se.**

Pureza e limpeza protegem o corpo e o tornam uma morada adequada para aquele que vê. Consequentemente, ele não mais se inclina na direção dos prazeres sensuais e tende a abster-se do contato com outros corpos.

Os *sūtras II.40-45* descrevem os efeitos da prática dos cinco *niyamas*.

Embora reconheça que o corpo é perecível, o *sādhaka* não o observa com repulsa ou aversão, mantendo-o limpo e puro por respeito ao morador interior, *puruṣa*. Nessa medida, ele respeita o corpo como a um templo (veja *sūtra II.43*).

Assim como um templo ou uma igreja são mantidos limpos diariamente, o corpo interno, o templo da alma, deve ser banhado com um copioso suprimento de sangue por meio de *āsanas* e *prāṇāyāma*, que limpam o corpo física, fisiológica e intelectualmente. O corpo, possuindo sua própria inteligência, desenvolve seu potencial para mudar seus padrões de comportamento. Ele ajuda o *sādhaka* a desconectar-se dos desejos sensuais e o guia em direção à proprietária do corpo, a alma. Portanto, *śauca* faz com que o corpo se torne um instrumento adequado para a busca do conhecimento espiritual.

सत्त्वशुद्धिसौमनस्यैकाग्र्येन्द्रियजयात्मदर्शनयोग्यत्वानि च ।४१।

## II.41 *sattvaśuddhi saumanasya aikāgrya*[36] *indriyajaya ātmadarśana yogyatvāni ca*

| | |
|---|---|
| *sattva śuddhi* | pureza na essência da consciência. |
| *sau* | alegre, agradável, benevolente. |
| *manasya* | mente. |
| *ekāgrya* | concentração, fixação. |
| *indriya* | sentidos de percepção e órgãos de ação. |
| *jaya* | controlado, conquistado. |
| *ātma* | si-mesmo, alma. |
| *darśana* | conhecimento, visão. |
| *yogyatvāni* | adequado para ver. |
| *ca* | também. |

**Quando o corpo está limpo, a mente purificada e os sentidos controlados, também surge a agradável percepção consciente necessária para a revelação do si-mesmo interior.**

36. Definição de *aikāgrya*: n. (fr. *ekāgra-*), intenção ou concentração em um objeto. (Disponível em: https://sanskritdictionary.com/aik%C4%81grya/45857/1. Acesso em: 29 jan. 2021.) (N.T.)

Com a limpeza, o corpo se converte no templo daquele que vê e sente a alegria da percepção consciente do si-mesmo.

Quando a consciência está alegre e benevolente, aquele que vê se torna pronto para receber o conhecimento e a visão da alma.

संतोषादनुत्तमः सुखलाभः ।४२।

## II.42 *santoṣāt anuttamaḥ sukhalābhaḥ*

| | |
|---|---|
| *santoṣāt* | a partir do contentamento. |
| *anuttamaḥ* | inexcedível, insuperável, suprema, excelente. |
| *sukha* | prazer, felicidade. |
| *lābhaḥ* | obtido. |

**A partir do contentamento e da benevolência da consciência advém a felicidade suprema.**

Por meio da limpeza do corpo, o contentamento é alcançado. Juntos acenderão a chama de *tapas*, propelindo o *sādhaka* em direção ao fogo do conhecimento. Esta transformação, que indica que o *sādhaka* está no caminho correto da concentração, o habilita para olhar internamente por meio do estudo do Si-mesmo (*svādhyāya*) e, então, em direção à Divindade.

कायेन्द्रियसिद्धिरशुद्धिक्षयात्तपसः ।४३।

## II.43 *kāya indriya siddhiḥ aśuddhikṣayāt tapasaḥ*

| | |
|---|---|
| *kāya* | corpo. |
| *indriya* | sentidos. |
| *siddhiḥ* | conquista, poder. |
| *aśuddhi* | impurezas. |
| *kṣayāt* | destruição. |
| *tapasaḥ* | devoção ascética, desejo ardente de alcançar a perfeição, aquilo que queima todas as impurezas, autodisciplina. |

**A autodisciplina (*tapas*) queima as impurezas e acende as fagulhas da divindade.**

A autodisciplina destrói todas as impurezas, aperfeiçoando o corpo, a mente e os sentidos para que a consciência funcione livremente e conquiste a divindade.

*Ahiṁsā* não pode ser compreendida apropriadamente sem que seja relacionada a *tapas*. *Tapas* é a *hiṁsā* (violência) interior por meio da qual criamos a possibilidade da *ahiṁsā* exterior. *Ahiṁsā* não pode existir sozinha. Uma força complementar precisa necessariamente existir. Mahātmā Gāndhi jamais teria sido capaz de sintetizar a paz implacável que moveu um império sem sua atitude impiedosa consigo mesmo. Violência é, talvez, uma palavra muito forte para *tapas*, mas é o zelo ardente interno e a austeridade, um tipo de inabalável rigidez de atitude em relação a si próprio, que possibilita a compaixão e o perdão com relação aos outros.

स्वाध्यायादिष्टदेवतासंप्रयोगः ।४४।

## II.44 *svādhyāyāt iṣṭadevatā samprayogaḥ*

| | |
|---|---|
| *svādhyāyāt* | pelo estudo que conduz ao conhecimento do Si-mesmo, estudo do Si-mesmo ou leitura das escrituras. |
| *iṣṭa devatā* | a deidade desejada. |
| *samprayogaḥ* | união, comunhão, entrar em contato com o divino. |

**O estudo do Si-mesmo conduz à revelação de Deus ou à comunhão com a deidade que se deseje.**

O estudo do Si-mesmo tem dois caminhos: um serve à comunicação a partir da pele e por meio dos invólucros internos em direção àquele que vê; o outro desde aquele que vê até a camada externa da sua morada. Embora a consciência exista no corpo, precisa ser explorada por meio da prática de *āsana* e *prāṇāyāma*, na qual a inteligência atua como uma ponte para conectar a percepção consciente do corpo com o núcleo e vice-versa. Essa inteligência conectora por si só promove harmonia no corpo, mente e alma, e intimidade com a Alma Suprema (*iṣṭa devatā*).

Tradicionalmente, *svādhyāya* tem sido explicado como o estudo das escrituras sagradas e recitação de *mantra*, precedido da sílaba ĀUṀ (veja *sūtras I.27-28*), mediante o qual o *sādhaka* adquire a visão de sua deidade de proteção ou eleição, que satisfaz todos os seus desejos.

## समाधिसिद्धिरीश्वरप्रणिधानात् ।४५।

## II.45 *samādhisiddhiḥ Īśvarapraṇidhānāt*

| | |
|---|---|
| *samādhi* | absorção, meditação profunda, supraconsciência. |
| *siddhiḥ* | conquista, sucesso. |
| *Īśvara* | Deus. |
| *praṇidhānāt* | mediante a entrega, resignação, aplicação. |

**A entrega a Deus proporciona a perfeição em *samādhi*.**

Conquista-se *samādhi* mediante a clareza da inteligência e a intensidade do pensamento de entrega a Deus. O poder de *samādhi* advém para aquele que se refugia em Deus.

A entrega a Deus liberta o *sādhaka* da escravidão dos desejos terrenos, conduz à renúncia dos desejos sensuais e nutre nele a mais intensa forma de aplicação (veja *sūtras I.16*; e *IV.29*).

## स्थिरसुखमासनम् ।४६।

## II.46 *sthira sukham āsanam*

| | |
|---|---|
| *sthira* | firme, fixo, estável, inabalável, duradouro. |
| *sukham* | felicidade, deleite. |
| *āsanam* | posturas, poses. |

***Āsana* é a perfeita firmeza do corpo, estabilidade na inteligência e benevolência de espírito.**

Os *sūtras II.46-48* definem *āsana* e os efeitos de sua prática.

A definição de *āsana* é dada do seguinte modo: qualquer que seja o *āsana* executado, deve ser feito com uma sensação de firmeza, estabilidade e resistência no corpo; com boa disposição na inteligência da mente, e de percepção consciente e deleite na inteligência do coração. Isto é como cada *āsana* deve ser compreendido, praticado e experimentado. A execução do *āsana* deve ser nutritiva e iluminadora.

Alguns consideram que esse *sūtra* significa que qualquer postura confortável é apropriada. Se assim fosse, seriam *āsanas de prazer* (*bhogāsanas*), não *yogāsanas*. Esse *sūtra* define o *āsana* aperfeiçoado. Desde o primeiro *sūtra*, Patañjali demanda a mais alta qualidade de atenção à perfeição. Esta disciplina e atenção precisam ser aplicadas à prática de cada *āsana*, a fim de penetrar sua verdadeira profundidade nas partes mais remotas do corpo. Mesmo o *āsana* meditativo precisa ser cultivado pelas fibras, células, articulações e músculos em cooperação com a mente. Se os *āsanas* não são executados desse modo, tornam-se estagnados e o executor se converte em uma pessoa doente (um *rogin*) em vez de um *yogin*.

Tampouco *āsana* se refere exclusivamente às posturas sentadas usadas para meditação. Alguns dividem os *āsanas* entre aqueles que cultivam o corpo e aqueles que são utilizados na meditação. Mas em qualquer *āsana* o corpo tem que ser tonificado e a mente sintonizada para que se possa permanecer por mais tempo com o corpo firme e a mente serena. Os *āsanas* devem ser executados sem criar agressividade nos fusos musculares ou nas células da pele. É necessário criar espaço entre o músculo e a pele para que a pele recepcione as ações dos músculos, articulações e ligamentos. A pele então envia mensagens para o cérebro, a mente e a inteligência, que julgam a propriedade dessas ações. Deste modo, os princípios de *yama* e *niyama* estão envolvidos e a ação e reflexão se harmonizam. Ademais, a prática de uma variedade de *āsanas* purifica o sistema nervoso, faz com que a energia flua no sistema sem obstrução e assegura uma distribuição uniforme dessa energia durante o *prāṇāyāma*.

Habitualmente, a mente está mais próxima do corpo e dos órgãos de ação e de percepção do que da alma. Na medida em que os *āsanas* se refinam, automaticamente tornam-se meditativos porque a inteligência penetra em direção ao núcleo do ser.

Cada *āsana* tem que executar cinco funções: conativa, cognitiva, mental, intelectual e espiritual. A ação conativa é o esforço dos órgãos de ação. A ação cognitiva é a percepção do resultado dessa ação. Quando as duas se fundem, a faculdade discriminativa da mente atua para guiar os órgãos de ação e de percepção para executarem mais corretamente os *āsanas*; o fluxo rítmico de energia e percepção consciente é experimentado uniforme e ininterruptamente, tanto centrípeta quanto centrifugamente, ao longo de todos os canais do corpo. Sente-se um puro estado de alegria nas células e na mente. O corpo, a mente e a alma unificam-se. Esta é a manifestação de *dhāraṇā* e *dhyāna* na prática de um *āsana*.

A explicação de Patañjali de *dhāraṇā* e *dhyāna* nos *sūtras III.1-2* descreve belissimamente a execução correta de um *āsana*, dizendo que "focar a atenção em um determinado ponto ou área dentro do corpo assim como fora é concentração (*dhāraṇā*). Manter essa intensidade de percepção consciente conduz da atenção focada em um ponto à atenção em nada específico. Quando a percepção consciente aguçada entre a consciência do praticante e sua prática não se rompe, isso é *dhyāna*". No *sūtra II.48*, quando Patañjali diz que os pares de opostos não existem na execução correta de um *āsana*, ele claramente indica o envolvimento de *dhāraṇā* e *dhyāna*.

(Veja *sūtra I.20* e também *Luz sobre o Yoga*, para detalhes adicionais.)

प्रयत्नशैथिल्यानन्तसमापत्तिभ्याम् ॥४७॥

## II.47 *prayatna śaithilya ananta samāpattibhyām*

| | |
|---|---|
| *prayatna* | esforço perseverante, esforço continuado, empenho. |
| *śaithilya* | lassidão, relaxamento. |
| *ananta* | interminável, ilimitado, eterno, infinito. |
| *samāpattibhyām* | assumir a forma original, finalização, conclusão. |

**A perfeição em um *āsana* é conquistada quando o esforço para executá-lo converte-se em ausência de esforço e o ser infinito interior é alcançado.**

A perfeição no *āsana* é alcançada somente quando o esforço cessa, instilando equilíbrio infinito e permitindo que o veículo finito, o corpo, se funda naquele que vê.

O *sādhaka* pode ser considerado firme em suas posturas quando o esforço perseverante não é mais necessário. Nessa estabilidade, ele apreende a fisiologia de cada *āsana* e penetra em seu interior, alcançando as mais minúsculas partes do corpo. Então ele conquista a arte do relaxamento mantendo a firmeza e a extensão do corpo e da consciência. Com essa sensibilidade, treina sua faculdade de pensar para ler, estudar e penetrar o infinito. Está imerso no estado ilimitado da unicidade, que é indivisível e universal.

Alguns dizem que é possível adquirir o domínio do *āsana* pela mera entrega a Deus. Como pode ser assim? Em *yoga* estamos no fio da lâmina e no *āsana* a perfeição precisa ser obtida por meio da perseverança, atenção e *insight*. Sem elas, permanecemos entorpecidos e não progredimos. A entrega a Deus, isoladamente, não nos torna perfeitos, embora ajude-nos a esquecer o estresse da vida e de nossos esforços, e a nos guiar para a humildade, ainda que a perfeição no *āsana* tenha sido alcançada.

Quando o *sādhaka* alcançou esse estado de equilíbrio, a atenção, a extensão, a difusão e o relaxamento ocorrem simultaneamente no corpo e na inteligência e se fundem na sede da alma. Esse é um sinal de libertação das dualidades de prazer e sofrimento, contração e extensão, calor e frio, honra e desonra etc.

A perfeição no *āsana* ocasiona pura felicidade, bem-aventurança e beatitude.

## ततो द्वन्द्वानभिघातः ।४८।

## II.48 *tataḥ dvandvāḥ anabhighātaḥ*

| | |
|---|---|
| *tataḥ* | a partir disso, então. |
| *dvandvāḥ* | dualidades, opostos. |
| *anabhighātaḥ* | cessação da perturbação. |

**A partir deste momento, o *sādhaka* não é perturbado pelas dualidades.**

O efeito do *āsana* é colocar um término nas dualidades ou diferenciações entre corpo e mente, mente e alma. Nenhum desses pares de opostos pode existir para o *sādhaka* cujo corpo, mente e alma estão em unidade.

Quando corpo, mente e alma se unem em uma postura perfeita, o *sādhaka* está em um estado de beatitude. Nessa posição jubilosa, a mente, que é a raiz da percepção dualista, perde sua identidade e para de perturbá-lo. É alcançada a unidade entre corpo e mente, e mente e alma. Não há mais alegria ou tristeza, calor ou frio, honra ou desonra, sofrimento ou prazer. Isto é perfeição na ação e liberdade na consciência.

## तस्मिन्सति श्वासप्रश्वासयोर्गतिविच्छेदः प्राणायामः ।४९।

## II.49 *tasmin sati śvāsa praśvāsayoḥ gativicchedaḥ prāṇāyāmaḥ*

| | |
|---|---|
| *tasmin* | sobre isso. |
| *sati* | estar realizado. |
| *śvāsa* | entrada de ar, inspiração. |
| *praśvāsayoḥ* | saída de ar, expiração. |
| *gati* | movimento, ação, caminho, curso, modo. |
| *vicchedaḥ* | cassação, paralisação, interrupção. |
| *prāṇāyāmaḥ* | (*prāṇa* = ar, força vital; *āyāma* = ascensão, expansão e extensão ou comprimento, largura e circunferência) regulação da respiração, expansão da força vital ou energia vital mediante a regulação da respiração. |

**_Prāṇāyāma_ é a regulação da entrada e saída do fluxo da respiração com retenção. Somente deve ser praticado após obter-se a perfeição nos _āsanas_.**

Os *sūtras II.49-53* descrevem o *prāṇāyāma* e seus efeitos.

*Prāṇāyāma*, o quarto constituinte do *yoga*, equivale ao coração em relação ao corpo humano.

É interessante notar que Patañjali expressamente aconselha ao *sādhaka* fazer *prāṇāyāma* somente após obter a perfeição no *āsana*. Pela primeira vez ele mostra um degrau preciso na escada de ascensão do *yoga*, embora não tenha estipulado progressão para os outros aspectos.

Normalmente o fluxo da respiração é incontido e irregular. Observar estas variações e condicionar a mente para controlar o influxo, o refluxo e a retenção da respiração em um padrão regular, rítmico, é *prāṇāyāma*.

*Prāṇa* é uma força autoenergizante que cria um campo magnético na forma do universo e joga com ele, tanto para manter quanto para destruir e dar lugar a novas criações. Ela permeia cada indivíduo, assim como o universo em todos os níveis. Age como uma energia física; como uma energia mental, na qual a mente reúne informação; e como uma energia intelectual com uma faculdade de discriminação, na qual a informação é examinada e filtrada. Este mesmo *prāṇa* age como energia sexual, espiritual e cósmica. Tudo o que vibra no universo é *prāṇa*: calor, luz, gravidade, magnetismo, vigor, poder, vitalidade, eletricidade, vida e espírito são todos formas de *prāṇa*. É a personalidade cósmica, potente em todos os seres e não-seres. É a causa motriz de toda a atividade. É a fortuna da vida.

Esta força autoenergizante é o princípio da vida e da consciência. É a criação de todos os seres no universo. Todos os seres nascem e vivem por meio dela. Quando falecem, sua respiração individual se dissolve na respiração cósmica. *Prāṇa* é não somente o centro da roda da vida, mas também do *yoga*. Tudo está nele estabelecido. Permeia a vida, criando o Sol, a Lua, as nuvens, o vento, a chuva, a terra e todas as formas de matéria. Tanto é ser (*sat*) quanto não-ser (*asat*). Toda e cada coisa ou ser, incluindo o humano, abriga-se sob ele. *Prāṇa* é a energia fundamental e a fonte de todo o conhecimento.

*Prāṇa* (energia) e *citta* (consciência) estão em contato constante entre si. São como gêmeos. *Prāṇa* se torna focado onde *citta* está, e *citta* onde *prāṇa* está. Nos textos yóguicos se diz que enquanto a respiração está aquietada, o *prāṇa* está aquietado e, portanto, *citta* está aquietada. Todos os tipos de vibrações e flutuações se paralisam quando *prāṇa* e *citta* estão estabilizados e silentes.

Os sábios *yogins* estudaram esta conexão entre respiração e consciência e propuseram a prática de *prāṇāyāma* para estabilizar a energia e a consciência.

A palavra *prāṇāyāma* é constituída por dois componentes, *prāṇa* e *āyāma*. *Prāṇa* é energia, quando a força autoenergizante abrange o corpo. *Āyāma* significa alongamento, extensão, expansão, cumprimento, amplitude, regulação, prolongamento, contenção e controle. Quando esta força autoenergizante abrange o corpo com extensão, expansão e controle, é *prāṇāyāma*.

No *Śrīmad Bhāgavatam*, é narrada a história de como "o néctar da imortalidade" foi produzido mediante a batedura do oceano. A história, como se compreenderá a partir da explanação a seguir, simboliza o que ocorre no corpo humano na prática de *prāṇāyāma*.

A força dos *asuras* (demônios) alarmou os *devas* (anjos) que, temendo que o vício dominasse a virtude, acercaram-se do Senhor Śiva, do Senhor Brahmā e do Senhor Indra, que por sua vez acercaram-se do Senhor Viṣṇu, o protetor do universo, em busca de auxílio.

O Senhor Viṣṇu sugeriu bater o oceano para dele extrair o néctar (*amṛta*) da imortalidade, nele oculto. Ele aconselhou aos *devas* discutir sobre os efeitos do néctar com os demônios, e a persuadi-los a unirem-se para bater o oceano. O Senhor Viṣṇu disse que faria o restante.

Os anjos e os demônios decidiram usar o Monte Meru como batedor, e o Senhor Ādiśeṣa, a serpente, o sofá do Senhor Viṣṇu, como a corda para girar a montanha.

Plantas, trepadeiras, várias gramíneas e ervas foram reunidas e lançadas no oceano como matéria-prima, a fim de possibilitar serem batidas para produzir o néctar da vida.

De acordo como *āyurveda*, o corpo é formado por sete componentes (*dhātus*) e três humores (*doṣas*) penetrantes. Os sete elementos são assim denominados porque sustentam o corpo. São eles: quilo[37] (*rasa*), sangue (*rakta*), carne (*māṁsa*), gordura (*meda*), ossos (*asthi*), medula (*majjan*) e sêmen (*śukra*). Eles mantêm o corpo imune às infecções e doenças. São batidos juntos no *prāṇāyāma* para a produção do néctar da vida.

O Monte Meru representa a coluna vertebral e atua como um batedor na batedura da respiração para produzir energia. O Senhor Ādiśeṣa representa *suṣumṇā*: a corda que arremete ou controla a coluna na respiração. A cabeça e a cauda de Ādiśeṣa representam as *nāḍīs* (canais de energia) *piṅgalā* e *iḍā*, ou o curso ascendente e descendente da inspiração e expiração.

*Iḍā* também corresponde, na terminologia da medicina ocidental, ao sistema nervoso parassimpático; *piṅgalā* ao sistema nervoso simpático e *suṣumṇā* ao sistema nervoso central. Assim como Ādiśeṣa foi utilizado como uma corda para bater, do mesmo modo a inspiração e expiração são as duas extremidades do sistema nervoso central, o bastão que bate a energia que é, então, armazenada nas sete câmaras (*cakras*) da coluna. Juntos batem a inspiração e a expiração para gerar a energia vital conhecida como *prāṇa*.

Voltando à nossa história, assim que a batedura se iniciou, o Monte Meru afundou profundamente no oceano. O Senhor Viṣṇu, encarnado como Kūrma (tartaruga), ras-

37. O quilo, produzido na digestão, é composto pelos nutrientes transformados em moléculas muito pequenas, mais as vitaminas e sais minerais, que é absorvido por estruturas presentes no intestino denominadas microvilosidades. (Disponível em https://www.todamateria.com.br/intestino-delgado/. Acesso em: 29 jan. 2021.) (N.T.)

tejou por baixo da montanha e a elevou do fundo do leito do mar, possibilitando que flutuasse e a batedura pudesse continuar. Diversas joias preciosas foram geradas como resultado da batedura. A última a brotar do oceano foi *amṛta*, o néctar da imortalidade.

*Puruṣa*, ou a alma, representa o Senhor Viṣṇu, e o corpo representa *prakṛti*, ou a natureza. O corpo se converte na fonte de produção e o Senhor do corpo é sua força geradora. *Ātman* atua como a tartaruga que eleva e mantém o diafragma flutuando para cima, possibilitando que a respiração entre em contato com os elementos internos do corpo (terra, água, fogo, ar e éter) e seus sete componentes (quilo, sangue, carne, gordura, ossos, medula, sêmen), assim como os dez tipos de energia vital: *prāṇa, apāna, samāna, udāna, vyāna, nāga, kūrma, kṛkara, devadatta* e *dhanaṁjaya*.

Mediante o contato desses sete componentes e dez energias vitais, e com o auxílio daquele que vê, da coluna e da respiração, o elixir da força vital é produzido no corpo. Este *prāṇa* é conhecido como bioenergia. Como o *prāṇa* é uma força autoenergizadora, gera mais potência por meio do processo do *prāṇāyāma*.

A primeira coisa a brotar do oceano foi o veneno chamado *halāhala*, engolido pelo Senhor Śiva, o único capaz de absorvê-lo. Esse *halāhala* representa o produto tóxico da expiração.

O elixir da vida é produzido por meio dos cinco elementos primários, os quais são sua matéria-prima. A terra é a base para a produção e o éter age como um distribuidor de energia. O ar é ativo no processo de inspiração e expiração. Isso movimenta e cria a fusão dos elementos da água e do fogo, os quais, por natureza, são opostos um ao outro, resultando na produção da energia elétrica conhecida como força vital. Em sânscrito, a isto se chama *ojas*, o brilho espiritual.

A geração e a distribuição de *prāṇa* no sistema humano pode ser comparada à produção e funcionamento de energia elétrica. A água armazenada é estagnada; a água corrente tem uma força dinâmica vivificante. A água corrente com força mínima não pode gerar eletricidade. Mediante a construção de um reservatório, a água cai em turbinas que giram com velocidade e força para produzir energia. A energia da queda d'água ou do vapor ascendente gira as turbinas dentro de um campo magnético para gerar eletricidade. A potência é aumentada ou diminuída por meio de transformadores que regulam a voltagem ou corrente. Ela é, então, transmitida ao longo de cabos para iluminar cidades e fazer funcionar maquinários. O *prāṇa* é como a queda d'água ou o vapor ascendente.

A região torácica é o campo magnético. A prática de *prāṇāyāma* faz com que os fusos atuem como turbinas e transmitam a energia recolhida para as remotas células dos pulmões para gerar energia. A energia é acumulada nos *cakras*, os quais estão situados na coluna vertebral e atuam como transformadores. Esta energia gerada na cavidade torácica é como a eletricidade. É aumentada ou diminuída pelos *cakras* e distribuída por todo o corpo por intermédio das linhas de transmissão dos sistemas circulatório e nervoso.

Os *yogins* descobriram o *prāṇāyāma* para fazer uso integral dessa energia recolhida, possibilitando a manutenção do sistema humano como um todo com excelente eficiência e harmonia, compreendendo os sistemas respiratório, circulatório, nervoso, digestivo, excretor e reprodutor.

No *prāṇāyāma*, a membrana mucosa das narinas filtra e limpa a respiração na medida em que ingressa na inspiração. Durante a expiração dá-se tempo suficiente para que o sistema absorva a energia recolhida, de modo que a respiração possa mesclar-se ao sangue. Este sangue purificado, cheio de propriedades químicas e hormônios, é denominado de "um componente cheio de joias" ou a "joia do sangue" (*ratna pūrita dhātu*).

O uso pleno desta absorção e reabsorção de energia permitirá que se viva uma centena de anos com perfeita saúde física, clareza mental e equilíbrio espiritual. Por isto a prática de *prāṇāyāma* é considerada uma grande ciência e arte.

(Veja observações no *sūtra III.40* e também *Luz sobre o Yoga*, *Luz sobre o Prāṇāyāma* e *A Árvore do Yoga*.)

बाह्याभ्यन्तरस्तम्भवृत्तिर्देशकालसंख्याभिः
परिदृष्टो दीर्घसूक्ष्मः ।५०।

## II.50 *bāhya ābhyantara stambha vṛttiḥ deśa kāla saṁkhyābhiḥ paridṛṣṭaḥ dīrgha sūkṣmaḥ*

| | |
|---|---|
| *bāhya* | externo. |
| *ābhyantara* | interno. |
| *stambha* | retenção, suspensão, uma pausa. |
| *vṛttiḥ* | movimento. |
| *deśa* | lugar. |
| *kāla* | tempo, duração. |
| *saṁkhyābhiḥ* | número, precisão, minúcia, reflexão, deliberação. |
| *paridṛṣṭaḥ* | regulado, mensurado. |
| *dīrgha* | prolongado no tempo e no espaço, expansão, elevado. |
| *sūkṣmaḥ* | sutil, suave, minucioso, fino, refinado. |

***Prāṇāyāma* possui três movimentos:**
**inspiração, expiração e retenção prolongadas e suaves;**
**todos regulados com precisão, de acordo com a duração e o lugar.**

Os primeiros três componentes de *prāṇāyāma* são a regulação da inspiração, expiração e retenção; todos devem ser efetuados, prolongados e refinados de acordo com a capacidade do aspirante. Os componentes devem ser observados considerando o lugar (*deśa*), aqui referindo-se ao torso; *kāla*, indicando a extensão da respiração; e *saṁkhyā*, indicando precisão.

Há dois tipos de retenção em *prāṇāyāma*: a interrupção do fluxo da respiração que se segue tanto ao ingresso quanto à saída de ar. Os movimentos da respiração e as pausas entre eles são regulados ou prolongados de acordo com a capacidade pulmonar (*deśa*), a duração e a regulação mensurada da respiração (*kāla*) e o grau de refinamento e sutileza (*saṁkhyā*) do *sādhaka*. A maestria é obtida por meio da prática harmônica, com a regulação rítmica (*paridṛṣṭa*).

O foco na regulagem da respiração (*prāṇa vṛtti*), expiração (*bāhya vṛtti*), inspiração (*antara vṛtti*) e retenção (*stambha vṛtti*) é denominada *sabīja* (semente) *prāṇāyāma*, já que a atenção está na respiração em si.

A inspiração se move do núcleo do ser – aquele que vê – para a consciência. Como *mahat* ou a inteligência cósmica é o primeiro princípio da atividade da natureza, sua contraparte individual, *citta*, atua para incitar a alma para a atividade. A inspiração tem a função de tocar as cinco camadas do corpo – *ānandamaya*, *vijñānamaya*, *manomaya*, *prāṇamaya* e *annamaya* – ou os elementos – *ākāśa*, *vāyu*, *tej*, *ap* e *pṛthvī* –, enquanto a expiração toca na ordem reversa.

A inspiração revigorante é a evolução da alma ou a ordem ascendente de *puruṣa*. Quando o si-mesmo entra em contato com o corpo físico, a inspiração se completa. Aqui *puruṣa* acolhe *prakṛti*. A expiração se move do corpo externo em direção àquele que vê, camada após camada. É a involução ou a ordem descendente de *prakṛti* para encontrar seu Senhor, *puruṣa*. Se a inspiração é a união divina de *puruṣa* com *prakṛti*, a expiração é a união de *prakṛti* com *puruṣa*. A retenção da primeira é *antara kumbhaka*, a retenção da última é *bāhya kumbhaka*. Se *antara kumbhaka* estabelece a consagração daquele que vê (*svarūpa pratiṣṭha*), *bāhya kumbhaka* liberta das quatro metas da vida (*puruṣārtha śūnya*). (Veja *sūtra IV.34*.)

बाह्याभ्यन्तरविषयाक्षेपी चतुर्थः ।५१।

## II.51 *bāhya ābhyantara viṣaya ākṣepī caturthaḥ*

| | |
|---|---|
| *bāhya* | externo. |
| *ābhyantara* | interno. |
| *viṣaya* | região, esfera, um objeto, referência, objetivo, domínio. |
| *ākṣepī* | atravessar, ganhar, ultrapassar, transcender. |
| *caturthaḥ* | o quarto. |

**O quarto tipo de *prāṇāyāma* transcende os *prāṇāyāmas* externo e interno, e surge sem esforço e deliberação.**

O quarto tipo de *prāṇāyāma* ultrapassa a regulação ou modulação do fluxo de respiração e retenção, transcendendo a metodologia apresentada no *sūtra* anterior. É um estado semelhante a *kevala kumbhaka*, o qual é mencionado nos textos de *haṭha yoga* e das *Upaniṣads* do *yoga*.

Quando o movimento da respiração funciona sem volição ou esforço, o quarto estágio de *prāṇāyāma* foi alcançado. Cessam os movimentos da mente e da consciência. Os fluxos de energia vital, inteligência e consciência se paralisam, com exceção das impressões subliminares. É como *virāma pratyaya*, conforme explicado no *sūtra I.18*. Experimenta-se um estado de pausa tanto na respiração quanto na mente. Disso brota um novo despertar e a luz da inteligência penetra vigorosamente o ser íntimo do *sādhaka*.

Como esse quarto estágio não contém restrições, transcende a gama de movimentos descrita no *prāṇāyāma* do *sūtra II.50*. É, portanto, um *prāṇāyāma* "sem semente" (*nirbīja*).

ततः क्षीयते प्रकाशावरणम् ।५२।

# II.52 *tataḥ kṣīyate prakāśa āvaraṇam*

| | |
|---|---|
| *tataḥ* | disso, então. |
| *kṣīyate* | destruído, dissolvido. |
| *prakāśa* | luz. |
| *āvaraṇam* | cobertura. |

***Prāṇāyāma* remove o véu que encobre a luz do conhecimento e anuncia o alvorecer da sabedoria.**

Sua prática destrói a ilusão proveniente de ignorância, desejo e fantasia, que obscurecem a inteligência; e permite que a luz interna da sabedoria brilhe. Assim como a brisa dispersa as nuvens que encobrem o Sol, o *prāṇāyāma* sopra para longe as nuvens que ocultam a luz da inteligência.

No *Yoga Cūḍāmaṇi Upaniṣad* está dito que não há disciplina superior a *prāṇāyāma*, denominado de conhecimento sublime (*mahā vidyā*), a estrada real para o bem-estar, a liberdade e a beatitude.

धारणासु च योग्यता मनसः ।५३।

## II.53 *dhāraṇāsu ca yogyatā manasaḥ*

| | |
|---|---|
| *dhāraṇāsu* | para concentração. |
| *ca* | e. |
| *yogyatā* | qualidade, aptidão, propriedade, habilidade, capacidade, adequação. |
| *manasaḥ* | da mente. |

**A mente se torna apta para a concentração.**

*Prāṇāyāma* não somente é um instrumento para a estabilização da mente, mas também o portão para concentração, *dhāraṇā*.

Uma vez que a nova luz do conhecimento raiou por meio da prática de *prāṇāyāma*, a mente está apta e qualificada para mover-se em direção à revelação da alma.

A implicação aqui é evidente: o *sādhaka*, que inicialmente teve que se esforçar para cultivar um modo de vida yóguico por meio da autodisciplina e do estudo, agora vê seus esforços transformados em um zelo natural para prosseguir em seu *sādhana*.

स्वविषयासंप्रयोगे चित्तस्य स्वरूपानुकार इवेन्द्रियाणां प्रत्याहारः ।५४।

## II.54 *svaviṣaya asamprayoge cittasya svarūpānukāraḥ iva indriyāṇāṁ pratyāhāraḥ*

| | |
|---|---|
| *sva* | seu próprio. |
| *viṣaya* | objetos. |
| *asamprayoge* | sem entrar em contato com. |
| *cittasya* | da faculdade de pensamento, da faculdade de consciência. |
| *svarūpa* | própria forma, forma natural. |
| *anukāraḥ* | imitar, seguir. |
| *iva* | como se, como se fosse. |
| *indriyāṇāṁ* | sentidos. |
| *pratyāhāraḥ* | (*prati* + *aṅg* + *hṛ* = *pratyāhāraḥ*, isto é, atrair para o oposto. *Prati* = oposto, contra, em contrapartida; *aṅg* = perto, próximo a, em direção, força; *hṛ* = levar, suportar, carregar; *hṛ* é a raiz de *pratyāhāraḥ*) recuar, retroceder, retrair, restringir, suspender, recolhimento dos sentidos. |

**Recolher os sentidos, a mente e a consciência**
**do contato com os objetos externos**
**e então atraí-los para dentro,**
**em direção àquele que vê, é *pratyāhāra*.**

Agora a mente está apta a concentrar-se e os sentidos não mais a importunam buscando sua gratificação. Eles perdem o interesse sobre os gostos e sabores de seus respectivos objetos, e se afastam do mundo exterior para ajudar a mente em sua busca interior. Isso é *pratyāhāra*.

Essa é a fundação do caminho da renúncia. Assim como um pássaro não pode voar se uma de suas asas é cortada, é o mesmo caso com o *sādhaka*. As duas asas do *yoga* são a prática, de *yama* a *prāṇāyāma*, e a renúncia, de *pratyāhāra* a *samādhi*. Para voar, ambas são necessárias. Então o *yogin* habita em sua alma, percebendo diretamente todas as coisas, sem a intervenção de *citta*, a faculdade da consciência.

Na vida cotidiana normal, a consciência auxilia os sentidos a verem os objetos do mundo com pensamentos de aquisição, rejeição e resignação. Eles se tornam hipnotizados por eles, dirigindo-se externamente, em direção ao prazer. Em *pratyāhāra*, os sentidos são dirigidos internamente, em direção à revelação da alma. *Pratyāhāra* é recolher a mente do contato com os sentidos de percepção e órgãos de ação e, então, seu direcionamento para a alma.

O relacionamento entre a mente e os sentidos é apropriadamente comparado àquele das abelhas seguindo a abelha-rainha. Se a abelha-rainha se move, as outras a seguem. Quando descansa, as outras descansam. Elas não funcionam independentemente de sua rainha. De modo similar, quando a mente se paralisa, os sentidos também param de funcionar. Isto é *pratyāhāra*: é o começo da jornada de retorno do ser humano em direção ao seu Criador. É a ciência da contenção dos sentidos pela privação daquilo que os alimenta, o mundo externo objetivo, libertando--os por meio do recolhimento do suprimento de alimentos em forma de desejos e sua satisfação.

Mediante o controle dos sentidos e da mente, o *sādhaka* atrai *citta* para sua fonte, a alma, *ātman;* e por meio de *ātman*, ao *paramātman*, Deus. Por exemplo: enquanto se efetua um *āsana*, a inteligência do corpo se estende exteriormente, e os sentidos de percepção, a mente e a inteligência se recolhem internamente. Dá-se o mesmo na execução de *prāṇāyāma*. Isso é *pratyāhāra*.

Aqui, para compreender as características e componentes da natureza, o leitor deve remeter-se novamente ao *sūtra II.19*, no qual os elementos básicos do universo, de acordo com a filosofia *sāṁkhya*, estão plenamente descritos. Em síntese: a natureza consiste em cinco elementos densos – terra, água, fogo, ar e éter – e suas cinco contrapartes sutis – odor, sabor, forma, tato e som. Eles interagem com os três *guṇas* – *sattva*, *rajas* e *tamas*. *Citta*, composta pelo ego, inteligência e mente, é a contraparte individual de *mahat*, a inteligência cósmica. A inteligência cósmica é o gérmen primário não desenvolvido da natureza ou o princípio produtor para a criação de todos os fenômenos do mundo material. Também há os cinco sentidos de percepção – ouvidos, nariz, língua, olhos e pele – e cinco órgãos de ação – pernas, braços, fala e os órgãos reprodutores e excretores.

Os cinco sentidos de percepção entram em contato com o som, odor, sabor, visão e tato, enviam suas impressões para a mente e são armazenadas na memória. A memória anseia por mais experiências e incita a mente a desviar da inteligência e solicitar aos sentidos ainda mais gratificação. Isto, por sua vez, impulsiona a mente a buscar mais experiências por meio dos órgãos de ação. Ao longo desse processo, a inteligência avalia as vantagens e desvantagens a fim de contrabalançar a memória, a mente e os sentidos, os quais, recordando o sabor dos prazeres passados, anseiam por mais. Quase inevitavelmente, a inteligência permanece ignorada. Mediante a super estimulação e o uso incorreto, os órgãos de ação perdem seu potencial e não são mais capazes de excitar os órgãos de percepção ou a mente.

Devido à força das impressões passadas, continuamos a ansiar por novas sensações. Mas não há como satisfazer-se, nunca. Isto gera infelicidade e frustração. Aqui reside o verdadeiro papel de *pratyāhāra*, o quinto aspecto do *yoga*: é um amigo que liberta das armadilhas do mundo externo, conduzindo à felicidade no deleite da alma.

A prática de *pratyāhāra* modifica o mecanismo anteriormente descrito da seguinte maneira: a mente, que até então havia desviado da inteligência, agora dela se aproxima para orientação. A inteligência emprega sua faculdade discriminativa para sopesar o certo e o errado, o apropriado e o inapropriado, e apoiar a mente em seu esforço para libertar-se das reivindicações vociferantes das memórias e impressões. Essa atitude de ir contra a corrente da memória e da mente é *pratyāhāra*. *Pratyāhāra* é designada como uma busca externa (*bahiraṅga sādhana*) porque os sentidos são disciplinados pela inteligência, de modo a poderem iniciar uma jornada reversa e retornar a seus pontos de origem.

Este processo de sopesar instintos, pensamentos e ações é a prática do desapego ou renúncia (*vairāgya*). A energia é conservada e usada somente quando necessária; o desejo contínuo de repetir velhas sensações é gradualmente refreado. A memória coleciona impressões novas e frescas e é subjugada: torna-se subserviente à inteligência e à consciência. É a consciência que domina a inteligência e a leva a repousar-se na fonte da consciência íntima. Então os impulsos da natureza e o *insight* intuitivo fluem livremente. Este é o efeito de *pratyāhāra*.

Já foi mencionado que *pratyāhāra* remove as nuvens que obscurecem a inteligência e permite que ela resplandeça. A mente agora está apta para meditar. Anteriormente, a consciência estava sempre disposta a atender aos apelos dos sentidos, e até a sair do caminho para auxiliá-los na busca pela gratificação. Agora os sentidos tomam o caminho inverso, e auxiliam a consciência a satisfazer seu desejo de vivenciar a revelação do Si-mesmo.

Isto é *pratyāhāra*. E pode ser dividida em quatro estágios: físico, mental, intelectual e espiritual. Retirar a energia dos órgãos de ação e sentidos de percepção e direcioná-la para o cérebro é *pratyāhāra* físico. Aquietar as flutuações nos quatro lóbulos do cérebro é *pratyāhāra* mental. Atrair a inteligência para o tronco do cérebro é *pratyāhāra* intelectual. Dirigir as energias da inteligência e da consciência para a sede da consciência íntima é *pratyāhāra* espiritual. Ela culmina na visão daquele que vê, *ātma sākṣātkāra*.

ततः परमा वश्यतेन्द्रियाणाम् ।५५।

## II.55 *tataḥ paramā vaśyatā indriyāṇām*

| | |
|---|---|
| *tataḥ* | então, disso. |
| *paramā* | o mais elevado. |
| *vaśyatā* | subjugado, controlado, governado. |
| *indriyāṇām* | dos sentidos. |

***Pratyāhāra*** **resulta no controle absoluto dos órgãos dos sentidos.**

Sente-se o efeito de *pratyāhāra* quando os sentidos são dominados e a mente está madura e ávida por sua busca espiritual.

Quando os sentidos param de correr atrás dos prazeres obtidos a partir do mundo fenomênico, podem ser subjugados para servir à alma.

*Sādhana pāda* instrui o *sādhaka* em como avaliar suas próprias fraquezas em cada domínio – moral, físico, fisiológico e intelectual – e como eliminá-las, uma vez que não conduzem à disciplina yóguica e à emancipação espiritual.

*Yama* desenvolve a arte de viver honestamente em sociedade; *niyama*, a de limpar as próprias impurezas. *Āsana* elimina as perturbações físicas e mentais, e *prāṇāyāma* mantém a harmonia e evita a dissipação do fluxo de energia vital, tornando a mente um instrumento hábil para a meditação. *Pratyāhāra* sublima tanto os sentidos quanto a mente.

Assim termina a busca externa (*bahiraṅga sādhana*). Agora o *sādhaka* cruza o limiar da busca interna (*antaraṅga sādhana*) do *yoga*.

Aqui termina a exposição sobre *sādhana*, o segundo *pāda* dos *Yoga Sūtras* de Patañjali.

# PARTE TRÊS

# विभूति पादः ।

*Vibhūti pāda*

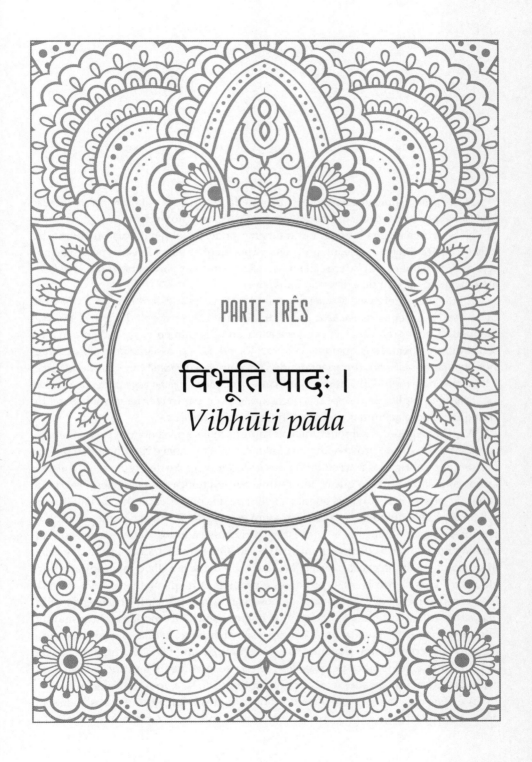

Neste *pāda*, Patañjali fala sobre as propriedades do *yoga* e da arte da integração (*saṁyama*) por meio da concentração, meditação e absorção profunda.

Nesta busca íntima surgem naturalmente poderes sobrenaturais ou conquistas (*vibhūtis*) para um *yogin* que integrou seu corpo, mente e alma. Existe o perigo de que seja seduzido por esses poderes. Ele deve deles se desviar para perseguir seu *sādhana* até *kaivalya*, o apogeu da existência indivisível.

*Samādhi pāda* refere-se aos seres evoluídos e sua prática em relação à obtenção de *samādhi* sem semente. *Sādhana pāda* lidou com a busca externa (*bahiraṅga sādhana*) mediante a qual praticantes iniciantes e avançados, igualmente, aprendem a manter seu equilíbrio mental sob qualquer estresse. *Vibhūti pāda* prossegue para a busca interior (*antaraṅga sādhana*), compreendendo concentração (*dhāraṇā*), meditação (*dhyāna*) e total absorção (*samādhi*). Patañjali cunha a expressão *saṁyama yoga* para conectá-las.

*Saṁyama* explica as disciplinas necessárias tanto para viver na graça natural do *yoga* quanto para acumular poderes sobrenaturais ou *siddhis*.

A ideia de poderes sobrenaturais ou supranormais apresenta um problema para o leitor moderno, que provavelmente tem inclinação racional e científica. Isso porque nos sentimos obrigados a acreditar ou desacreditar neles. Se descremos e os consideramos como uma fantasia que restou de uma cultura mítica e supersticiosa, isso pode conduzir-nos a sérias dúvidas quanto à validade dos outros capítulos de Patañjali.

Se sentimos que devemos decidir sobre essa matéria, subestimamos a sutileza das intenções de Patañjali. Os *Yoga Sūtras* dirigem-se a todos: aqueles que são espiritualmente evoluídos e aqueles que não o são. O ponto extraordinário é que estão direcionados a ambos, *todo o tempo*. Nada do que Patañjali diz é inapropriado para alguém. Todos os níveis estão presentes e problemas frequentemente vêm de onde menos esperamos. Não teria a falta de observância dos princípios básicos de *yama/niyama* maculado a reputação de muitos líderes espirituais modernos? Mesmo um criminoso não experimenta uma sensação semelhante a *samādhi* durante o sono e quando desperta? Assim, podemos nos assegurar de que Patañjali, quando discute os problemas engendrados pelos *siddhis*, referia-se igualmente tanto aos *sādhakas* comuns quanto aos avançados, e não apenas entregando-se a voos fantasiosos.

A essência do que ele está dizendo é: quando nos esforçamos vigorosamente no nosso caminho rumo a um objetivo, incidentalmente as recompensas e resultados gratificantes surgirão no trajeto. Podemos facilmente nos enamorar tanto por aquilo que adquirimos acidentalmente, que o confundimos pela meta em si.

Imagine um jovem que deseje ser um grande ator, um objetivo válido. No caminho, adquire fama. Se não estiver firme em seu propósito, torna a fama seu novo único objetivo. O *siddhi* da notoriedade o seduziu e engoliu.

Ou um jovem empresário ambicioso inicia sua carreira objetivando sustentar sua família e no percurso se torna rico. Ele agora tem mais do que o suficiente. Mas a riqueza e sua obtenção agora o possuem e ele negligencia sua família, que vive em um luxo estéril, enquanto ele persegue mais e mais dinheiro simplesmente pelo prazer de tê-lo.

Imagine uma pessoa que, pelo mérito de vidas passadas, nasceu em uma casa real. Em vez de considerar sua boa fortuna como um sinal de que deve humildemente servir a seu povo, é capturado pelo orgulho de seu berço e comporta-se tiranicamente.

Em todos esses casos o protagonista deixou-se desviar, substituindo o verdadeiro objetivo por um subproduto agradável e merecido dos seus esforços. Na melhor das hipóteses, seu progresso estanca; na pior, ele é consumido; em todos os casos, a ilusão substituiu a realidade. O ensinamento dos *siddhis* para nós todos é de não nos permitirmos desviar do caminho, sermos inabaláveis. Uma pessoa que tenha se permitido iludir pelo encanto dos *siddhis* se assemelha a quem creia que os tijolos e a argamassa do templo são o próprio Deus. A isso se conhece como materialismo espiritual.

### Os *aṣṭa* (oito) *siddhis*

1. *aṇimā* = tornar-se tão minúsculo quanto um átomo;
2. *mahimā* = crescer em magnitude;
3. *laghimā* = tornar-se leve;
4. *garimā* = tornar-se pesado;
5. *prāpti* = o poder de dominar e obter o que quer;
6. *prākāmya* = o livre-arbítrio e a concretização dos desejos;
7. *īśitva* = supremacia sobre tudo;
8. *vaśitva* = o poder de subjugar qualquer coisa e qualquer pessoa.

Estes são os oito poderes que o *yogin*, sem buscar, obtém. Embora indiquem que seu *sādhana* está no caminho correto, são também capazes de capturá-lo com a força de um furacão e desabar seu *sādhana*. Tais *siddhis* devem ser ignorados e deve-se manter a meta final da liberação e beatitude. O orgulho pelos *siddhis* e a preocupação com eles conduzem ao desastre e ao caos. Geram apego e aflição, e é por isso que Patañjali (*sūtra III.38*) os considera obstáculos para *dhyāna* e *samādhi*. São úteis somente se a meta do *yoga* for esquecida. "Descarte-os", diz Patañjali, "e devote todas as energias à revelação de Deus".

देशबन्धश्चित्तस्य धारणा ॥१॥

# III.1 *deśa bandhaḥ cittasya dhāraṇā*

| | |
|---|---|
| *deśa* | lugar, local, região. |
| *bandhaḥ* | vincular, combinar, conectar, unir, fixar. |
| *cittasya* | da mente, da consciência. |
| *dhāraṇā* | o ato de segurar, manter a mente recolhida, concentrar. |

**Fixar a consciência em um ponto ou região é concentração (*dhāraṇā*).**

*Dhāraṇā* significa foco de atenção. Focar a atenção em um ponto ou área eleito, dentro ou fora do corpo, é concentração. Por intermédio dela as funções da mente são controladas e levadas a um ponto focal.

Uma vez obtido o domínio dos cinco estágios do *yoga*, de *yama* a *pratyāhāra*, prossegue-se para a arte de concentrar a mente e a consciência. *Dhāraṇā* se estabelece quando a mente aprende a permanecer estável por si mesma ou a fixar-se em um objeto imóvel.

O *sādhaka* desenvolve estabilidade emocional mediante a prática de *yama* e *niyama*. Por meio do *āsana* mantém seu corpo, a morada da alma, livre de doenças. No *prāṇāyāma*, aprende a parar de dissipar energia por meio da regulação de seu fluxo e a distribuí-la adequadamente por todo o seu corpo e mente. Por intermédio de *pratyāhāra*, desenvolve força de vontade, desconecta-se dos órgãos dos sentidos e adquire clareza de pensamento. Este é o começo do cultivo do cérebro. Uma vez que tenha se tornado desinteressado dos assuntos mundanos, está apto a prosseguir na busca interna, enriquecendo a mente por meio de *dhāraṇā*. *Dhyāna* e *samādhi* conduzem a consciência na busca íntima (*antarātma sādhana*), para a própria alma.

Os oito componentes do *aṣṭāṅga yoga* estão entrelaçados, embora cada um seja descrito separadamente por motivo de conveniência. São subdivididos em: busca externa (*bahiraṅga sādhana*), busca interna (*antaraṅga sādhana*) e busca íntima (*antarātma sādhana*), habilitando até os não iniciados a aprender a concentrar-se passo a passo, de forma concreta por meio da prática sistemática. Havendo alcançado a maturidade e o refinamento, eles estão aptos a penetrar seus pensamentos e sentimentos mais íntimos (veja *sūtra II.53*).

Por exemplo: a maioria das pessoas, até mesmo a maioria dos praticantes de *yoga*, têm a impressão de que os *āsanas* são meramente externos e físicos. Este *sūtra* remove essa concepção equivocada. Patañjali define concentração como focar a atenção tanto dentro quanto fora do corpo. Se na execução de um *āsana* os órgãos de ação e os sentidos de percepção são dirigidos para a mente, e a mente em direção ao núcleo, o *sādhana* externo converte-se em *sādhana* interno. Se os membros, os sentidos de percepção, a mente e a inteligência discriminativa estão reunidos e fundidos com a energia da alma, converte-se em *sādhana* íntimo. Se a pessoa executa cada *āsana* com zelo, fundindo com atenção integradora as partes do corpo, a mente divagante e a inteligência discriminativa com a alma, isto não é uma prática espiritual?

Quem não notou algo desse processo ao observar crianças? Não viu uma criança pequena com paixão por aviões construindo seu próprio modelo? Seu interesse passional alimentando sua concentração e ela se tornando totalmente absorta em sua tarefa, esquecendo-se do que a cerca. No *āsana*, nosso compromisso inicial, ou paixão, se eleva, por meio da concentração, ao nível da absorção total. Tal prática gera humildade, sem a qual a penetração nos níveis sutis é impossível.

*Dhāraṇā* é a arte de reduzir as interrupções da mente e, finalmente, eliminá-las completamente, de modo que o conhecedor e o conhecido se unifiquem (*sūtra I.41*).

O comentário de *śrī* Vyāsa sobre esse *sūtra* indica certas partes do corpo como adequadas para a concentração. São elas: a esfera do umbigo (*nābhi cakra*), o lótus do coração (*hṛdaya puṇḍarīka*), o centro da cabeça (*mūrdhani*), a luz brilhante (*jyotiṣi* ou *ājñā cakra*), a ponta do nariz (*nāsikāgra*) e a raiz da língua (*jihvāgra*). Na medida em que a atenção se fixa em um desses pontos internos, gradualmente a pessoa se torna, primeiro, absorta em si mesma (*sāsmitā*) e, então, na sua alma, *ātman*.

तत्र प्रत्ययैकतानता ध्यानम् ।२।

## III.2 *tatra pratyaya ekatānatā dhyānam*

| | |
|---|---|
| *tatra* | ali (naqueles locais de concentração). |
| *pratyaya* | base, conteúdo, crença, dirigir-se a, firme convicção, equipamento. |
| *ekatānatā* | fluxo contínuo, ininterrupto de atenta percepção consciente. |
| *dhyānam* | meditação, reflexão, profunda contemplação. |

**Um fluxo estável, contínuo, de atenção dirigido para o mesmo ponto ou região é meditação (*dhyāna*).**

O aspecto característico da meditação (*dhyāna*) é a manutenção de um fluxo ininterrupto de atenção em um ponto fixo ou região, sem intervenção ou interrupção. Em *dhyāna*, o tempo psicológico e o cronológico paralisam-se, uma vez que a mente observa seu próprio comportamento. A intensidade da atenção no campo da consciência nem se altera, nem oscila, permanecendo tão estável, suave e constante como óleo gotejando de um jarro. Mantendo a mesma intensidade de percepção consciente, a atenta percepção consciente se move da concentração em um ponto para a atenção sem um ponto.

A diferença entre *dhāraṇā* e *dhyāna* é que em *dhāraṇā* a preocupação maior é a eliminação da flutuação das ondas de pensamento para a obtenção da concentração unidirecionada; em *dhyāna*, a ênfase está na manutenção da observação contemplativa constante e profunda.

*Ekatānatā* implica um fluxo de contato inquebrantável entre a consciência do *sādhaka* e seu *sādhana*. Podemos observar, portanto, que se pode obter *dhyāna* tanto no *āsana* quanto no *prāṇāyāma*. No *āsana* há um movimento centrífugo da consciência para as fronteiras do corpo, seja estendendo-se vertical, horizontal ou em circunferência, e um movimento centrípeto porque o corpo inteiro é conduzido para um único foco. Se a atenção é mantida dessa forma constantemente, ocorre a meditação. De modo similar, em *prāṇāyāma*, o fluxo de entrada ou saída de respiração é medido e sustentado de forma sensível, resultando no total envolvimento com o si-mesmo. Durante a retenção, quando a respiração, as células do torso, a consciência e a alma ficam em uníssono, a meditação ocorre. Em suma, quando atenção, reflexão e contemplação na ação e observação são sustentadas continuamente, *dhāraṇā* evolui para *dhyāna* (veja *sūtra* I.2).

तदेवार्थमात्रनिर्भासं स्वरूपशून्यमिव समाधिः ।३।

## III.3 *tadeva arthamātranirbhāsaṁ svarūpaśūnyam iva samādhiḥ*

| | |
|---|---|
| *tadeva* | o mesmo (*dhyāna*). |
| *artha* | objetivo, propósito, meta, fim, vontade, desejo. |
| *mātra* | único, só. |
| *nirbhāsaṁ* | aparecer, brilhar. |
| *svarūpa* | forma essencial, por si mesmo. |
| *śūnyam* | vazio, vácuo. |
| *iva* | como se, como se fosse. |
| *samādhiḥ* | absorção perfeita, atenção objetiva, união, harmonizar, absorção espiritual. |

**Quando o objeto de meditação**
**absorve o meditador,**
**despontando como o sujeito,**
**perde-se a percepção consciente de si próprio.**
**Isto é *samādhi*.**

Quando o fluxo de atenção da consciência se funde com o objeto de meditação, a consciência do meditador, o sujeito, aparenta estar dissolvida no objeto. Esta união do sujeito e do objeto torna-se *samādhi*.

Quando o objeto de contemplação irradia sem a intervenção da própria consciência, *dhyāna* flui para *samādhi*.

Quando um músico se perde em si próprio e está completamente envolvido na sua música, ou um inventor faz suas descobertas quando destituído do ego, ou um pintor transcende a si próprio com cor, sombra e pincel, têm um vislumbre de *samādhi*. O mesmo ocorre com o *yogin*: quando seu objeto de contemplação se converte em si próprio, despojado de si próprio, experimenta *samādhi*.

A diferença é que o artista ou o músico alcançam esse estado por meio do esforço e não podem mantê-lo; enquanto o *yogin*, permanecendo destituído do ego, o vivencia de forma natural, contínua e sem esforço. Consequentemente, é difícil para um artista infundir sua visão do sublime, a qual está associada com a execução e a concretização de uma determinada forma de arte, na sua existência cotidiana ordinária. Para o *yogin*, contudo, cuja "arte" é destituída de forma e cujo objetivo não tem expressão física como uma pintura, um livro ou uma sinfonia, o perfume de *samādhi* penetra todos os aspectos de seu comportamento "normal", atividades e estado de ser.

O fluxo ininterrupto de atenção dissolve a separação entre o objeto visto e aquele que o vê. A consciência parece ter cessado e alcançado um estado de silêncio. Está desprovida de "eu" e funde-se com o núcleo do ser em um profundo estado de serenidade. Em *samādhi*, a percepção consciente do local desaparece e cessa a vivência de espaço e tempo.

Nos *sūtras I.27-28*, Patañjali trata de *japa* (prece), *artha* (significado e finalidade) e *bhāvanā* (sensação ou experiência). *Japa* ou *mantra* podem ser associados com *dhāraṇā*; *artha* com *dhyāna* e *bhāvanā* com *samādhi*.

(Veja também *sūtras I.41* e 43.)

त्रयमेकत्र संयमः ।४।

# III.4 *trayam ekatra saṁyamaḥ*

| | |
|---|---|
| *trayam* | esses três. |
| *ekatra* | em conjunto, juntos. |
| *saṁyamaḥ* | definir, manter juntos, integrar. |

**Esses três juntos – *dhāraṇā, dhyāna* e *samādhi* – constituem integração ou *saṁyama*.**

*Saṁyama* é um termo técnico que define a integração de concentração (*dhāraṇā*), meditação (*dhyāna*) e absorção (*samādhi*). Em *saṁyama*, os três são um único fio, evoluindo da atenção ininterrupta a *samādhi*.

*Dhāraṇā* é atenção unidirecionada. Converte-se em *dhyāna* por meio da sua sustentação no tempo, enquanto dissolve o seu caráter de atenção unidirecionada, implícito na palavra "concentração". Quando se converte em atenção em todos os pontos, que é também sem ponto (o mesmo que dizer difundida por igual, porém sem diminuição da atenção), conduz à absorção total (*samādhi*). Deste modo, o prolongamento contínuo desses três aspectos sutis do *yoga* forma uma só unidade, denominada *saṁyama*. *Saṁyama* é um estado de imobilidade, e um *saṁyamin* é alguém que subjuga suas paixões e permanece imóvel.

A analogia a seguir demonstra o relacionamento orgânico entre *dhāraṇā, dhyāna* e *samādhi*: quando se contempla um diamante, primeiro se vê com grande clareza a própria pedra preciosa. Gradualmente percebe-se a luz que irradia do seu centro. Na medida em que a percepção consciente da luz aumenta, a percepção consciente da pedra como um objeto diminui. Então há somente luminosidade, nenhuma fonte, nenhum objeto. Quando a luz está em todos os lugares, isto é *samādhi*.

Assim como *dhāraṇā* é exterior a *dhyāna, dhyāna* a *samādhi, samādhi* a *saṁyama* e *saṁyama* a *nirbīja samādhi*, a mente é exterior à inteligência, a inteligência à consciência e a consciência àquele que vê.

*Dhāraṇā* gera estabilidade na mente, *dhyāna* desenvolve maturidade na inteligência, e *samādhi* atua na difusão da consciência.

*Dhāraṇā, dhyāna* e *samādhi* mesclam-se para se tornar *saṁyama* ou integração. A mescla de mente, inteligência e consciência é *saṁyama* das três. A visão daquele que vê equivale a *nirbīja samādhi*.

## तज्जयात् प्रज्ञालोकः ।५।

## III.5 *tajjayāt prajñālokaḥ*

| | |
|---|---|
| *tad* | disso. |
| *jayāt* | pelo domínio, pela obtenção, conquista. |
| *prajñā* | percepção consciente, sabedoria, julgamento, discriminação. |
| *ālokaḥ* | luz, brilho, *insight*. |

**Do domínio de *saṁyama* advém a luz da percepção consciente e do *insight*.**

Quando é obtido o domínio da integração (*saṁyama*), a luz da sabedoria e do *insight* brilham intensamente, reconciliando o conhecido com o conhecível e revelando a alma.

A percepção consciente e a cognição tornam-se mais firmes e aguçadas por meio da percepção espiritual direta.

Normalmente nossa inteligência voa de um objeto para outro e de um lugar para outro, tornando impossível penetrar plenamente qualquer coisa. Em *saṁyama*, o conhecedor se aproxima do conhecido cada vez mais e, fundindo-se a ele, perde sua separação.

(Veja *sūtras I.47; III.36;* e *IV.29.*)

## तस्य भूमिषु विनियोगः ।६।

## III.6 *tasya bhūmiṣu viniyogaḥ*

| | |
|---|---|
| *tasya* | seu (*saṁyama*). |
| *bhūmiṣu* | nível, etapa, estágio. |
| *viniyogaḥ* | aplicação. |

***Saṁyama* pode ser aplicado em diversas esferas para se obter suas utilidades.**

Patañjali explica que este *insight* e sabedoria devem ser adequadamente distribuídas pelas diversas esferas da vida.

*Saṁyama* pode ser aplicado em várias esferas. Em *samādhi pāda*, foram explicados conceitos como *pratyaya* e vários aspectos de *samprajñāta samādhi* (*sūtras I.17-22* e *I.51*). Porém, quem não adquiriu o domínio dos estágios inferiores não obterá o dos mais elevados, nem poderá saltar os estágios intermediários. Se, por sua vez, for seguido cada estágio, a pessoa se familiariza com eles por etapas e o *insight* pleno se desenvolve.

O *insight* pleno também pode nascer por meio da graça de Deus, conquistada por meio dos *karmas* virtuosos antecedentes. No passado, Vāmadeva, Prahlāda, Śukadeva e Rāmakṛṣṇa e, no século atual, Aurobindo, Ramaṇa Maharṣi e Mahātmā Gāndhi, foram grandes personalidades que receberam as bençãos de Deus e alcançaram o conhecimento pleno.

Este *sūtra* afirma que ninguém pode esperar obter sucesso ou domínio sem prática regular e, também, adverte a não saltar para estágios mais elevados de prática sem primeiro estabelecer uma fundação firme por meio das etapas iniciais do *yoga*.

Há muitos exemplos, mesmo na literatura moderna, de pessoas vivenciando inesperadamente *saṁyama*, ainda que não tenham seguido um caminho fixo de disciplina yóguica. Os japoneses se referem a esta súbita elevação do véu da ignorância como "lampejo". É, sem dúvida, um momento de graça, mas não é o mesmo que iluminação. Se o destinatário dessa súbita graça for sensível, voltará ao começo, encontrará um caminho apropriado e o seguirá assiduamente ainda por muitos anos para construir conscientemente e por meio do esforço digno o que uma vez lhe foi concedido em um momento de graça.

A moderna fantasia do "despertar da *kuṇḍalinī*" provavelmente surgiu por meio dessas excêntricas experiências de "integração". Patañjali não menciona a *kuṇḍalinī*, porém fala sobre a energia da natureza que flui abundantemente no *yogin* (*sūtra IV.2*). *Kuṇḍalinī* é um neologismo. Essa energia da natureza (*prakṛti śakti*) era originalmente conhecida como *agni* ou fogo. Mais tarde, *yogins* denominaram esse fogo de *kuṇḍalinī* (a espiral), porque seu canal no corpo está enrolado na base da coluna três voltas e meia. Entretanto, está claro que muitos dos que se submetem a uma experiência avassaladora de fusão com a consciência universal, por meio de seu despreparo, mais sofrem do que se beneficiam. Aos poucos saudáveis sortudos, tal experiência pode servir como um estímulo para começar uma verdadeira busca espiritual; contudo, para muitos outros pode causar problemas físicos e psíquicos severos. O caminho óctuplo, embora possa parecer místico para os não iniciados é, em última instância, um caminho de evolução espiritual cujo lema bem poderia ser "primeiro a segurança".

A fundação deve estar segura, conforme Patañjali enfatiza quando coloca primeiro *yama* e *niyama*, e quando assinala um avanço definitivo entre *āsana* e *prāṇāyāma*.

Vyāsa assim esclarece este *sūtra*:

> *Yoga* deve ser conhecido por meio do *yoga*. *Yoga* é o professor de *yoga*. O poder do *yoga* se manifesta unicamente por meio do *yoga*. Aquele que não se torna descuidado, negligente ou desatento, somente ele, repousa no *yoga* e desfruta do *yoga*".
>
> *"Yogena yogojñātavya yogo yogātpravartate*
> *yo pramattastu yogena sa yogo ramate ciram."*

(Veja *sūtras I.17, 40*; e *II.27*.)

त्रयमन्तरङ्गं पूर्वेभ्यः ।७।

## III.7 *trayam antaraṅgaṁ pūrvebhyaḥ*

| | |
|---|---|
| *trayam* | estes três (*dhāraṇā*, *dhyāna* e *samādhi*). |
| *antaraṅgaṁ* | partes internas, a mente e o coração. |
| *pūrvebhyaḥ* | em relação aos precedentes. |

**Estes três aspectos do *yoga* são internos, comparados aos cinco anteriores.**

Em comparação com os cinco aspectos anteriores do *yoga*, é possível observar que *dhāraṇā*, *dhyāna* e *samādhi* são práticas mais sutis, internas, íntimas e subjetivas. As primeiras cinco, que lidam com os invólucros visíveis ou cognoscíveis, são chamados de busca externa. *Yama* purifica os órgãos de ação; *niyama*, os sentidos de percepção; *āsana* limpa os aspectos físicos e orgânicos do corpo; *prāṇāyāma* faz cessar a perda de energia e eleva a estamina; *pratyāhāra* limpa a mente.

Mais intimamente, *dhāraṇā* desenvolve e aguça a inteligência, *dhyāna* purifica a consciência e *samādhi* conduz a consciência em direção à alma. Os três estão diretamente envolvidos nos invólucros sutis da mente, da inteligência e da consciência, e estão muito próximos do coração espiritual. Eles afetam diretamente o caminho espiritual e, deste modo, são chamados de busca interna, ou *sabīja samādhi*, porque agora o *sādhaka* tem a consciência unidirecionada.

No *samādhi pāda*, Patañjali explicou que a sabedoria portadora de verdade (*ṛtaṁbhara prajñā*) é a fronteira entre *sabīja* e *nirbīja samādhis*. Aqui ele descreve *saṁyama* como a penúltima etapa em direção a *nirbīja samādhi*.

No próximo *sūtra*, Patañjali explica que *saṁyama* é exterior a *nirbīja samādhi*, e daí prossegue, nos *sūtras III.9-16*, para penetrar as transformações na própria substância da consciência, conduzindo a pessoa à vivência de seu estado mais refinado, que aparenta ser mais sutil do que *saṁyama*.

तदपि बहिरङ्गं निर्बीजस्य ।८।

## III.8 *tadapi bahiraṅgaṁ nirbījasya*

| | |
|---|---|
| *tat* | este. |
| *api* | igualmente, também. |
| *bahiraṅgaṁ* | parte externa. |
| *nirbījasya* | ao sem semente. |

**De forma similar, *saṁyama* é externo quando comparado ao *samādhi* sem semente (*nirbīja*).**

Até essa perfeição de *dhāraṇā*, *dhyāna* e *samādhi* aparenta ser exterior para aquele que vivenciou o *samādhi* sem semente, a visão direta da alma.

O comentário de Vyāsa sobre o *sūtra I.2* divide *citta* em cinco estágios:

1. *kṣipta*, uma força mental que está fragmentada, em um estado de desordem e negligência;
2. *mūḍha*, um estado de insensatez e enfado;
3. *vikṣipta*, agitado e distraído, nem organizado, nem controlado;
4. *ekāgra*, um estado de atenção em um ponto;
5. *niruddha*, onde tudo está contido para que o *sādhaka* alcance o limiar de *kaivalya*.

Os *sūtras III.7-8* descrevem a diferença entre *sabīja* e *nirbīja samādhi*. O *sūtra III.7* explica que a conquista dos veículos da natureza e da própria natureza é da maior importância na abertura dos portões de *kaivalya*. No *sūtra III.8* se diz que, como *saṁyama* é dependente de um suporte ou uma forma, é denominado "externo" em comparação com *nirbīja samādhi*. Uma vez que os veículos da natureza (corpo, órgãos de ação, sentidos de percepção, mente, inteligência, razão e consciência) param de funcionar, a alma (*ātman*) resplandece e o *sādhaka* reside em *kaivalya*, e não em seu limiar.

O sono ocorre naturalmente quando cessam as atividades mentais sem esforço. Do mesmo modo, a perfeição em *sabīja samādhi* conduz ao estado de *samādhi* sem semente ou *kaivalya,* tão destituído de esforço quanto cair no sono. A alma emerge por vontade própria.

(Veja *sūtras I.16-18, 41-45*; e *III.13.*)

व्युत्थाननिरोधसंस्कारयोरभिभवप्रादुर्भावौ
निरोधक्षणचित्तान्वयो निरोधपरिणामः ।९।

## III.9 *vyutthāna nirodha saṁskārayoḥ abhibhava prādurbhāvau nirodhakṣaṇa cittānvayaḥ nirodhapariṇāmaḥ*

| | |
|---|---|
| *vyutthāna* | surgimento de pensamentos, aparecimento de pensamentos. |
| *nirodha* | supressão, obstrução, contenção. |
| *saṁskārayoḥ* | das impressões subliminares. |
| *abhibhava* | desaparecer, subjugar. |
| *prādurbhāvau* | reaparecer. |
| *nirodha* | contenção, supressão. |
| *kṣaṇa* | momento. |
| *citta* | consciência. |
| *anvayaḥ* | associação, penetração, impregnação. |
| *nirodha* | contenção, supressão. |
| *pariṇāmaḥ* | transformação, efeito. |

**O estudo dos momentos de silêncio entre o surgimento e a restrição das impressões subliminares é a transformação da consciência em direção à contenção (*nirodha pariṇāmaḥ*).**

A transformação por meio da contenção da consciência é adquirida mediante o estudo dos momentos de silêncio que ocorrem entre o aparecimento de impressões e nosso impulso para contê-las, e entre o impulso de restringir e o reaparecimento do pensamento.

A linha central da filosofia de Patañjali é o relacionamento entre o Si-mesmo, *puruṣa*, e a natureza, *prakṛti*. Nascemos na natureza e sem ela nada se movimentaria, nada se modificaria, nada aconteceria. Buscamos nos libertar da natureza para transcendê-la, para conquistar a liberação duradoura.

O envolvimento sensorial conduz ao apego, desejo, frustração e raiva, que causam desorientação e a eventual decadência da nossa inteligência. Por intermédio da combinação das técnicas e recursos de *yama, niyama, āsana, prāṇāyāma* e *pratyāhāra* aprendemos o controle. Todos são meios externos de contenção da consciência, independentemente de focarmos em Deus, na respiração, ou no *āsana* para aprender a dirigir e difundir a consciência. Todo esse aprendizado se desenvolve na relação entre o sujeito e o objeto. É comparativamente simples porque é um processo relativo, dual. Mas como o sujeito pode trabalhar sobre o sujeito, a consciência sobre a consciência? Em outras palavras, como os olhos de uma pessoa podem ver seus próprios olhos? No *sūtra III.9-15* Patañjali mostra o caminho.

Seria possível perguntar por que alguém deveria fazer isso: os *sūtras III.13-14* respondem a essa questão e possibilitam que a pessoa identifique, no interior de sua consciência, as propriedades sutis da natureza, discrimine entre elas e distinga entre as que se submetem aos estresses e mudanças do tempo e as que são imutáveis e permanentes. Ao fazer isso obtemos, por meio da busca interior, a mesma libertação da natureza que nos esforçamos por adquirir na busca exterior. A libertação que obtemos da tirania do tempo, da ilusão de que é absoluta, é especialmente significante. Cortar nossos laços com os objetos dos sentidos no interior da nossa consciência carrega muito mais peso do que qualquer rompimento com os objetos externos; não fosse assim, um prisioneiro confinado na solitária estaria a meio caminho de ser um *yogin*. Por meio da busca interior, os aspectos internos do desejo, atração e aversão cessam.

No *sūtra III.4*, Patañjali mostra *dhāraṇā, dhyāna* e *samādhi* como três fios entrelaçados para formar um fio único, integrado e desenrolado. Então introduz três transformações da consciência diretamente relacionadas a elas, e que ascendem sucessivamente até o mais elevado nível, no qual a consciência reflete a luz da alma. Essas transformações são *nirodha pariṇāma, samādhi pariṇāma* e *ekāgratā pariṇāma*, que estão relacionadas às três transformações da natureza: *dharma, lakṣaṇa* e *avasthā pariṇāma* (*sūtra III.13*), resultantes da intensificação da nossa percepção, da nossa penetração na realidade da natureza em um nível mais elevado. A palavra "transformação" sugere à nossa imaginação uma série de etapas em uma estrutura estática, mas é mais útil conceber um fluxo harmônico, tal como oferecido pela moderna física de partículas.

*Nirodha pariṇāma* se relaciona com o método utilizado na meditação, quando *dhāraṇā* perde sua nitidez de atenção sobre um objeto e a própria inteligência é trazida para o foco. Em *dhāraṇā* e *nirodha pariṇāma*, a observação é uma iniciativa dinâmica.

Por meio de *nirodha pariṇāma*, transformação por contenção ou supressão, a consciência aprende a tranquilizar suas próprias flutuações e distrações, deliberadas e não deliberadas. O método consiste em perceber e apreender e, finalmente, aumentar aquelas pausas subliminares de silêncio que ocorrem entre os pensamentos emergentes e restringentes e vice-versa.

Enquanto uma impressão for substituída por uma contra impressão, a consciência rebela-se contra isso. A esse estado se denomina *vyutthāna citta* ou *vyutthāna saṁskāra* (impressões emergentes). Restringir as ondas emergentes da consciência e superar essas impressões é *nirodha citta* ou *nirodha saṁskāra*. Os preciosos momentos psicológicos de intervalo (*nirodha kṣaṇa*) nos quais há quietude e silêncio devem ser prolongados em momentos extra cronológicos de consciência, sem começo ou fim.

A chave para compreender esse ciclo de mutações na consciência se encontra na respiração. Entre cada inspiração e expiração, experimentamos a cessação da respiração por uma fração de segundo. Sem essa lacuna não podemos inspirar ou expirar. Esse intervalo entre cada respiração possui outra vantagem: permite que o coração e os pulmões repousem. A esse período de descanso chamo de "*śavāsana*" do coração e dos pulmões.

Os *yogins* que descobriram o *prāṇāyāma* denominaram esse espaço natural de *kumbhaka*, e nos aconselham a prolongar sua duração. Assim, há quatro movimentos em cada respiração: inspiração, pausa, expiração e pausa. A consciência, também, possui quatro movimentos: consciência emergente, consciência em estado tranquilo, consciência restringente e consciência em estado tranquilo.

De fato, a inspiração gera ondas de pensamento, ao passo que a expiração ajuda a contê-los (veja *sūtra I.34*). As pausas entre as respirações, que ocorrem depois de cada inspiração e expiração, assemelham-se aos intervalos entre cada pensamento emergente e restringente. A mutação da respiração e a mutação da consciência são, portanto, idênticas, na medida em que ambas são momentos de silêncio para os corpos fisiológico e intelectual. São momentos de vácuo, nos quais se tem uma sensação de vazio. Patañjali nos aconselha a transformar essa sensação de vacuidade em um conjunto dinâmico, da atenção focada em um só ponto à atenção sem ponto de foco. Isso se tornará o segundo modo: *samādhi pariṇāma*.

A mente oscila como as ondas do mar e devemos nos esforçar para direcionar sua atenção para um pensamento ou objeto selecionado. Neste processo, frequentemente perdemos a percepção consciente devido à supressão ou distração. Tendo entendido esses intervalos silentes, temos que prolongá-los, assim como prolongamos a retenção da respiração, de modo a inexistir espaço para a geração ou contenção de pensamentos.

(O Senhor Kṛṣṇa diz na *Gītā* que "o que é noite para outros seres é dia para um *yogin* desperto, e o que é noite para um *yogin* é dia para outros" (*sūtra II.69*). Este *sūtra* transmite a mesma ideia. Quando a geração dos pensamentos e sua contenção mantém desperto aquele que busca, para ele é dia; porém, noite para aquele que vê. Quando aquele que vê está desperto nos prolongados espaços entre a aparição e a contenção dos pensamentos, é dia para ele e noite para aquele que busca. Para entender isso mais claramente, pense no corpo como um lago. A mente flutua sobre sua superfície, porém aquele que vê está oculto em seu fundo. Isto para aquele que vê é a escuridão. As práticas de *yoga* fazem com que a mente afunde e aquele que vê flutue. Este é o dia para aquele que vê.)

Assim como uma pessoa se sente revigorada depois de um sono profundo, a consciência daquele que vê é revigorada na medida em que ele utiliza essa pausa prolongada para rejuvenescimento e recuperação. Porém, no início é difícil educar a consciência para conter cada pensamento emergente. É contra a corrente de pensamentos (*pratipakṣa*) e, consequentemente, cria intranquilidade, enquanto o movimento da contenção ao pensamento emergente está no fluxo da corrente (*pakṣa*) e causa tranquilidade. O primeiro método requer força de vontade e, deste modo, está impregnado de *rajas*. O segundo é ligeiramente sátvico, porém impregnado de *tamas*. Para transformar a consciência em um estado sátvico puro de silêncio dinâmico, precisamos aprender, por meio do esforço repetido, a prolongar os intervalos (veja *sūtra I.14*). Se não se permitir a interferência de nenhuma impressão, a consciência permanecerá revigorada e repousará em sua própria morada. Isto é *ekāgratā pariṇāma*.

Alguns comentaristas equiparam *nirodha pariṇāma* a *asamprajñāta samādhi* (ou *manolaya*), sob o argumento de que implica na supressão da consciência do "eu". Sustentam que deveria vir no final e que a ordem dos *sūtras* deveria, por isso, ser invertida, dando a sequência *III.12*, *III.11* e, finalmente, *III.9*. Assim, posicionam primeiro *ekāgratā pariṇāma*, relacionando-o com o foco unidirecionado da mente em *dhāraṇā*. Existe uma semelhança, já que o significado superficial de *ekāgratā* refere-se a focar em um objeto, porém, seu significado mais profundo é "um sem um segundo".[38] Lá está a alma, nada mais do que a alma. Quando reconhecemos esse significado profundo, então o motivo para a ordenação de Patañjali é claro. As considerações de Patañjali sobre *dharma*, *lakṣaṇa* e *anasthā pariṇāmas* (*sūtra III.13*) esclarecem ainda mais esse ponto.

A consciência tem três características dármicas: divagar, ser contida e manter-se silente. O estado silente precisa ser transformado em um dinâmico, porém único estado de percepção consciente. Patañjali adverte que na contenção podem reemergir impressões antigas: o *sādhaka* precisa treinar para reagir instantaneamente a essas aparições e cortá-las na fonte. Cada ato de contenção restabelece um estado de repouso. Isso é *dharma pariṇāma*. Quando se mantém um fluxo sereno de tranquilidade sem interrupção, então se iniciam *samādhi pariṇāma* e *lakṣaṇa pariṇāma*. Durante essa fase o *sādhaka* pode ficar preso em um deserto espiritual (veja *sūtra I.18*). A essa altura ele precisa perseverar para atingir a unicidade com a alma e residir nesse estado (*avasthā pariṇāma*) eternamente. A meta final é alcançada por meio de *ekāgratā pariṇāma*. (Veja *sūtra I.20*.)

---

38. As escrituras tradicionais (*śrutis*) declaram: *ekam eva advithiyam Brahman*, "Brahman é apenas um, sem um segundo", significando dizer que não há nada além de Brahman. (Fonte: *Brahmanubhava Upanishad*. Disponível em: https://saispeaks.sathyasai.org/discourse/brahmanubhava-upanishad. Acesso em: 31 jan. 2021.) (N.T.)

**Tabela 6. A ordem das transformações de *citta* e *prakṛti***

| Transformações de *Citta* | Transformações de *Prakṛti* |
|---|---|
| 1 *Nirodha Pariṇāma* (Transformação para contenção) | 1 *Dharma Pariṇāma* (Transformação para o estado de júbilo) |
| 2 *Samādhi Pariṇāma* (Transformação para *samādhi*) | 2 *Lakṣaṇa Pariṇāma* (Transformação para a percepção consciente da perfeição) |
| 3 *Ekāgratā Pariṇāma* (Transformação da atenção sobre um ponto para ponto nenhum) | 3 *Avasthā Pariṇāma* (Manutenção do estado aperfeiçoado) |

तस्य प्रशान्तवाहिता संस्कारात् ।१०।

# III.10 *tasya praśāntavāhitā saṁskārāt*

| | |
|---|---|
| *tasya* | seu (*nirodha pariṇāma*). |
| *praśānta* | tranquilidade, um estado pacífico. |
| *vāhitā* | fluxo. |
| *saṁskārāt* | faculdade de impressões, polido, refinado. |

**A contenção das impressões emergentes gera um fluxo imperturbado de tranquilidade.**

Ao manter perfeita percepção consciente nos intervalos entre as impressões emergentes e restringentes, a estabilidade se torna destituída de esforço e natural. Então a corrente de quietude flui sem qualquer ondulação na consciência (*sūtra III.9*).

Pelos esforços hábeis repetidos, a consciência é transformada, cultivada, refinada e polida. Ela desenvolve a libertação de todas as formas de flutuações, de forma que uma paz imperturbada possa fluir. Assim como cada gota d'água auxilia a formar um lago, do mesmo modo uma pessoa deve continuar a prolongar cada pausa tranquila entre as impressões emergentes e restringentes. Um adepto de *abhyāsa* e *vairāgya* se mantém estável, de forma que a tranquilidade pode fluir ininterruptamente. Assim, liberta-se de todas as impressões prévias da consciência.

As palavras usadas anteriormente por Patañjali para o estado de tranquilidade são *citta prasādanam, adhyātma prasādanam, svarasa vāhinī* e *ananta samāpattiḥ*. Quando a consciência inquieta é levada a um estado de quietude, isto é *citta prasādanam* (disposição favorável de *citta*). Quando os sofrimentos são vencidos, isto é *svarasa vāhinī* (fluxo da fragrância da alma). Quando cessa o esforço na busca da alma, isto é *ananta samāpattiḥ* (assumir a forma original e eterna). A proficiência na meditação é *adhyātma prasādanam* (manifestação da luz da alma). Todas expressam o mesmo significado: aquele que busca e o que é buscado são um só; aquele que busca é aquele que vê.

(Veja *sūtras I.12, 33, 47; II.9, 47;* e *IV.29, 32.*)

सर्वार्थतैकाग्रतयोः क्षयोदयौ चित्तस्य समाधिपरिणामः ।११।

## III.11 *sarvārthatā ekāgratayoḥ kṣaya udayau cittasya samādhipariṇāmaḥ*

| | |
|---|---|
| *sarvārthatā* | onidirecionalidade, multidirecionalidade. |
| *ekāgratayoḥ* | unidirecionalidade. |
| *kṣaya* | decair. |
| *udayau* | o surgimento. |
| *cittasya* | da consciência. |
| *samādhi* | absorção espiritual. |
| *pariṇāmaḥ* | transformação. |

**O enfraquecimento da atenção fragmentada**
**e o surgimento da atenção unidirecionada em *citta***
**é a transformação rumo a *samādhi*.**

A consciência oscila entre a atenção multifacetada e unidirecionada. Quando a atenção unidirecionada se estabelece, desaparece a atenção multifacetada; quando a atenção unidirecionada desvanece, a consciência está fragmentada. Observar essas alternâncias e aprender a manter firmemente a atenção em um único ponto é a segunda fase da transformação: *samādhi pariṇāma*.

*Citta* possui duas propriedades: dispersão (*sarvārthatā citta*) e unidirecionalidade (*ekāgratā citta*), com a qual pode dirigir sua atenção externa ou internamente. Pode fundir esses dois poderes em um, para mover-se em direção à absorção espiritual.

*Citta* assume a forma de qualquer objeto visto, observado ou pensado. Pode propagar-se tanto quanto deseje. Quando se espalha, está multifacetada; quando permanece firmemente focada, está unidirecionada. Quando está fragmentada, instalam-se a distração e a inquietude. Essa inquietude pode ser subjugada, mas nada existente pode ser destruído; pode apenas ser transformado: fazer com que desapareça ou desvaneça por meio da atenção reflexiva, permitindo que a corrente de repouso consciente flua de forma estável. Deste modo, a consciência é influenciada por sua própria ação. Ela forma o hábito de absorver-se em um único pensamento, o que prepara para a absorção espiritual. Este tipo de atenção, *samādhi pariṇāma*, estabiliza o estado de repouso.

Em *nirodha pariṇāma*, o surgimento das ondas de pensamento é contido e acalmado. Em *samādhi pariṇāma* são estudados os intervalos entre os pensamentos emergentes e restringentes, e vice-versa. Partindo deste estudo, emerge uma quietude que conduz ao silêncio. Dever-se-ia saber que a quietude é rigidez e o silêncio é passivo e meditativo. No estado de silêncio, o perfume da alma emerge como o centro de atenção. Isto é *ekāgratā pariṇāma*, do qual se trata no próximo *sūtra*.

(Veja *sūtras I.2, 5, 32, 43* e *50.*)

ततः पुनः शान्तोदितौ तुल्यप्रत्ययौ
चित्तस्यैकाग्रतापरिणामः ।१२।

## III.12 *tataḥ punaḥśānta uditau tulya pratyayau cittasya ekāgratāpariṇāmaḥ*

| | |
|---|---|
| *tataḥ* | então. |
| *punaḥ* | novamente. |
| *śānta* | estado imergente, estado de quietude. |
| *uditau* | estado emergente. |
| *tulya* | similar. |
| *pratyayau* | cognições, meios de ação, causa. |
| *cittasya* | da consciência (mente). |
| *ekāgratā* | (*eka* = singular, um, só, único, preeminente; *agra* = primeiro, lugar de repouso, fundamento, proeminente, excelente, melhor, principal e ápice; *ekāgra* = voltado para um ponto, atento sobre um objeto; aqui, *ekāgra* significa a alma indivisível – *abhedya* – e a fundação da vida) unidirecionada. |
| *pariṇāmaḥ* | transformação. |

**Quando os processos de aparição e desaparição do pensamento estão em equilíbrio, emerge a consciência unidirecional. Manter a percepção consciente com grande intensidade desde a atenção focada em um só ponto até a atenção em ponto nenhum é *ekāgratā pariṇāma*.**

Mesmo neste enfoque sobre a propriedade de *citta* em si, a sensibilidade da atenção pode ser intensa ou suave. Manter um fluxo tranquilo, ininterrupto e intenso de atenção em *citta* é a terceira fase da transformação.

Por vezes a consciência está cuidadosamente silente; porém, subitamente jorra em vibrante atividade. Em uma fração de segundo esta atividade pode ser controlada e o equilíbrio readquirido. Este controle requer esforço, e esforço envolve tempo. Mediante a prática habilidosa, a profundidade do silêncio que no princípio apenas aparece em lampejos, passa a permear e preencher a integralidade de *citta*. Então a sensação do tempo desaparece. Passado e futuro são reabsorvidos na atemporalidade.

A mente e o tempo são interdependentes. Assim como os momentos da mente cessam, o mesmo ocorre com o tempo. *Citta* e aquele que vê (*ātman*) são as duas faces do fio de uma navalha afiada. Na atenção unidirecional (*ekāgratā saṁskāra*) as energias daquele que busca e daquele que vê se unificam. Aquele que busca faz, aquele que vê é. Fazer somado a ser equivale a tornar-se: sucede-se uma qualidade dinâmica de converter-se, na qual não há nem sujeito nem objeto. O ponto focal está agora sobre aquele que vê, para aquele que vê e por meio daquele que vê. Isto é *ekāgratā pariṇāma*.

Quando o estado de contenção é alcançado (*nirodha saṁskāra*), os lampejos de silêncio são prolongados e preenchem a consciência (*samādhi saṁskāra*). Então, a terceira fase de *ekāgratā saṁskāra* deve ser praticada. Aqui, a consciência que era dependente dos objetos externos, move-se internamente para impregnar a sede da alma, que é destituída de semente.

Nos *sūtras III.9-12*, Patañjali explica os três níveis de transformação da consciência em ordem sequencial: *nirodha*, *samādhi* e, finalmente, *ekāgratā*. *Ekāgratā*, conforme explicado anteriormente, possui dois sentidos. Um é concentração sobre um determinado objeto: neste nível externo, tem o mesmo significado de *dhāraṇā*. O outro é "um sem um segundo", isto é, a alma. Este nível de transformação da consciência é o mais elevado. Sinto, portanto, que o que Patañjali quis dizer é isto: *ekāgratā pariṇāma* é a fase final da transformação na qual a consciência é elevada ao nível da alma e se unifica com ela.

(Veja *sūtras I.47, 51*; e *II.19-20*.)

एतेन भूतेन्द्रियेषु धर्मलक्षणावस्थापरिणामा व्याख्याताः ।१३।

## III.13 *etena bhūtendriyeṣu dharma lakṣaṇa avasthā pariṇāmāḥ vyākhyātāḥ*

| | |
|---|---|
| *etena* | por meio disso. |
| *bhūtendriyeṣu* | os elementos, o corpo e os órgãos dos sentidos. |
| *dharma* | propriedade, lei, dever, direito, virtude, religião. |
| *lakṣaṇa* | característica, marca, sinal, qualidade, descrição. |
| *avasthā* | condição, estado, posição. |
| *pariṇāmāḥ* | mudança, efeito, transformação. |
| *vyākhyātāḥ* | visível, descrito, revelado, enumerado. |

**Por meio destas três fases, a consciência cultivada transforma-se de seu estado potencial (*dharma*) para um mais refinado (*lakṣaṇa*), e para o zênite do refinamento (*avasthā*). Deste modo, ocorre a transformação dos elementos, dos sentidos e da mente.**

Os três estados de transformação descritos nos *sūtras III.9-12* afetam o ser inteiro: órgãos, sentidos, corpo e mente, e acarretam um estado da consciência estável, firme.

Tanto *puruṣa* quanto *prakṛti* são eternos. *Puruṣa* permanece eternamente imutável. *Prakṛti* segue modificando-se eternamente devido à interação entre seus próprios *guṇas*, *sattva*, *tamas* e *rajas*.

Terra, água, fogo, ar e éter; suas contrapartes odor, sabor, visão, tato e som; os sentidos de percepção e órgãos de ação; mente, inteligência, consciência e ego são todos parte da natureza. Ego, consciência e inteligência são sensíveis e sutis. Acumulam experiências a partir de objetos percebidos por meio dos sentidos de percepção, órgãos de ação e mente. Estas experiências variam de acordo com sua relação com as circunstâncias. Desta forma, a consciência é limitada pelas qualidades da natureza. Também está ligada ao tempo, uma vez que oscila com pensamentos do passado, presente e futuro.

Mediante o estudo e o esforço disciplinados, as experiências são observadas para avançar qualitativamente para melhor.

Por meio do estudo percebe-se que a consciência possui quatro tendências ou atributos. A primeira tendência, quando *avidyā* predomina, é a sua natureza divagante, *vyutthāna saṁskāra*. O despertar do poder de discriminação conduz à segunda tendência: contenção, *nirodha saṁskāra, dharma pariṇāma*. O efeito da contenção é o fluxo de tranquilidade (*praśanta vāhita saṁskāra*), experimentado entre *vyutthāna* e *nirodha saṁskāras*. Esta é a terceira tendência: *lakṣaṇa pariṇāma*. O esforço para prolongar esse intervalo de silêncio conduz o *sādhaka* ao zênite da emancipação (*avasthā pariṇāma*), o quarto ou último atributo da consciência.

Quando a consciência perde todas essas tendências e se torna reflexiva, repousa naquele que vê. Isto afeta os padrões de comportamento do corpo, dos sentidos e da mente, que também se mantêm pacíficos. A consciência se torna reflexiva. Este estado completamente pacífico é *ekāgratā pariṇāma*. Por meio da ação ponderada, a consciência rastreia a fonte de seus atributos, move-se em sua direção, e lá se dissolve. Neste momento, o corpo, os sentidos e a mente estão desprovidos de evolução e dissolução, de nascimento e morte. Isto é *viveka khyāti* (*sūtra II.26*). O *sādhaka* se converte a um estado de júbilo (*dharma pariṇāma*), desenvolve a percepção consciente aperfeiçoada (*lakṣaṇa pariṇāma*) e se mantém sem perder o aperfeiçoamento adquirido (*avasthā pariṇāma*).

As duas analogias a seguir ajudarão a explicar os conceitos de propriedade (*dharma*), mudanças (*lakṣaṇa*) e condição (*avasthā*).

O pó da argila é transformado em uma massa para fazer um pote. O pó de argila é sua propriedade (*dharma*), a massa é a modificação (*lakṣaṇa*) e o pote é a condição final (*avasthā*). Se o ceramista deseja modificar o modelo do pote, decompõe-no de volta ao seu estado original para remodelá-lo. Ocorre o mesmo com um anel de ouro. Para refazê-lo, o ourives tem que derretê-lo de volta ao seu estado original.

Um homem pode ser filho, irmão, primo, cunhado, genro, pai, tio, sogro ou avô, contudo ainda é o mesmo homem. O homem é o *dharma*, a substância original; suas diferentes relações com outros, *lakṣaṇa*; e seu estado culminante, *avasthā*.

*Dharma pariṇāma* é o conhecimento de *prakṛti* e *puruṣa; lakṣaṇa pariṇāma* é o modo como se faz uso deles; e *avasthā pariṇāma* é mantê-los estáveis, uma vez que foram purificados da tentativa e erro, no estado estabelecido. Deste modo, os elementos, os órgãos de ação, os sentidos de percepção e a mente são transformados: *puruṣa* é reconhecido e compreendido. Todas estas transformações estão estabilizadas e os estados de mutação do corpo, da mente e do ego cessam, possibilitando que o *sādhaka* repouse no eternamente imutável *puruṣa*. A busca termina e a dualidade entre aquele que busca e o que é buscado cessa, já que aquele que vê percebe que ele tão somente era aquele que busca buscando sua própria forma, *svarūpa*. Deste momento em diante, ele bebe o néctar de seu próprio perfume, puro e autogerado.

Estas três fases de transformação consciente culminam em tranquilidade. A percepção consciente flui pacificamente e a virtude surge como *dharma pariṇāma*. Este é o verdadeiro caráter da inteligência e da consciência. Agora o *sādhaka* está altamente cultivado e civilizado. Isto é *lakṣaṇa pariṇāma*. Manter este estado qualitativo de progressão consciente em direção ao zênite é *avasthā pariṇāma* (veja *sūtras I.3; II.15, 18-20;* e *III.5, 45, 48*).

शान्तोदिताव्यपदेश्यधर्मानुपाती धर्मी ।१४।

## III.14 *śānta udita avyapadeśya dharma anupātī dharmī*

| | |
|---|---|
| *śānta* | apaziguada, tranquilizada, acalmada, aquietada, pacificada. |
| *udita* | elevada, ascendida, manifestada. |
| *avyapadeśya* | indefinida, latente, repousando na forma potencial. |
| *dharma* | propriedade, utilidade, lei, dever, religião, virtude. |
| *anupātī* | seguir de perto, comum a. |
| *dharmī* | virtuoso, justo, religioso, característico. |

**O substrato é aquilo que continua a existir**
**e mantém suas qualidades características**
**em todos os estados,**
**seja manifestado, latente ou subjugado.**

A qualidade característica inerente da natureza (*mūla prakṛti*) possui três propriedades: pacificada ou acalmada (*śānta*), manifestada (*udita*) ou latente (*avyapadeśya*). Elas surgem indistinta ou claramente de acordo com o desenvolvimento intelectual.

O substrato da natureza permanece sempre o mesmo, embora ocorram transformações. A modelagem da consciência ocorre devido às mudanças nos *guṇas* da natureza.

No *sūtra III.9*, Patañjali explica as três fases da consciência como emergente, contida e as pausas entre as duas. No *sūtra III.10*, descreve essas pausas como a consciência tranquila. Se essas pausas são prolongadas, a atenção focada em múltiplos pontos e a atenção focada em um só ponto se encontram e não há mais lugar para o surgimento ou a contenção de pensamentos (*sūtra III.11*). No *sūtra III.12*, explica que manter esses momentos de quietude faz surgir um estado equilibrado de consciência, o qual é descrito no *sūtra III.13* como um estado cultivado e harmonioso. O surgimento e a contenção de pensamentos são as tendências (*dharma*) de *citta*, o estado de tranquilidade é sua qualidade característica (*dharmī*).

*Citta* emergente é sentida no corpo sensorial. *Citta*, então, aparece no nível externo como *bahiraṅga citta*. Observar os movimentos dos pensamentos emergentes é *bahiraṅga sādhana*, ou prática externa. A delicada contenção dos pensamentos emergentes move *citta* para dentro, a partir do corpo periférico: isto é *antaraṅga sādhana* ou prática interna. Estabilizar a tranquilidade que ocorre nos intervalos é *antarātma sādhana* ou prática íntima: tal estado é considerado um momento auspicioso de consciência. É como redescobrir o pó existente antes do pote.

Do *sūtra III.9* ao *III.14*, aprendemos que a consciência possui três fases: externa, interna e íntima. À medida que as rastreamos e rerrastreamos, vemos sua relevância para a nossa prática de *āsana*, *prāṇāyāma* e meditação, na qual a consciência se move da pele para dentro, e cada célula e fibra está infundida na tranquilidade daquele que vê.

Atualmente, todos estão cientes do constante "estresse e tensão" na vida. Estes aspectos da consciência que complicam a vida, de forma alguma são uma novidade para a humanidade. A palavra *vyutthāna*, usada por Patañjali para designar "o surgimento de um pensamento emergente", equivale ao surgimento do estresse. *Nirodha*, "a contenção de um pensamento emergente" equivale ao "esforço" para controlar tal estresse. Atingir o equilíbrio entre os dois denomina-se "relaxamento" (*śānti citta*). A contenção do pensamento emergente é contra a corrente (*pratipakṣa*). Portanto, contenção é esforço.

Uma pessoa que já tenha passado da infância é *śānta*, porque aquele estágio passou e acabou. Na medida em que se situa no limiar da juventude, está no estado presente ou *udita*. Com o passar do tempo move-se em direção ao envelhecimento, o qual ainda está por chegar: isto é *avyapadeśya*, a idade avançada que até agora está em forma não manifestada e indistinta. Todavia a pessoa permanece a mesma através de todas essas mudanças. Esta pessoa imutável é *dharmin*. Similarmente, o leite é a propriedade que se separa entre coalhada e soro, ou se modifica em manteiga. O mesmo ocorre com o pó que forma a argila para produzir um pote. O pó representa o passado, a argila o presente e o pote o futuro. Assim, todas as mudanças a partir da fonte se movem no tempo como passado, presente e futuro.

No *sūtra II.18*, são explanadas as propriedades da natureza como luminosidade (*prākāśa*), vibração (*kriyā*) e inércia (*sthiti*). Pelo uso destas qualidades, é possível enredar-se em uma mistura de prazer e sofrimento, ou transpô-la para a pura beatitude.

As propriedades da natureza existem para a consecução da evolução ou da involução. A consciência, por ser uma parte da natureza, está a ela vinculada por meio dos raios da roda do tempo.

Se um aspirante semeia a semente correta mediante o conhecimento e a discriminação (*viveka*) e desenvolve a consciência, colhe o fruto da revelação do si-mesmo por meio de *ekāgratā*. Ele se torna a força que distingue entre as propriedades ocultas e as transformações da natureza. Reconhece seu estado de existência puro, verdadeiro, o qual é imutável e virtuoso. Este é o fruto obtido por meio do esforço criterioso do *sādhana*.

O significado deste *sūtra* pode ser usado como vantagem prática quando praticamos *āsana*, *prāṇāyāma* ou meditação. Se observarmos os diversos e dispersos pós de células latentes no corpo, e os carregarmos de forma consistente (massa de argila), podemos sentir a unidade interna e transformar o corpo, a respiração e a consciência em modelagens na forma de diferentes *āsanas* e *prāṇāyāmas*, assim como o ceramista modela a sua argila em uma variedade de formatos.

No *āsana*, se a energia do corpo está harmonizada a um "ponto zero" enquanto em um estado de tensão, atingimos a precisão. O mesmo pode se aplicar à inspiração de ar, sua distribuição ou liberação no *prāṇāyāma* e na meditação. A combinação de atenção direcionada a um ponto com a atenção direcionada a todos os pontos no núcleo do ser é a essência deste *sūtra*.

O "ponto zero" indica o ponto de equilíbrio e harmonia no qual podemos destravar e liberar a confusão de matéria e emoção emaranhadas. Ele também expressa a importância de encontrar o centro exato dos pontos de encontro entre a extensão vertical e expansão horizontal no corpo, na respiração e na consciência.

**Tabela 7. Os quatro planos da consciência**

| | | | |
|---|---|---|---|
| 1 Plano inconsciente | 1 *Śānti citta* (calma) | 1 Estado de sono profundo | 1 *Nidrā avasthā* ou *Suṣupti avasthā* |
| 2 Plano subconsciente | 2 *Kṣaya citta* (adormecida) | 2 Estado repleto de sonhos | 2 *Svapna avasthā* |
| 3 Plano consciente | 3 *Udaya citta* (emergente) | 3 Estado desperto | 3 *Jāgrata avasthā* |
| 4 Plano supraconsciente | 4 Transcendência de 1, 2 e 3 | 4 *Kaivalya* ou emancipação eterna | 4 *Turyā avasthā* |

## क्रमान्यत्वं परिणामान्यत्वे हेतुः ।१५।

## III.15 *krama anyatvaṁ pariṇāma anyatve hetuḥ*

| | |
|---|---|
| *krama* | ir, prosseguir, avançar, curso regular, método, ordem sequencial, sucessão. |
| *anyatvaṁ* | diferente, distinto. |
| *pariṇāma* | mudança, transformação, efeito. |
| *anyatve* | diferente, distinto, variante. |
| *hetuḥ* | causa, motivo. |

**Sucessivas mudanças sequenciais causam as diferentes modificações na consciência.**

As diferenças nas modificações da consciência são causadas pela mudança de ordem da sequência no método de prática.

De acordo com a sequência da prática, ocorrem transformações distintas.

*Krama* significa sequência regular. Voltemos ao nosso pote de cerâmica e olhemos para o pó de argila como o primeiro princípio da evolução, o qual possui uma propriedade (*dharma*); a massa maleável de argila que incorpora a marca qualitativa (*lakṣaṇa*), e o pote que culmina o processo e representa o estado evoluído (*avasthā*). Somente seguindo uma determinada sequência de ações podemos converter a terra em cerâmica. É um crescimento harmônico e orgânico.

Na prática de *yoga* uma sequência regular também deve ser seguida. O *sādhaka* primeiro obtém a contenção da consciência (*nirodha pariṇāma*) de modo a experimentar tranquilidade (*samādhi pariṇāma*). Então prossegue em direção a "um sem um segundo", aquele que vê (*ekāgratā pariṇāma*). Só então torna-se um *yogin* plenamente realizado (*kṛtārthan*). (Veja *sūtras I.18-19*; e *IV.32*.)

Embora se possa considerar que a consciência exista parcialmente fora do tempo, o trabalho necessário para transformá-la definitivamente existe dentro de uma moldura de tempo. Pode muito bem ser que haja uma "inclinação" evolucionária para o cosmos, por meio da qual todas as coisas tendam a evoluir para melhor em longo prazo. Porém, não podemos contar com isso e, portanto, é necessário algum esforço individual, especialmente porque o próprio mundo, o único palco de ação conhecido para esse drama evolucionário, está agora em perigo devido à excessiva poluição, ganância e guerras causadas pelos seres humanos. Tal não era o caso na época de Patañjali, mesmo assim ele achou adequado suprir-nos com um mapa evolucionário preciso, de forma que nosso avanço pudesse ser ordenado e célere.

Há uma lógica na jornada espiritual involucionária, assim como há no crescimento de uma planta desde a semente até o broto, o botão, a flor e a fruta. A consciência original e pura que identificamos por meio do método de Patañjali é a semente da transformação de si próprio. Nosso próprio si-mesmo é o autor do nosso próprio destino espiritual.

A importância da estrutura e do sequenciamento podem ser demonstrados no exemplo da aprendizagem de uma língua.

Se pretendemos estudar uma língua sem uma instrução estruturada, podemos aprendê-la ou não. É um processo aleatório. Porém, se buscamos aprender de um modo estruturado, há um procedimento com uma ordem definida. Começamos com o tempo presente dos verbos "ser" e "ter" e determinados substantivos e preposições básicos. Iniciar com formas gramaticais complexas seria absurdo e contraproducente. A estrutura de evolução e progresso em todas as coisas têm sua própria lógica e harmonia. Isto é uma sequência ou *krama*.

परिणामत्रयसंयमादतीतानागतज्ञानम् ।१६।

## III.16 *pariṇāmatraya saṁyamāt atīta anāgatajñānam*

| | |
|---|---|
| *pariṇāma* | mudança, transformação, efeito. |
| *traya* | triplo. |
| *saṁyamāt* | integração, controle. |
| *atīta* | passado. |
| *anāgata* | futuro. |
| *jñānam* | conhecimento. |

**Pelo domínio das três transformações da natureza (*dharma*), qualidade (*lakṣaṇa*) e condição (*avasthā*), por meio de *saṁyama* nos estados de consciência de *nirodha*, *samādhi* e *ekāgratā*, o *yogin* adquire o conhecimento do passado e do futuro.**

Agora Patañjali explica as propriedades do *yoga* comumente conhecidas como poderes sobrenaturais, as quais resultam das transformações da consciência.

No *sūtra III.14*, as palavras *śānta* (apaziguamento), *udita* (geração) e *avyapadeśya* (não-manifestação) foram usadas para passado, presente e futuro. No *sūtra III.5* narra a ordem sequencial desde a fonte (*dharmin*), envolvendo tempo e esforço para a transformação. Seguindo essa ordem, o *sādhaka* observa o fluxo natural do presente movendo-se para o passado, para manifestar-se mais tarde como o futuro e, assim, obter a maestria sobre o tempo.

Neste *sūtra*, Patañjali começa a identificar as conquistas que advém para o aspirante que avançou na disciplina yóguica. A primeira é a percepção consciente do tempo. A consciência do *yogin* cruzou a fronteira do tempo: ele vê o tempo como um fluxo eterno. Portanto, tem conhecimento do passado e do futuro. (O tempo presente não é mencionado deliberadamente porque sua presença é sentida.) Ele percebe a sequência ordenada do presente deslizando para o passado e rolando em direção ao futuro; conhece o tempo, seu significado e seu impacto.

Os assim chamados poderes sobrenaturais, discutidos do *sūtra III.16* ao *III.50*, são a evidência de que as práticas yóguicas do *sādhaka* estão corretas. Ele é aconselhado a intensificá-las com fé e entusiasmo contínuos, e a ser indiferente quanto às suas conquistas a fim de evitar a deterioração em aflição, flutuação e autogratificação.

(Veja *sūtras IV.1* e *28.*)

शब्दार्थप्रत्ययानामितरेतराध्यासात्
संकरस्तत्प्रविभागसंयमात् सर्वभूतरुतज्ञानम् ।१७।

## III.17 *śabda artha pratyayānām itaretarādhyāsāt saṅkaraḥ tatpravibhāga saṁyamāt sarvabhūta rutajñānam*

| | |
|---|---|
| *śabda* | palavra, som. |
| *artha* | objetivo, propósito, significado. |
| *pratyayānām* | sensações, emoções, ideias, conteúdos. |
| *itaretara* | um pelo outro. |
| *adhyāsāt* | sobrepor, coincidir. |
| *saṅkaraḥ* | misturados juntos, mistura, tornar-se único. |
| *tat* | deles. |
| *pravibhāga* | distinção, diferenciação, resolução. |
| *saṁyamāt* | contenção, verificação, controle, subjugação, administração. |
| *sarva* | todos. |
| *bhūta* | seres vivos. |
| *ruta* | sons, fala. |
| *jñānam* | conhecimento. |

**Palavras, objetos e ideias são sobrepostos criando confusão; por meio de *saṁyama* obtém-se o conhecimento da língua de todos os seres.**

O uso convencional de uma palavra, seu significado fundamental, conteúdo e sensação podem todos coincidir, ou podem ser confundidos devido à mistura ou sobreposição. A mesma palavra pode expressar significados completamente diferentes em outra língua. Um perfeito *yogin* adquire conhecimento preciso do significado e sensação de qualquer som ou palavra, em qualquer língua produzida por qualquer ser.

Por exemplo: diz-se que os discípulos de Jesus receberam a dádiva de falar em todas as línguas.

Normalmente não diferenciamos entre uma palavra, seu propósito e significado originais, e sua utilização contemporânea; as pessoas de intelecto mediano as consideram coincidentes. Um intelecto cultivado, entretanto, pode penetrar profundamente para compreender exatamente o que é transmitido pelo som, significado e sentido de uma palavra. Um *yogin* maduro percebe intuitivamente e distingue precisamente o significado e a sensação de cada palavra ou som emitido por qualquer ser vivo, de acordo com a maneira que se expressa.

संस्कारसाक्षात्करणात् पूर्वजातिज्ञानम् ।१८।

# III.18 *saṁskāra sākṣātkaraṇāt pūrvajātijñānam*

| | |
|---|---|
| *saṁskāra* | impressões subliminares, instinto, concretização de percepções passadas. |
| *sākṣātkaraṇāt* | ver na realidade, pela observação direta, pela percepção direta, trazer à superfície da consciência. |
| *pūrva* | anteriormente, previamente. |
| *jāti* | descendência, condição de vida, linhagem, condição, posição, nascimento. |
| *jñānam* | conhecimento. |

**Por meio da percepção direta de suas impressões subliminares, o *yogin* adquire conhecimento das suas vidas anteriores.**

O *yogin* é capaz de recordar as impressões das encarnações passadas que moldam sua vida presente. Na continuidade da vida, o instinto, a memória e o desejo desempenham papéis importantes. A memória pertence à mente subconsciente, e os frutos dos desejos (sofrimentos e prazeres vividos na vida presente como resultado das boas e más ações das vidas passadas) ao inconsciente.

Quando um *yogin* está liberto de todos os instintos e desejos, vê diretamente, independentemente da memória e dos sentimentos de alegria e pesar. Por meio da intuição, na sequência ordenada do tempo, ele *vê verdadeiramente* sua linhagem passada e sua condição futura, assim como as vidas de outros.

(Veja *sūtras II.12-13, 39*; e *IV.33*.)

प्रत्ययस्य परचित्तज्ञानम् ।१९।

## III.19 *pratyayasya paracittajñānam*

| | |
|---|---|
| *pratyayasya* | concepção, ideia, percepção. |
| *para* | de outros, de outrem. |
| *citta* | mente, consciência. |
| *jñānam* | conhecimento. |

**Ele adquire a capacidade de compreender a mente dos outros.**

Por meio da pureza da sua consciência, o *yogin* percebe diretamente a natureza de sua própria mente e consciência, assim como a de outros.

A palavra *sākṣātkaraṇāt*, utilizada no *sūtra III.18*, significa ver a realidade. A palavra *pratyaya* significa perceber o conteúdo da mente. Ambas expressam o mesmo significado. Por meio do domínio de sua própria mente e consciência, o *yogin* desenvolve a clarividência e pode ler as mentes dos outros.

न च तत्सालम्बनं तस्याविषयीभूतत्वात् ॥२०॥

# III.20 *na ca tat sālambanaṁ tasya aviṣayī bhūtatvāt*

| | |
|---|---|
| *na* | não. |
| *ca* | e. |
| *tat* | este (conhecimento). |
| *sālambanaṁ* | suporte, uso. |
| *tasya* | deste. |
| *aviṣayī* | despercebido, além do alcance da mente, fora do alcance de. |
| *bhūtatvāt* | em vida. |

**Um *yogin* capaz de ler as mentes dos outros em geral, também pode, se necessário, identificar precisamente conteúdos que estão além do alcance da mente.**

Este *sūtra* é às vezes omitido sob o fundamento de que é uma adição posterior, ao argumento de que se, conforme diz o *sūtra* anterior, o *yogin* é capaz de ler mentes em geral, então os conteúdos de mentes específicas devem ser igualmente transparentes. Alguns combinam os *sūtras III.19* e *III.20* ou omitem o *sūtra III.20,* dando a interpretação de que a concentração do *yogin* está apenas na ideia na mente dos outros e não no seu objeto de suporte. É realmente imaterial. Um verdadeiro *yogin,* embora possua a dádiva geral e específica da percepção da mente, dificilmente vai perder seu tempo olhando para o interior da mente de outrem e arriscar perder a graça do *yoga,* exceto quando precisa de um conhecimento exato das motivações do outro a fim de saber como agir melhor com relação àquela pessoa. O *sādhaka* prefere inclinar sua atenção em direção àqueles libertos de desejo: a mente de seu mestre, por exemplo, de maneira que sua consciência, por meio da atração solidária, possa ter uma disposição mais amável.

Avaliar a mente de um indivíduo requer mais sensibilidade do que sentir os conteúdos da consciência coletiva. Diz-se que políticos de sucesso são adeptos do último, mas o primeiro pode ser comparado ao visitante de uma galeria olhando para uma pintura abstrata, atribuindo ao artista seus próprios sentimentos na medida em que tenta interpretá-la. Um *yogin* estaria apto a penetrar o estado mental do artista e seus exatos pensamentos e emoções enquanto trabalhava sobre a tela.

## कायरूपसंयमात् तद्ग्राह्यशक्तिस्तम्भे चक्षुःप्रकाशासंप्रयोगेऽन्तर्धानम् ।२१।

## III.21 *kāya rūpa saṁyamāt tadgrāhyaśakti stambhe cakṣuḥ prakāśa asamprayoge antardhānam*

| | |
|---|---|
| *kāyā* | corpo. |
| *rūpa* | forma. |
| *saṁyamāt* | contenção, controle. |
| *tad* | a partir desta forma. |
| *grāhya* | para ser apropriado, comprometido, recebido, percebido. |
| *śakti* | poder, capacidade, emanação. |
| *stambhe* | suspensão. |
| *cakṣuḥ* | olho. |
| *prakāśa* | luz. |
| *asamprayoge* | não havendo contato. |
| *antardhānam* | desaparecimento, invisibilidade. |

**Por meio do controle sobre o corpo sutil, o *yogin* pode, de acordo com sua vontade, suspender os raios de luz que emanam de si próprio, de forma a tornar-se invisível para os observadores. Ele pode novamente tornar-se visível trazendo de volta o poder da perceptibilidade.**

## एतेन शब्दाद्यन्तर्धानमुक्तम् ।२२।

## III.22 *etena śabdādi antardhānam uktam*

| | |
|---|---|
| *etena* | por meio disto. |
| *śabdādi* | som e outros. |
| *antardhānam* | desaparecimento. |
| *uktam* | dito, descrito. |

**Do mesmo modo descrito anteriormente,**
**ele é capaz de controlar som, odor, sabor, forma e tato.**

Alguns textos omitem este *sūtra*, sob o argumento de que se um *yogin* pode manipular o aparecimento e o desaparecimento da forma, sua habilidade de manipular os outros sentidos pode ser inferida.

सोपक्रमं निरुपक्रमं च कर्म
तत्संयमादपरान्तज्ञानमरिष्टेभ्यो वा ।२३।

## III.23 *sopakramaṁ nirupakramaṁ ca karma tatsaṁyamāt aparāntajñānam ariṣṭebhyaḥ vā*

| | |
|---|---|
| *sopakramaṁ* | efeito imediato, intensamente operacional, ativo. |
| *nirupakramaṁ* | lento na fruição, não-operacional, dormente. |
| *ca* | e, ou. |
| *karma* | ação. |
| *tat* | aqueles, estes, eles. |
| *saṁyamāt* | por contenção, controle, domínio. |
| *aparānta* | morte. |
| *jñānam* | conhecimento. |
| *ariṣṭebhyaḥ* | por presságios, augúrios. |
| *vā* | ou. |

**Os efeitos da ação são imediatos ou tardios.**
**Por meio de *saṁyama* em suas ações,**
**um *yogin* obterá presciência dos seus frutos finais.**
**Ele saberá o exato momento de sua morte por presságios.**

Os frutos da ação (*karma phala*) estão ligados ao tempo (*kāla phala*). Se um pedaço de pano molhado é completamente estendido, seca rapidamente; se dobrado ou enrolado levará mais tempo para secar. De modo semelhante, os frutos da ação podem ser sentidos imediatamente ou em um momento posterior.

Presságios ou premonições sobre a morte são de três tipos, podendo atingir diretamente por intuição, por distúrbios elementares e por meio da voz divina. Por exemplo: se não se ouvem mais as vibrações do corpo, ou não se pode ver um dedo diante dos olhos, é um presságio de que a morte se aproxima.

Aqueles que conhecem algo da filosofia indiana provavelmente estarão cientes de *sañcita karma*, *prārabdha karma* e *kriyamāṇa karma*, os três tipos de ações que produzem fruto. O primeiro é o mérito ou demérito acumulado de vidas anteriores. O segundo se refere especificamente às boas e más ações que deram forma à nossa vida presente. O terceiro é gerado por nossas ações nesta vida. Os efeitos de *kriyamāṇa karma* ocorrem posteriormente: podemos presumir, portanto, que Patañjali incluiu *kriyamāṇa karma* e *sañcita karma* na categoria de *nirupakrama*, e *prārabdha karma* na de *sopakrama*.

(Veja *sūtras II.12, 14; III.15, 18*; e *IV.7*.)

मैत्र्यादिषु बलानि ।२४।

## III.24 *maitryādiṣu balāni*

| | |
|---|---|
| *maitrī* | amabilidade. |
| *ādiṣu* | e assim por diante. |
| *balāni* | força, poder (moral e emocional). |

**Adquire força moral e emocional por meio do aperfeiçoamento da amabilidade e outras virtudes com relação a todos.**

O *yogin* que aperfeiçoa a amabilidade, compaixão e benevolência, que observa as coisas imparcialmente sem envolver-se, mantém sua consciência liberta de desejos, raiva, ganância, luxúria, orgulho e inveja. Com a remoção de tais fraquezas de sua mente, desenvolve-se uma amabilidade que espalha felicidade para todos. Seu equilíbrio mental gera uma agradável disposição do coração.

(Veja *sūtra I.33*.)

बलेषु हस्तिबलादीनि ।२५।

## III.25 *baleṣu hasti balādīni*

| | |
|---|---|
| *baleṣu* | por meio de *saṁyama* na força. |
| *hasti* | elefante. |
| *bala* | força (física e intelectual). |
| *ādīni* | os outros. |

**Por meio de *saṁyama* sobre a força, o *yogin* desenvolverá a força física, a graça e a resistência de um elefante.**

Mediante *saṁyama* (integração), o *yogin* pode adquirir a força e a graça de um elefante ou, se desejar, desenvolver seus poderes de forma a tornar-se o mais forte dentre os fortes, o mais gracioso dentre os graciosos, o mais veloz dentre os velozes.

प्रवृत्त्यालोकन्यासात् सूक्ष्मव्यवहितविप्रकृष्टज्ञानम् ।२६।

## III.26 *pravṛtti āloka nyāsāt sūkṣma vyavahita viprakṛṣṭajñānam*

| | |
|---|---|
| *pravṛtti* | a atividade supra sensorial, percepção supra sensorial. |
| *āloka* | luz. |
| *nyāsāt* | direcionar, projetar, estender. |
| *sūkṣma* | pequeno, fino, sutil. |
| *vyavahita* | oculto, velado, escondido. |
| *viprakṛṣṭa* | remoto, distante. |
| *jñānam* | conhecimento. |

**Coisas ocultas, próximas ou longínquas, são reveladas para um *yogin*.**

Por intermédio da integração da luz interna, isto é, do *insight* da alma, um *yogin* desenvolve poderes de percepção super sensíveis. Tal *insight* ocasiona o poder de ver coisas sutis ou finas, ocultas ou distantes.

(Veja *sūtra III.34.*)

भुवनज्ञानं सूर्ये संयमात् ।२७।

## III.27 *bhuvanajñānam sūrye saṁyamāt*

| | |
|---|---|
| *bhuvanajñānam* | conhecimento dos mundos. |
| *sūrye* | sobre o Sol. |
| *saṁyamāt* | por meio da contenção, por meio da integração. |

**Por meio de *saṁyama* sobre o Sol,**
**o *yogin* terá conhecimento sobre os sete mundos**
**e os sete centros cósmicos no corpo.**

Assim como o Sol ilumina o mundo com seus raios, do mesmo modo a luz da alma alcança o *sahasrāra*, o *cakra* de mil pétalas, também denominado de *brahmakapāla*. O *yogin* conhece as funções tanto do mundo externo quanto do interno.

De acordo com a filosofia indiana, existem catorze mundos ou divisões do universo: sete acima e sete abaixo. Aqueles acima são denominados de região aérea, sendo eles: *bhūloka, bhuvarloka, suvarloka, mahāloka, janoloka, tapaloka* e *satyaloka*. Aqueles abaixo são o submundo: *atala, vitala, sutala, rasātala, talātala, mahātala* e *pātāla*. Todos esses mundos estão interconectados e são interdependentes.

Como o microcosmo representa o macrocosmo, o corpo humano é um perfeito exemplo da estrutura completa do grande universo. Os catorze mundos são representados nas várias regiões do corpo, desde o topo da cabeça até as plantas dos pés. Considerando a porção inferior do torso como o ponto central, as regiões aéreas estão situadas acima e as do submundo abaixo. As diferentes regiões aéreas correspondem ao tronco do seguinte modo: a região pélvica a *bhūloka*, a umbilical a *bhuvarloka*, a diafragmática a *suvarloka*, a cardíaca a *mahāloka*, a do pescoço a *janoloka*, a do centro das sobrancelhas a *tapaloka*, e o topo da cabeça a *satyaloka*. As sete regiões do submundo são representadas desta forma: quadris a *atala*, coxas a *vitala*, joelhos a *sutala*, panturrilhas a *rasātala*, tornozelos a *talātala*, metatarsos a *mahātala* e plantas dos pés a *pātāla*.

Segundo os *yogins*, nas regiões aéreas estão os sete *cakras* principais: *mūlādhāra* (assento do ânus), *svādhiṣṭāna* (área do sacro), *maṇipūraka* (umbigo), *anāhata* (coração), *viśuddhi* (garganta), *ājñā* (centro das sobrancelhas) e *sahasrāra* (topo da cabeça). Há outros *cakras*, tais como *sūrya* (correspondente ao sistema nervoso simpático), *candra* (sistema nervoso parassimpático) e *manas* (assento da mente). Todos estão interconectados, como o sistema solar. A luz que brilha a partir da sede da alma é o Sol da vida. Ela passa através de *sūrya nāḍī* pelos portões do *sūrya cakra* e ilumina os sete estados de percepção consciente na consciência do *yogin* (*sūtra II.27*).

Patañjali fala não somente das conquistas externas, mas das internas. Ele instrui o aspirante a direcionar a mente para o corpo interno a fim de estudar e adquirir conhecimento da alma.

## चन्द्रे ताराव्यूहज्ञानम् ।२८।

## III.28 *candre tārāvyūhajñānam*

| | |
|---|---|
| *candre* | sobre a Lua. |
| *tārā* | estrelas. |
| *vyūha* | galáxia, sistema, arranjo ordenado, disposição. |
| *jñānam* | conhecimento. |

**Por meio de *saṁyama* sobre a Lua,**
**o *yogin* conhecerá a posição**
**e o sistema das estrelas.**

No último *sūtra*, o Sol, *sūrya*, diz respeito ao núcleo do ser. A Lua, *candra*, diz respeito à mente e à consciência. O plexo solar situa-se na região do tronco, o plexo lunar tem sua sede no cérebro. Mediante *saṁyama* sobre esta região, o *yogin* adquire mais conhecimento.

O cérebro é equiparado à Lua, a qual resfria o sistema solar; o plexo lunar mantém a temperatura corporal estável, constante, ainda que a temperatura da estação varie. Também controla e dirige o sistema parassimpático e regula o funcionamento do sistema nervoso central.

As galáxias estelares representam as galáxias de ondas de pensamento que, como as estrelas, piscam, desaparecem, reaparecem e brilham outra vez.

## ध्रुवे तद्गतिज्ञानम् ।२९।

## III.29 *dhruve tadgatijñānam*

| | |
|---|---|
| *dhruve* | fixo, firme, permanente, a Estrela Polar, era, ponta do nariz. |
| *tat* | disto, dos seus. |
| *gati* | movimento, curso dos acontecimentos, fortuna. |
| *jñānam* | conhecimento. |

**Por meio de *saṁyama* sobre a Estrela Polar, o *yogin* conhece o curso do destino.**

Por intermédio de *saṁyama* sobre a Estrela Polar (*Dhruva Nakṣatra*), um *yogin* conhece os movimentos das estrelas e seus efeitos sobre os acontecimentos do mundo. *Dhruva* também representa o teto (*ājñā cakra*), assim como a ponta do nariz (*nāsāgra*). O *yogin* conhecerá de antemão seu próprio destino, bem como o dos outros.

O rei Uttānapāda tinha duas esposas: Sunīti e Suruci. Embora Sunīti fosse a rainha, o rei tinha grande afeição por sua segunda esposa, Suruci. Cada uma delas tinha um filho. O mais velho era Dhruva, o mais novo era Uttama. Um dia o príncipe Uttama estava brincando sentado no colo de seu pai. Dhruva também veio sentar-se no colo do pai, mas Suruci, a mãe de Uttama, o afastou, repreendendo-o porque ele devia fazer *tapas* a fim de nascer de seu ventre para ter tal privilégio. Dhruva foi até sua mãe, narrou o incidente e pediu-lhe que lhe desse permissão para ir para a floresta fazer *tapas* e ganhar o reino. Aconteceu que os *saptarṣi*, as sete estrelas da constelação da Ursa Maior, deram-lhe um *mantra* e, com esse *mantra*, ele rezou firmemente para que o Senhor Viṣṇu o abençoasse com o reino. O Senhor Viṣṇu, satisfeito com a firmeza do *tapas* juvenil, concedeu o desejo e denominou uma estrela com o nome dele, Dhruva Nakṣatra, conhecida por todos nós como a Estrela Polar.

नाभिचक्रे कायव्यूहज्ञानम् ।३०।

## III.30 *nābhicakre kāyavyūhajñānam*

| | |
|---|---|
| *nābhi* | o umbigo. |
| *cakre* | centros místicos, "rodas", centros de energia. |
| *kāya* | o corpo. |
| *vyūha* | sistema, disposição, arranjo ordenado. |
| *jñānam* | conhecimento. |

**Por meio de *saṁyama* sobre o umbigo, o *yogin* adquire perfeito conhecimento da disposição do corpo humano.**

Por intermédio de *saṁyama* sobre a região umbilical ou *nābhi cakra*, também denominada *maṇipūraka cakra*, um *yogin* pode obter perfeito conhecimento da constituição do corpo humano, conhecer as atividades de cada uma de suas células e, portanto, tornar-se em um mestre de seu próprio corpo.

De acordo com textos de *yoga*, o umbigo é conhecido como *kandha sthāna* (*kandha* = ovo ou bulbo; *sthāna* = região). A raiz de todos os nervos encontra-se no umbigo. A partir do umbigo ramificam-se 72.000 raízes nervosas (*nāḍīs*, na terminologia do *haṭha yoga*). Cada raiz nervosa está conectada com outros 72.000 nervos. Esses 72.000 multiplicados por outros 72.000 ramificam-se em diversas direções, suprindo todo o sistema com energia. O umbigo é considerado como o pivô do sistema nervoso simpático e o cérebro do sistema nervoso parassimpático.

Recordemo-nos dos cinco *kośas* ou invólucros do corpo.

O invólucro anatômico consiste em sete substâncias: pele, sangue, carne, tendão, osso, medula e sêmen. Eles funcionam em combinação com os três humores: vento (*vāta*), bile (*pitta*) e fleuma (*śleṣma* ou *kapha*).

A camada fisiológica constitui-se dos sistemas circulatório, respiratório, digestivo, excretor, endócrino, linfático, nervoso e reprodutor. A camada psicológica é a sede da motivação; a camada intelectual racionaliza e julga. A camada espiritual, o corpo beatífico, também é denominado de corpo causal.

Somente o *yogin* pode conhecer a fina linha que divide o corpo e a mente, a mente e a alma, e tornar-se o mestre de si próprio.

## कण्ठकूपे क्षुत्पिपासानिवृत्तिः ।३१।

## III.31 *kaṇṭhakūpe kṣutpipāsā nivṛttiḥ*

| | |
|---|---|
| *kaṇṭha* | garganta. |
| *kūpe* | a fossa, o poço. |
| *kṣut* | fome. |
| *pipāsā* | sede. |
| *nivṛttiḥ* | subjugado, conquistado. |

**Por meio de *saṁyama* sobre a fossa da garganta,**
**o *yogin* supera a fome e a sede.**

Por meio de *saṁyama* sobre a fossa da garganta (*khecarī mudrā*), um *yogin* pode controlar as pontadas de fome e de sede, conquistando-as.

*Kaṇṭha kūpa* representa o *viśuddhi cakra* dos textos posteriores de *yoga*, que se diz estar situado na região da fossa da garganta. (Alguns *mudrās*, como, por exemplo, o *kāka mudrā* e o *khecarī mudrā*, ajudam a superar a fome e a sede.)

## कूर्मनाड्यां स्थैर्यम् ।३२।

## III.32 *kūrmanāḍyāṁ sthairyam*

| | |
|---|---|
| *kūrma* | tartaruga, nome de um nervo. |
| *nāḍyāṁ* | nervo, um canal. |
| *sthairyam* | estabilidade, imobilidade. |

**Por meio de *saṁyama* sobre *kūrma nāḍī* na fossa da garganta, o *yogin* pode tornar seu corpo e sua mente firmes e imóveis como uma tartaruga.**

Pelo domínio sobre *kūrma nāḍī*, o *yogin* não somente mantém seu corpo físico imóvel como uma tartaruga, jacaré ou cobra, mas também possui o poder de hibernar mentalmente, imobilizando completamente as funções do corpo e do intelecto. *Kūrma nāḍī* corresponde à região epigástrica.

*Kūrma nāḍī* é um tanto difícil de localizar no sistema humano. Os professores que possuíam conhecimento sobre o sistema nervoso podem ter registrado seu conhecimento, contudo seus ensinamentos foram perdidos ao longo dos séculos. Ademais, naquela época, as instruções eram transmitidas oralmente e, em uma falha de comunicação entre professor e aluno, a localização de tais *nāḍīs* pode ter sido esquecida.

As funções corporais são executadas por cinco tipos de energia vital, *prāṇa vāyus*: *prāṇa*, *apāna*, *samāna*, *udāna* e *vyāna*. *Prāṇa* se move na região torácica e controla a respiração. *Apāna* se movimenta na região inferior do abdômen e controla a eliminação de urina, sêmen e fezes. *Samāna* atiça o fogo gástrico, auxiliando na digestão e mantendo o funcionamento harmônico dos órgãos abdominais. *Udāna*, funcionando na garganta, controla as cordas vocais e a ingestão de ar e alimento. *Vyāna* permeia o corpo todo, distribuindo a energia proveniente da respiração e da alimentação pelas artérias, veias e nervos.

Existem também cinco *upa vāyus*, conhecidos como *upa prāṇas*, sendo eles: *nāga*, *kṛkara*, *devadatta*, *dhanaṁjaya* e *kūrma*. *Nāga* alivia a pressão do abdômen ao arrotar. *Kṛkara* evita que substâncias subam pelas passagens nasais e desçam pela garganta ao fazer que a pessoa espirre ou tussa. *Devadatta* causa o bocejo e induz o sono. *Dhanaṁjaya* produz muco, nutre o corpo, permanece no corpo mesmo após a morte e, às vezes, incha um cadáver. *Kūrma* controla os movimentos das pálpebras e regula a intensidade de luz para a visão, controlando o tamanho da íris. Os olhos são o índice do cérebro. Qualquer movimento no cérebro se reflete nos olhos. Mediante a imobilização dos olhos, isto é, por intermédio do controle da *kūrma vāyu*, é possível deter os pensamentos e tornar o cérebro imóvel (veja *sūtras I.18-19*).

(Veja *Luz sobre o Prāṇāyāma* para detalhes.)

É possível ler em textos de *yoga* sobre as principais *nāḍīs*, tais como *iḍā*, *piṅgalā*, *suṣumṇā*, *citrā*, *gāndhārī*, *hastijihvā*, *pūṣā*, *yaśasvinī*, *alambuṣā*, *kuhū*, *sarasvatī*, *vāruṇī*, *viśvodharī*, *payasvinī*, *śaṅkhiṇī*, *subhā*, *kauśikī*, *śūrā*, *rākā*, *vijñāna*, *kūrma* e muitas outras. O início e o fim de algumas *nāḍīs* está descrito; com relação a outras, apenas o ponto final está registrado. As funções de algumas são tratadas, de outras não. As funções da *kūrma nāḍī* estão explicadas, mas não sua origem ou término. Essa *nāḍī* pode representar a região epigástrica e pode afetar diretamente reviravoltas emocionais e seu controle.

As funções mentais giram principalmente em torno da luxúria, raiva, ganância, paixão, orgulho e inveja, considerados os inimigos da alma. São representados pelas quatro pernas, boca e cauda da tartaruga. A tartaruga recolhe sua cabeça e membros para o casco e não os retira, aconteça o que acontecer. Pelo domínio da *kūrma nāḍī*, o *yogin* paralisa os movimentos destes seis raios da mente que são influenciados pelas qualidades de *sattva*, *rajas* e *tamas*, traz esses inimigos da alma para um estado de estabilidade e, mediante o domínio de *sattva guṇa* os converte em amigos. Ele se mantém como uma tartaruga dentro de seu casco, seu centro emocional imperturbado sob todas as circunstâncias: desenvolveu estabilidade, o pré-requisito para a conquista espiritual.

मूर्धज्योतिषि सिद्धदर्शनम् ।३३।

## III.33 *mūrdhajyotiṣi siddhadarśanam*

| | |
|---|---|
| *mūrdha* | a cabeça. |
| *jyotiṣi* | sobre a luz. |
| *siddha* | os seres aperfeiçoados. |
| *darśanam* | visão. |

**Por meio de *saṁyama***
**sobre a luz do topo da cabeça (*ājñā cakra*),**
**o *yogin* tem visões de seres aperfeiçoados.**

*Siddhas* são aqueles que se aperfeiçoaram no campo da iluminação. *Mūrdhajyoti* representa o *ājñā cakra* dos textos de *yoga*.

Um *yogin* pode desenvolver uma cabeça equilibrada e um coração estável, e a partir de suas visões dos *siddhas*, *yogins* e *ācāryas* (grandes mestres) pode obter orientação e inspiração para avançar em seu *sādhana*.

प्रातिभाद्वा सर्वम् ।३४।

## III.34 *prātibhāt vā sarvam*

| | |
|---|---|
| *prātibhāt* | a luz fulgurante, concepção brilhante, conhecimento intuitivo, faculdade da percepção espiritual. |
| *vā* | ou. |
| *sarvam* | todo, tudo. |

**Por meio da faculdade da percepção espiritual, o *yogin* se torna conhecedor de todo o conhecimento.**

Um *yogin* pode intuitivamente perceber tudo e qualquer coisa. Por meio de *saṁyama* sobre a luz fulgurante, torna-se o conhecedor de todo o conhecimento. Todo o conhecimento se reflete em um *yogin*.

Em suma, assim como o dia segue ao amanhecer, a natureza impulsiva se transforma em pensamento intuitivo por meio do qual o *yogin* detém conhecimento universal. É a conquista da natureza.

हृदये चित्तसंवित् ।३५।

## III.35 *hṛdaye cittasaṁvit*

| | |
|---|---|
| *hṛdaye* | sobre o coração. |
| *citta* | consciência. |
| *saṁvit* | conhecimento, percepção consciente. |

**Por meio de *saṁyama* sobre a região do coração, o *yogin* adquire um conhecimento completo dos conteúdos e tendências da consciência.**

A cidadela de *puruṣa* é o coração, *anāhata cakra*, a sede do conhecimento puro, bem como da consciência. Por meio de *saṁyama*, um *yogin* pode tornar-se consciente da consciência e do conhecimento verdadeiro e puro. Ele aprende a revelar e a contatar a fonte de seu ser e a identificar-se com o Supremo.

सत्त्वपुरुषयोरत्यन्तासंकीर्णयोः प्रत्ययाविशेषो भोगः परार्थत्त्वात् स्वार्थसंयमात् पुरुषज्ञानम् ।३६।

## III.36 *sattva puruṣayoḥ atyantāsaṁkīrṇayoḥ pratyaya aviśeṣaḥ bhogaḥ parārthatvāt svārthasaṁyamāt puruṣajñānam*

| | |
|---|---|
| *sattva* | inteligência, um dos três *guṇas*, certo, real, verdadeiro. |
| *puruṣayoḥ* | da alma. |
| *atyanta* | absoluto, extremo. |
| *asaṁkīrṇayoḥ* | diferentes um do outro, separados. |
| *pratyayaḥ* | percepção consciente. |
| *aviśeṣaḥ* | não diferenciado. |
| *bhogaḥ* | experiência. |
| *parārthatvāt* | separados um do outro. |
| *svārtha* | seu próprio, interesse próprio. |
| *saṁyamāt* | pela contenção, controle. |
| *puruṣa jñānam* | conhecimento da alma. |

**Por meio de *saṁyama*, o *yogin* diferencia facilmente entre a inteligência e a alma, a qual é real e verdadeira.**

Por servir aos propósitos do Si-mesmo e da natureza, a inteligência pura e aquele que vê aparentam ser unos, porém são consideravelmente diferentes um do outro. Por meio de *saṁyama* sobre aquilo que existe por si próprio, advém o conhecimento da alma.

A inteligência iluminadora refinada (*sattva buddhi*) é liberta de egoísmo. É consideravelmente distinta da luz da alma. *Saṁyama* sobre seu próprio si-mesmo ilumina a diferença entre inteligência e si-mesmo, coroando o *yogin* com o conhecimento da alma. Este *sūtra*, por meio do uso da palavra *svārtha* para designar aquele que vê e *parārtha* para a inteligência, mostra claramente a diferença entre os dois. O fracasso na discriminação entre eles conduz ao aprisionamento ao mundo dos prazeres. O conhecimento da distinção entre eles permite ingressar nos portões da alma.

Embora a inteligência refinada iluminadora seja o pináculo da natureza, está sujeita a diversas experiências. Sendo a alma imutável, sua luz é constante, estável e inalterável. Para o *sādhaka*, o intelecto aparenta ser *puruṣa*. Mediante *saṁyama*, o *yogin* tem que desatar o nó que amarra o intelecto e o si-mesmo, e isola a inteligência refinada. A partir disto advém o isolamento dos sentidos, da mente e do ego e, finalmente, a libertação da luz da alma.

Corretamente admiramos pessoas como Albert Einstein, Rāmānuja, Arnold Toynbee, Śakuntalā Devi e C. G. Jung: seus intelectos superiores, dirigidos a servir à humanidade, inspiram-nos a todos. Contudo, a espiritualidade deles era aquela da inteligência iluminadora refinada pertencente à natureza humana, e não àquela do resplandecente e imutável *puruṣa*.

(Veja *sūtras I.3; II.18, 20; III.35;* e *IV.34.*)

ततः प्रातिभश्रावणवेदनादर्शास्वादवार्ता जायन्ते ।३७।

## III.37 *tataḥ prātibha śrāvaṇa vedana ādarśa āsvāda vārtāḥ jāyante*

| | |
|---|---|
| *tataḥ* | então, por isso. |
| *prātibha* | luz, faculdade da percepção espiritual. |
| *śrāvaṇa* | faculdade da audição, senso auditivo. |
| *vedana* | faculdade do tato. |
| *ādarśa* | faculdade da visão. |
| *āsvāda* | faculdade do paladar. |
| *vārtāḥ* | faculdade do olfato. |
| *jāyante* | produzido. |

**Por meio desta percepção espiritual, o *yogin* adquire as faculdades divinas da audição, tato, visão, paladar e olfato. Ele pode mesmo gerar estas emanações divinas por vontade própria.**

Mediante o nascimento da luz própria gerada pela compreensão intuitiva e para além do alcance das percepções ordinárias, as percepções divinas na audição, tato, visão, paladar e olfato surgem espontaneamente.

Como a mente é o centro das funções dos sentidos de percepção, limita seus poderes de audição, sensação, visão, paladar e olfato. Quando são removidas as limitações da mente, o *yogin* contata a verdadeira essência de seu ser e tem percepções divinas e diretas independentemente dos órgãos dos sentidos. Ele é capaz de ouvir, sentir, ver, saborear e cheirar ilimitadamente no espaço.

(Veja *sūtras III.26* e *34*.)

ते समाधावुपसर्गा व्युत्थाने सिद्धयः ।३८।

## III.38 *te samādhau upasargāḥ vyutthāne siddhayaḥ*

| | |
|---|---|
| *te* | elas (as percepções divinas). |
| *samādhau* | em *samādhi*. |
| *upasargāḥ* | impedimentos, obstáculos. |
| *vyutthāne* | elevar-se, seguir a própria inclinação, mente extrovertida. |
| *siddhayaḥ* | poderes. |

**Estas conquistas são impedimentos para *samādhi*, embora sejam poderes para a vida ativa.**

As percepções divinas são obstáculos para um *yogin* cuja sabedoria é suprema e cuja meta é a absorção espiritual. São grandes habilidades, porém ele deveria saber que estão dentro do alcance dos *guṇas* da natureza e que, ao adquiri-las, pode esquecer-se de sua meta principal na vida e nelas deleitar-se. Entretanto, se são evitadas, convertem-se em auxílio para *samādhi*.

O *yogin* pode confundir estas habilidades e recompensas com o término e o objetivo das práticas yóguicas. Pode imaginar ter alcançado grande elevação espiritual e ter adquirido tudo o que pode ser obtido por meio do *yoga*. Deste modo, pode esquecer--se do objetivo da revelação do Si-mesmo.

Patañjali adverte aos *yogins* tratar estes poderes como obstáculos ao seu *sādhana*. Devem controlá-los entusiasticamente, do mesmo modo como lutaram anteriormente para vencer as aflições do corpo e as flutuações da mente. Então podem seguir adiante em direção a *kaivalya*, a emancipação.

बन्धकारणशैथिल्यात् प्रचारसंवेदनाच्च
चित्तस्य परशरीरावेशः ।३९।

## III.39 *bandhakāraṇa śaithilyāt pracāra saṁvedanāt ca cittasya paraśarīrāveśaḥ*

| | |
|---|---|
| *bandha* | aprisionamento. |
| *kāraṇa* | causa. |
| *śaithilyāt* | lassidão, relaxamento. |
| *pracāra* | movimento, passagem, canal, fluxo. |
| *saṁvedanāt* | a partir do conhecimento, a partir da sensibilidade. |
| *ca* | e. |
| *cittasya* | da consciência. |
| *para* | de outro, de outrem. |
| *śarīra* | corpo. |
| *āveśaḥ* | ingresso, ocupação. |

**Por meio do relaxamento das causas de aprisionamento**
**e pelo fluxo livre da consciência,**
**o *yogin* ingressa no corpo de outrem segundo a sua vontade.**

Um perfeito *yogin* pode entrar no corpo de outro indivíduo ou, a fim de libertar-se do aprisionamento dos *karmas*, pode sair de seu próprio corpo quando desejar.

A consciência do *yogin* pode ingressar no corpo de outrem quando a causa de aprisionamento (*karmāśaya*) cessa e o conhecimento sobre a movimentação de um corpo para o outro é adquirido. Esta é a conquista do elemento terra.

Isto é *saṁyama* sobre as causas do aprisionamento: ignorância, egoísmo, desejo, malícia e medo da morte.

Diz-se que *śrī* Śaṅkarācārya efetuou *parakāya praveśa* (*para* = outro; *kāya* = corpo; e *praveśa* = ingresso), isto é, entrou no corpo de outro.

Na época de *śrī* Śaṅkarācārya, havia um filósofo cujo nome era Maṇḍana Miśra, um seguidor de *pūrva mīmāṁsā*. Ele era muito cônscio de seus deveres e efetuava os rituais sagrados regularmente. Era um chefe de família e sua esposa se chamava Bhāratī. Ela também era uma senhora culta que possuía pleno conhecimento dos textos sagrados. As pessoas que ouviam a filosofia monista (*advaita*) de *śrī* Śaṅkara sustentavam que se ele pudesse persuadir Miśra, um crente dos rituais com muitos seguidores, a aceitar sua filosofia e a converter-se em um *sannyāsin* (monge), isto ajudaria *śrī* Śaṅkara a estabelecer seus ensinamentos. Diziam-lhe também que poderia facilmente reconhecer a casa de Miśra porque iria ouvir papagaios cantando os *Vedas* à sua porta.

*Śrī* Śaṅkara vagou de lugar em lugar à procura da casa de Miśra. Ao ouvir papagaios cantando os *Vedas*, percebeu que havia chegado ao local certo. Miśra estava efetuando rituais em função do aniversário de falecimento de seus pais. *Śrī* Śaṅkara esperou pelo término do ritual. Então eles concordaram em realizar um debate sobre os respectivos méritos de *pūrva mīmāṁsā* e *advaita*. Ficou ajustado que se um deles fosse derrotado em sua argumentação, abraçaria a filosofia do outro. Eles escolheram como árbitro Śrīmatī Bhāratī, a esposa de Miśra, que disse que, como estava muito ocupada com os assuntos domésticos, colocaria uma guirlanda em cada um e, qualquer que fosse a guirlanda a murchar primeiro, aquele que a portasse seria declarado perdedor. As argumentações duraram dias. Lentamente a guirlanda de Miśra começou a dissipar-se e Bhāratī declarou que ele havia perdido o debate. Ele aceitou a derrota e concordou em tornar-se aluno de *śrī* Śaṅkara.

Diante disto, Bhāratī desafiou *śrī* Śaṅkara: sendo a outra metade de seu esposo, ele deveria debater com ela e derrotá-la também antes que ambos pudessem se tornar seus alunos. Ela escolheu a matéria e pediu a *śrī* Śaṅkara que debatesse sobre as experiências da vida de um chefe de família. Sendo um monge, ele estava em um dilema. Embora inicialmente perplexo, aceitou o desafio e pediu tempo. Ela consentiu em esperar por um período combinado. Através de um *insight*, ele soube que um rei chamado Amarakā estava morrendo. *Śrī* Śaṅkara disse a seus discípulos que escondessem seu próprio corpo em um local seguro e que o vigiassem até o seu retorno. Assim sendo, por meio de seu poder de *saṁyama* sobre *citrā nāḍī* (veja *Luz sobre o Prāṇāyāma*), deixou seu corpo e entrou no corpo do rei morto. O rei reviveu e *śrī* Śaṅkara, na forma do rei Amarakā, regeu o país. Contudo, a rainha, consorte de Amarakā, começou a suspeitar do comportamento do rei, pois não era o mesmo daquele de seu cônjuge. Assim, a rainha enviou mensageiros para procurar cadáveres e trazê-los para a corte imediatamente. Tomando conhecimento dos planos da rainha, *śrī* Śaṅkara temeu que a rainha pudesse destruir seu corpo original e prontamente deixou o corpo do rei, o qual caiu no chão, e retornou para o seu corpo original.

Então, *śrī* Śaṅkara compareceu diante de Bhāratī. Ela viu por intermédio de seus poderes yóguicos que ele agora possuía as experiências de um chefe de família, e aceitou a derrota.

Após retornar de sua triunfante viagem ao sul para o norte da Índia, *śrī* Śaṅkara construiu um templo Śaradā em Śṛṅgeri, em homenagem a Bhāratī, a grande erudita. É atualmente um dos famosos claustros conhecidos como Śṛṅgeri Śaṅkarācārya Maṭha, um local para o aprendizado religiosos de acordo com os ensinamentos de *śrī* Śaṅkarācārya.

उदानजयाच्चलपङ्ककण्टकादिष्वसङ्ग<br>उत्क्रान्तिश्च ।४०।

## III.40 *udānajayāt jala paṅka kaṇṭakādiṣu asaṅgaḥ utkrāntiḥ ca*

| | |
|---:|:---|
| *udāna* | um dos cinco *prāṇas* ou sopros vitais. |
| *jayāt* | por meio da conquista, domínio. |
| *jala* | água. |
| *paṅka* | lama. |
| *kaṇṭaka* | espinhos. |
| *ādiṣu* | e assim por diante, e os demais. |
| *asaṅgaḥ* | sem contato. |
| *utkrāntiḥ* | ascensão, levitação, ir para cima e além. |
| *ca* | e. |

**Por meio do domínio de *udāna vāyu*,<br>o *yogin* pode caminhar sobre as águas, pântanos e espinhos sem tocá-los<br>e também pode levitar.**

Por meio de *saṁyama* sobre *udāna*, o *yogin* pode tornar seu corpo tão leve que é possível caminhar sobre água, lama e espinhos sem entrar em contato com eles. Pode fazer com que o *prāṇa* ascenda através de *brahmarandhra*[39] e, assim, falecer por vontade própria.

Afirma-se no *sūtra III.37* que o *yogin* tem o poder de conhecer os *tanmātras* – som, tato, forma, sabor e odor –, que são contrapartes dos elementos, enquanto os *sūtras III.40-43* tratam da conquista dos elementos água, fogo, ar e éter.

*Prāṇa* é comumente traduzido como "respiração", contudo esta é apenas uma de suas manifestações no corpo humano. Se a respiração para, assim também a vida. Os antigos sábios indianos sabiam que todas as funções do corpo são executadas por cinco tipos de energia vital (*prāṇa vāyus*): *prāṇa*, *apāna*, *samāna*, *udāna* e *vyāna*, os quais são aspectos específicos da única força cósmica vital, o princípio primevo da existência em todos os seres. As funções dos cinco *prāṇa vāyus* foi descrita no *sūtra III.32*.

Em *prāṇāyāma*, *prāṇa vāyu* é ativado pela inspiração e *apāna vāyu* pela expiração. *Vyāna* é essencial para o funcionamento de *prāṇa* e *apāna*, na medida em que é o meio de transferência de uma para a outra. *Udāna* eleva a energia da coluna baixa[40] para o cérebro.

Este *sūtra* explica os poderes adquiridos pelo *yogin* que domina *udāna vāyu*: ele eleva a energia e, então, é capaz de caminhar sobre as águas.

(Veja *Luz sobre o Yoga* e *Luz sobre o Prāṇāyāma*.)

A seguir, algumas histórias ilustrando os poderes obtidos por diversos *yogins*.

No século VIII, um santo denominado Tirumanagai Ālwār estava em peregrinação, visitando vários templos famosos no sul da Índia. Estava acompanhado por quatro discípulos, cada qual dotado de um poder miraculoso. Um era capaz de fascinar com seu poder de discursar. Seu nome era Tolarvalla Vān. O segundo, Taludhavān, podia abrir qualquer tranca pelo poder de sua respiração. O terceiro, Nilalai Pidippan, podia paralisar as pessoas ao tocar suas sombras, enquanto o quarto, de nome Nīrmel Nadappan, podia caminhar sobre as águas.

---

39. As suturas cranianas ajudam a modelar a cabeça durante o parto e o crescimento permitindo que o cérebro cresça dentro do crânio. As suturas normalmente desaparecem, colando um "bloco" de osso a outro, após o término do crescimento do cérebro, entre os 8 e 18 meses de idade. Há duas suturas no topo: a sutura coronal, que separa o osso frontal do parietal e a sutura sagital, que separa os dois ossos parietais. O ponto de interseção delas denomina-se "bregma", uma fissura em forma de losango no topo da cabeça, correspondente ao *cakra* coronário ou *sahasrāra* (= mil), que é chamado de "lótus de mil pétalas" e situa-se na cavidade cerebral, no final de *brahma nāḍī* ou *suṣumṇā*. O *sahasrāra cakra* é o assento do Espírito Supremo. (Veja *Luz sobre o Yoga*, 2016, p. 543, "Glossário"; e *Luz sobre o Prāṇāyama*, parte I, seção 5, "*Nāḍīs* e *cakras*".) (N.T.)

40. Anatomicamente a coluna baixa corresponde à região lombar, a qual inclui todas as vértebras das colunas lombar e sacral. Em Iyengar Yoga distinguem-se a coluna baixa, a região lombar, a coluna lombar e o sacro, denominando-se "coluna baixa" à área da sacrolombar correspondente à junção das vértebras L5-S1, tendo em vista o perigo de lesão desta junção. (N.T.)

Tirumangai Ālwār e seus discípulos chegaram ao mais sagrado santuário de *śrī* Raṅganātha em Śriraṅgam, às margens do rio Kāveri, que estava em condições deploráveis e o santo quis reconstruí-lo. Ele pediu auxílio financeiro a uma quantidade de pessoas afortunadas, mas nenhuma atendeu a seu apelo. Então, ele decidiu tornar-se líder de um bando de ladrões e pediu que seus quatro discípulos usassem seus poderes para arrecadar dinheiro para o templo. Eles obedeceram à ordem de seu *guru* e coletaram dinheiro, materiais e pessoas para a construção. Levaram anos para completar o templo, o qual é conhecido como o Templo das Sete Muralhas de Śrīraṅgam, próximo a Tiruchināpally (Trichi). Quando estava completado, ele cessou a ladroagem, mas os trabalhadores começaram a amolá-lo por dinheiro. Como ele não reagiu a suas demandas, quiseram assassiná-lo. Ele pediu-lhes que fossem para a margem oposto do rio, onde tinha escondido algum dinheiro, e distribuíssem-no igualmente entre si. Então, sussurrou ao seu aluno que podia caminhar sobre as águas que os levasse em um barco e o afundasse no meio do rio. Devido às chuvas, o rio estava em uma torrente. O discípulo obedeceu à ordem de seu *guru*, levou todos a bordo de um barco, afundou-o e reuniu-se ao seu *guru*.

Sadānandācārya, um discípulo de *śrī* Śaṅkarācārya, caminhou sobre as águas a chamado de seu *guru*, que se encontrava do outro lado do rio Gaṅgā[41], em Vārāṇasī, atual Benares. O povo viu as marcas de seus pés carregando uma flor de lótus, por isso Sadānandācārya era conhecido como Padmapādācārya (*padma* = lótus; *pāda* = pé).

Diz-se que o *svāmi* Brahmendra, o *guru* de Bājirao I de Mahārāṣṭra, costumava sentar-se sobre uma folha de palmeira e cruzar o mar. Também se relata que Jesus Cristo caminhou sobre as águas de um lago para encontrar seus discípulos, que o esperavam do outro lado.

समानजयाज्ज्वलनम् ।४१।

## III.41 *samānajayāt jvalanam*

| | |
|---|---|
| *samāna* | um dos cinco *prāṇa vāyus.* |
| *jayāt* | conquista, domínio. |
| *jvalanam* | brilha, arde, flameja, fulgura. |

41. O Rio Ganges. (N.T.)

**Por meio de *saṁyama* sobre *samāna vāyu*,**
**um *yogin* fulgura como fogo**
**e sua aura brilha.**

Mediante a conquista de *samāna vāyu*, o *yogin* adquire controle sobre o elemento fogo (*tejas tattva*).

O meio do torso é a região de *samāna*, a qual armazena o fogo gástrico, auxiliando na digestão e mantendo o funcionamento harmônico dos órgãos abdominais. Ele controla as funções do coração, e por meio dele, da força vital.

Kapila, o fundador da filosofia *sāṁkhya*, aparentemente tinha o poder de emitir fogo pelos olhos, o qual queimou os filhos do rei Sagara. O santo de Mahārāṣṭra, Jñāneśvar, que redigiu a tradução e comentário sobre a *Bhagavad Gītā*, também detinha esse poder. Mais próximo à nossa época, se diz que um discípulo de *śrī* Rāmakṛṣṇa costumava iluminar o caminho para seu mestre em noites escuras.

श्रोत्राकाशयोः संबन्धसंयमाद्दिव्यं श्रोत्रम् ।४२।

# III.42 *śrotra ākāśayoḥ saṁbandha saṁyamāt divyaṁ śrotram*

| | |
|---|---|
| *śrotra* | de ouvir. |
| *ākāśayoḥ* | no espaço, éter. |
| *saṁbandha* | relação. |
| *saṁyamāt* | por meio da contenção. |
| *divyaṁ* | divino. |
| *śrotram* | poder de ouvir. |

**Por meio de *saṁyama***
**sobre a relação entre o espaço e o som,**
**o *yogin* adquire o poder de ouvir sons distantes e divinos.**
**O órgão da audição, o ouvido, apreende o som no espaço.**
**Esta é a conquista do ar.**

कायाकाशयोः
संबन्धसंयमाल्लघुतूलसमापत्तेश्चाकाशगमनम् ।४३।

## III.43 *kāya ākāśayoḥ saṁbandha saṁyamāt laghutūlasamāpatteḥ ca ākāśagamanam*

| | |
|---|---|
| *kāya* | corpo. |
| *ākāśayoḥ* | éter. |
| *saṁbandha* | relação. |
| *saṁyamāt* | contenção. |
| *laghu* | leve. |
| *tūla* | fibra de algodão. |
| *samāpatteḥ* | união, tornar-se uno. |
| *ca* | e. |
| *ākāśa* | espaço, levitação. |
| *gamanam* | passagem, partida, transporte, movimento. |

**Por meio do conhecimento da relação entre o corpo e o éter,**
**o *yogin* transforma seu corpo e sua mente**
**de modo que se tornem leves como a fibra de algodão.**
**Assim, pode levitar no espaço.**
**Esta é a conquista do éter.**

Este é um dos poderes sobrenaturais, denominado *laghimā*, ou tornar-se tão leve quanto algodão.

Nos *purāṇas*, conta-se que o Senhor Hanumān (filho do Deus do Vento) saltou para o céu para buscar o sol, o qual ele pensava ser uma maçã. Há também a história do *Rāmāyaṇana*, na qual ele salta para os Himālayas para buscar o elixir da vida, denominado *sañjīvanī*, para salvar a vida do irmão do Senhor Rama, que fora ferido em uma luta com o filho de Rāvaṇa. Diz-se que Nārada, que compôs os *Bhakti Sūtras*, passeia nos três mundos desde tempos imemoriais até hoje.

बहिरकल्पिता वृत्तिर्महाविदेहा ततः
प्रकाशावरणक्षयः ।४४।

## III.44 *bahiḥ akalpitā vṛttiḥ mahāvidehā tataḥ prakāśa āvaraṇakṣayaḥ*

| | |
|---|---|
| *bahiḥ* | exterior, fora. |
| *akalpitā* | inimaginável, genuíno, inconcebível. |
| *vṛttiḥ* | flutuações, modificações. |
| *mahā* | grande. |
| *videhā* | sem um corpo. |
| *tataḥ* | então. |
| *prakāśa* | luz, iluminação. |
| *āvaraṇa* | encobrindo. |
| *kṣayaḥ* | destruição, dissolução. |

**Por meio de *saṁyama* sobre *mahā videhā* (o estado desincorporado), no qual a consciência age fora do corpo, o véu que encobre a luz da iluminação é destruído.**

Mediante *saṁyama* sobre a consciência, o *yogin* vive sem um corpo; isto é algo inimaginável, contudo, é um fato. É um *siddhi* denominado *mahā videhā siddhi* ou grande desencarnação, e remove o véu encobrindo a luz da iluminação. Neste estado, o *yogin* possui inteligência pura e verdadeira.

Se a consciência se move fora do corpo, mas habita dentro do corpo, a isto se denomina um estado imaginável. Quando a mesma consciência se move fora do corpo, independente dele e sem nele residir, é um estado inimaginável. Em *mahā videhā*, o *yogin* desconecta seu corpo da consciência, de forma que as aflições não o influenciam. Ele está além dos *guṇas*. Neste estado de não-apego, *citta* se torna divino e universal, e pode absorver qualquer coisa no espaço sem usar o corpo, os sentidos ou o ego.

Por sua biografia, sabemos que *śrī* Aurobindo esteve nesse estado quando aprisionado durante o movimento pela liberdade.

(Veja *sūtra I.19.*)

स्थूलस्वरूपसूक्ष्मान्वयार्थवत्त्वसंयमाद्
भूतजयः ।४५।

## III.45 *sthūla svarūpa sūkṣma anvaya arthavattva saṁyamāt bhūtajayaḥ*

| | |
|---|---|
| *sthūla* | denso. |
| *svarūpa* | forma, atributos. |
| *sūkṣma* | sutil. |
| *anvaya* | onipresença, interpenetração, conjunção. |
| *arthavattva* | propósito, completude. |
| *saṁyamāt* | por meio da contenção. |
| *bhūtajayaḥ* | domínio sobre os elementos. |

**Por meio de *saṁyama* sobre os elementos**
**– sua massa, formas, sutileza, conjunção e propósitos –,**
**o *yogin* se torna Senhor deles todos.**

Por meio da contenção, o *yogin* obtém controle sobre os elementos densos e sutis da natureza, suas formas e *guṇas*, bem como seu propósito.

O universo é formado pelos elementos básicos da natureza: terra (*pṛthvī*), água (*ap*), fogo (*tejas*), ar (*vāyu*) e éter (*ākāśa*). Cada elemento possui cinco atributos: massa (*sthūla*), sutileza (*sūkṣma*), forma (*svarūpa*), onipresença ou interpenetração (*anvaya*) e propósito ou fruição (*arthavattva*).

As características das formas densas dos elementos são: solidez, fluidez, calor, mobilidade e volume. Suas contrapartes sutis são: odor, sabor, visão, tato e som. Sua onipresença ou interpenetração são os três *guṇas*, e seu propósito é tanto o gozo do mundo quanto a libertação e a beatitude.

O elemento terra possui cinco propriedades: som, tato, visão, sabor e odor. A água possui quatro: som, tato, visão e sabor. O fogo possui três: som, tato e visão. O ar possui duas: som e tato. O éter possui somente a qualidade singular do som (veja *praṇavaḥ*, *sūtra I.27*).

(Veja *sūtras II.18-19.*)

**Tabela 8. Os elementos e suas propriedades**

| ELEMENTO | PROPRIEDADE (Som | Tato | Visão | Sabor | Odor) |
|---|---|---|---|---|---|
| Terra | + | + | + | + | + |
| Água | + | + | + | + | |
| Fogo | + | + | + | | |
| Ar | + | + | | | |
| Éter | + | | | | |

ततोऽणिमादिप्रादुर्भावः
कायसंपत् तद्धर्मानभिघातश्च ।४६।

## III.46 *tataḥ aṇimādi prādurbhāvaḥ kāyasaṁpat taddharma anabhighātaḥ ca*

| | |
|---|---|
| *tataḥ* | a partir disso, por isso. |
| *aṇima ādi* | poderes como pequenez e assim por diante. |
| *prādurbhāvaḥ* | manifestação, aparência. |
| *kāya* | do corpo. |
| *saṁpat* | perfeição, fortuna. |
| *tad* | seus, deles. |
| *dharma* | atributos, funções. |
| *anabhighātaḥ* | não-resistência, não-obstrução, indestrutibilidade. |
| *ca* | e. |

**A partir disso nasce a perfeição física, a capacidade de resistir ao movimento dos elementos, e poderes como a pequenez.**

O *yogin* pode reduzir a si próprio até a dimensão de um átomo, ou expandir-se. Pode tornar-se leve ou pesado. Pode perfurar rochas, acessar e dominar tudo.

A partir de *saṁyama* sobre os elementos, suas contrapartes, formas, conjunções e frutos, o *yogin* desenvolve os oito poderes sobrenaturais e adquire uma riqueza perfeita do corpo sem se tornar vítima dos obstáculos apresentados pelos elementos. Isto se diz ser a melhor fortuna do corpo: perfeição e libertação de todos os impedimentos.

Este *sūtra* indica que por meio da conquista dos elementos, um *yogin* obtém o domínio em três campos. O primeiro é a aquisição dos oito poderes sobrenaturais. O segundo é a perfeição do corpo, significando que a terra não o suja, a água não o molha, nem o fogo o queima. O vento não pode movê-lo e o espaço pode ocultar seu corpo em qualquer lugar e a qualquer momento. O terceiro é a imunidade contra os movimentos dos elementos e suas características, e contra as obstruções e perturbações criadas por eles.

(Veja *sūtras I.30-31, 40*; e *II.55*.)

रूपलावण्यबलवज्रसंहननत्वानि कायसंपत् ।४७।

## III.47 *rūpa lāvaṇya bala vajra saṁhananatvāni kāyasaṁpat*

| | |
|---|---|
| *rūpa* | formas graciosas, aparência. |
| *lāvaṇya* | graça, beleza, encanto, delicadeza, habilidade para atrair. |
| *bala* | resistência, força. |
| *vajra* | um raio, adamantino, duro, diamante, impenetrável. |
| *saṁhananatvāni* | firmeza, compacidade. |
| *kāya* | corpo. |
| *saṁpat* | perfeição, fortuna. |

**A perfeição física consiste em beleza na forma, graça, força, compacidade, e na dureza e brilho de um diamante.**

(Veja *Art of Yoga* para detalhes.)

ग्रहणस्वरूपास्मितान्वयार्थवत्त्वसंयमादिन्द्रियजयः ।४८।

## III.48 *grahaṇa svarūpa asmitā anvaya arthavattva saṁyamāt indriyajayaḥ*

| | |
|---|---|
| *grahaṇa* | poder de cognição. |
| *svarūpa* | aparência verdadeira, estado natural, própria forma, próprio semblante. |
| *Asmitā* | egoísmo, o ser individual. |
| *anvaya* | conjunção. |
| *arthavattva* | propósito, razão de ser. |
| *saṁyamāt* | por meio da contenção. |
| *indriya* | sentidos. |
| *jayaḥ* | conquista. |

**Por meio de *saṁyama* sobre o propósito da conjunção entre o processo de conhecimento, o ego e a natureza, dá-se o domínio sobre os sentidos.**

Por meio de *saṁyama* sobre o estado natural dos sentidos de percepção, suas funções e receptividade com ou sem sua conjunção com a natureza e a percepção do si-mesmo individual (*asmitā*), o *yogin* reconhece o propósito da conjunção entre a natureza, os sentidos e o si-mesmo e obtém o domínio sobre todos eles.

Tendo mencionado no *sūtra III.47* a excelência do corpo, Patañjali agora disserta sobre a fortuna dos sentidos.

Este *sūtra* é tanto complementar quanto suplementar ao *sūtra III.45*, no qual as cinco qualidades dos elementos naturais foram objetivamente classificadas. Aqui Patañjali descreve as cinco qualidades específicas, especialmente com relação aos sentidos de percepção e ao ego. As propriedades dos sentidos de percepção são: conhecer seu próprio estado natural; conhecer ou reconhecer os objetos externos; a razão para este contato; e o envolvimento do si-mesmo individual nestes estados, o que o muda de objetivo para subjetivo.

Tudo o que experimentamos no universo é transmitido por meio dos sentidos para a consciência do "eu". Os sentidos, por sua natureza, são atraídos para os objetos mundanos condutores ao prazer, e o anseio por mais e mais os envolve. Em alguma etapa, quando os sentidos são apaziguados, eles e os órgãos de ação se tornam passivos, e vivencia-se um estado de quietude. Um indivíduo comum continuará seguindo os sentidos quando for novamente excitado em sua busca pelo prazer, porém a inteligência cultivada refletirá e considerará ser possível voltar-se para dentro. Esta reflexão sobre a receptividade dos sentidos e da mente pode então ser desviada e direcionada pela inteligência para a exploração do domínio daquele que vê, de modo que os sentidos, a mente e o ego sejam levados a repousar permanentemente na morada da alma.

(Veja *sūtras II.6, 21-22;* e *IV.4.*)

ततो मनोजवित्वं विकरणभावः प्रधानजयश्च ।४९।

## III.49 *tataḥ manojavitvaṁ vikaraṇabhāvaḥ pradhānajayaḥ ca*

| | |
|---|---|
| *tataḥ* | portanto, a partir disso, daí. |
| *manojavitvaṁ* | rapidez mental, velocidade mental. |
| *vikaraṇa bhāvaḥ* | sensação de mudança, modificação, sem o auxílio dos sentidos, libertação dos sentidos de percepção. |
| *pradhāna* | causa primária, primordial, principal, preeminente, mais excelsa, melhor, matéria-prima ou original. |
| *jayaḥ* | domínio, conquista. |
| *ca* | e. |

**Por meio do domínio sobre os sentidos de percepção,**
**o *yogin* emparelha a velocidade do corpo, dos sentidos e da mente com a da alma,**
**independentemente das causas primárias da natureza.**
**Sem o auxílio da consciência, subjuga o primeiro princípio da natureza (*mahat*).**

Quando as propriedades da natureza foram conquistadas, e tanto o corpo quanto a consciência foram purificadas, o si-mesmo percebe direta e rapidamente, independentemente da natureza. O corpo, os sentidos, a mente e a consciência em seus movimentos igualam-se com aquele que vê e a alma bebe sua própria doçura. Comentando este estado, o sábio Vyāsa o denomina *madhu pratīka* (*madhu* = doçura, mel; *pratīka* = voltado para). O sabor do mel é o mesmo, não importa de qual lado da colmeia seja retirado. De modo semelhante, os órgãos de ação e os sentidos de percepção, o corpo e a mente são tornados tão puros quanto a alma, quando convertidos para o nível dela. Neste júbilo espiritual, perdem interesse na gratificação e prazer sensuais. Cada célula reflete a luz do puro Si-mesmo e cada célula bebe o néctar da alma. Isto é *madhu pratīka*.

(Veja *sūtras I.41, 48*; e *III.26, 37*.)

सत्त्वपुरुषान्यताख्यातिमात्रस्य सर्वभावाधिष्ठातृत्वं सर्वज्ञातृत्वं च ।५०।

## III.50 *sattva puruṣa anyatā khyātimātrasya sarvabhāva adhiṣṭhātṛtvaṁ sarvajñātṛtvaṁ ca*

| | |
|---|---|
| *sattva* | puro, iluminador. |
| *puruṣa* | alma. |
| *anyatā* | distinção, discriminação, diferença. |
| *khyāti* | percepção consciente, conhecimento compreensivo. |
| *mātrasya* | somente, deste. |
| *sarva* | tudo. |
| *bhāva* | manifestações, estágios. |
| *adhiṣṭhātṛtvaṁ* | supremacia, soberania. |
| *sarvajñātṛtvaṁ* | conhecimento pleno, onisciência. |
| *ca* | e. |

**Somente aquele que sabe a diferença entre a inteligência iluminadora e aquele que vê obtém o supremo conhecimento de tudo o que existe e de tudo o que se manifesta.**

O *yogin* distingue entre inteligência, consciência, ego e alma. Mediante o conhecimento da alma, obtém domínio sobre todos os estados de manifestação e torna-se mestre de todo o conhecimento. Ele é onipresente, onipotente e onisciente.

Somente ele é o observador que percebe tudo diretamente, e somente ele é o ator, independentemente da mente, dos sentidos de percepção e órgãos de ação.

(Veja *sūtras I.36, 47*; *II.18, 20*; *III.36*; e *IV.25*.)

तद्वैराग्यादपि दोषबीजक्षये कैवल्यम् ।५१।

## III.51 *tadvairāgyāt api doṣabījakṣaye kaivalyam*

| | |
|---|---|
| *tad vairāgyāt* | a partir do não-apego a eles, desinteresse com relação a eles, falta de desejo por eles. |
| *Api* | até. |
| *doṣa* | defeito, aprisionamento, imperfeição. |
| *bija* | semente. |
| *kṣaye* | por meio da destruição. |
| *kaivalyam* | puro, simples, sem mistura, perfeito em si próprio, solitude perfeita, emancipação eterna, absorção na alma suprema. |

**Por meio da destruição**
**das sementes do aprisionamento e da renúncia**
**até destes poderes, advém a emancipação eterna.**

Mediante a renúncia aos poderes supranormais, o *yogin* alcança a emancipação eterna. O desinteresse por todas as experiências sobrenaturais destrói a semente dos sofrimentos e conduz o *yogin* a viver em si próprio. Se ele não os rejeita, será apanhado na rede de aflições sutis, e pode achar muito difícil sair dela.

No *sūtra II.16*, Patañjali falou sobre as aflições e sofrimentos que podem afetar o *sādhaka* mais adiante por meio do orgulho ou desejo de compreender. Agora que o *sādhaka* desenvolveu sensibilidade intelectual, está pronto para ouvir que as aflições irão engolir instantaneamente aquele que sucumbe à tentação dos *siddhis* (veja *sūtra IV.28*). Se falha em ver seus perigos ocultos, termina em sofrimento. Se cultiva o não-apego a eles, e o desapego por eles, as sementes do sofrimento, fraqueza ou aprisionamento que brotam de *siddha vidyā* são destruídos. A partir da renúncia brota a emancipação eterna, a pureza genuína. Isto é *kaivalya*. O si-mesmo, agora, adquiriu independência absoluta e reside em sua própria natureza.

(Veja *sūtras I.3; II.25;* e *IV.27, 30.*)

स्थान्युपनिमन्त्रणे सङ्गस्मयाकरणं
पुनरनिष्टप्रसङ्गात् ।५२।

# III.52 *sthānyupanimantraṇe saṅgasmayākaraṇaṁ punaraniṣṭa prasaṅgāt*

| | |
|---|---|
| *sthāni* | um local ou posição, classificação, dignidade, presidir deidades. |
| *upanimantraṇe* | a convite, ao ser convidado. |
| *saṅga* | juntar-se, união, contato, associação. |
| *smaya* | assombro, surpresa, sorriso. |
| *akaraṇaṁ* | não-execução. |
| *punaḥ* | novamente. |
| *aniṣṭa* | indesejável, desfavorável. |
| *prasaṅgāt* | conexão, acontecimento. |

**Quando abordado por seres celestiais,
não deve haver nem apego nem surpresa,
pois conexões indesejáveis podem ocorrer novamente.**

Os seres celestiais tentam seduzir o *yogin* da graça do *yoga*. O *yogin* deve manter sua libertação arduamente conquistada e não deve cair vítima de tentações que podem puxá-lo para baixo do auge da espiritualidade.

Como sereias, seres espirituais tentam atrair o *yogin* bem-sucedido para sua ruína. Se ele se submete a suas adulações, é novamente apanhado pelos prazeres e sofrimentos dos sentidos, decaindo da graça do *yoga*.

Há quatro tipos de *yogins*. São conhecidos como *prathama kalpika*, *madhu bhūmika*, *prajñā jyoti* e *atikrānta bhāvanīya*. Os *yogins prathama kalpika* trabalharam arduamente em suas práticas, e o poder de progredir apenas despontou. Os *yogins madhu bhūmika* aprenderam a diferenciar entre *citta* e aquele que vê, e tentam obter maior maestria (são também denominados *ṛtaṁbharā prajñās*). Os *prajñā jyotis* foram bem-sucedidos em subjugar os elementos da natureza, as qualidades dos sentidos de percepção, da mente e dos desejos, e perceberam aquele que vê, enquanto os *atikrānta bhāvanīyas* alcançaram o conhecimento máximo daquele que vê e possuem o poder de *paravairāgya* (máximo desapego).

Patañjali adverte todas as classes de *yogins* a não se permitirem deixar seduzir pelas "armadilhas" angelicais, mas a distanciarem-se destas tentações divinas, de forma que seus corações não tenham espaço para abrigar sentimentos e desejos indesejáveis.

(Veja *sūtras I.16, 21, 48;* e *II.27.*)

क्षणतत्क्रमयोः संयमाद्विवेकजं ज्ञानम् ।५३।

## III.53 *kṣaṇa tatkramayoḥ saṁyamāt vivekajaṁ jñānam*

| | |
|---|---|
| *kṣaṇa* | um instante, um momento, uma unidade infinitesimal no tempo. |
| *tat* | deste, seu. |
| *kramayoḥ* | ordem, sequência, sucessão. |
| *saṁyamāt* | por meio da contenção. |
| *vivekajaṁ* | inteligência sublime, percepção consciente plena. |
| *jñānam* | conhecimento, conhecimento sagrado, discernimento. |

**Por meio de *saṁyama* sobre o momento**
**e sobre o fluxo contínuo de momentos,**
**o *yogin* adquire conhecimento sublime,**
**liberto de limitações no tempo e no espaço.**

Patañjali agora mostra um método completamente diferente para alcançar *samādhi*: por meio de *saṁyama* sobre o fluxo contínuo de momentos, os quais se movem em uma sucessão conhecida como tempo, o *yogin* obtém compreensão direta do tempo e da relatividade. A partir disso reconhece que um momento no tempo é atemporal, e que esta atemporalidade é real e eterna, enquanto seu movimento está confinado ao passado e ao futuro. O movimento é por tempo limitado, transiente e constantemente mutável. O momento é eterno, imutável, sagrado: é, de fato, o segredo de *samādhi*. O momento é a realidade incondicionada, ao passo que a sequência de momentos é a realidade condicionada; é relativo ao absoluto e ao ilusório. Esta conquista é denominada de inteligência sublime.

No momento não são sentidos nem o tempo psicológico, nem o cronológico. O momento ocorre entre o surgimento de impressões e sua contenção e vice-versa: é um estado intermediário tranquilo, auspicioso e puro, e deve ser estabilizado, prolongado e expandido de forma que a consciência se torne absoluta.

Isto é *vivekaja jñāna*, a porta de entrada para *kaivalya*. O *yogin* aprendeu a sequência ordenada da prática e do tempo, e agora não pode ser capturado pelas tentações dos seres celestiais. (Porém, se isto ocorrer, é lembrado de perseguir seu *sādhana* e manter a revelação do Si-mesmo como sua meta.)

Assim como o átomo é a partícula mínima da matéria, o momento é a partícula mínima do tempo. O momento é singularmente único. Os momentos se sucedem um ao outro sequencialmente, e estas sequências colocadas juntas constituem o tempo. Deste modo, os raios de momentos se movem na roda do tempo. O movimento contínuo da mente é o tempo psicológico. O movimento dos momentos no presente, passado e futuro é o tempo cronológico.

O *yogin* se mantém ciente do momento e assim conquista os tempos psicológico e cronológico. Ele permanece atento ao momento e não permite que sua atenção escorregue no movimento dos momentos. Ele permanece imperturbado e, com a perda do fator tempo, sua consciência também perde seu significado. Logo, avista a alma. Isto é *vivekaja jñāna*, inteligência sublime, o conhecimento secreto e sagrado. (Leia e releia os *sūtras II.9-15*.)

Isto soa extremamente complicado, e certamente sua completa realização é inacreditavelmente difícil como tentar enfiar uma linha em uma agulha quando a linha é mais grossa que o buraco da agulha. Ainda assim, há aqui uma lição germinal com a qual todos podem aprender e melhorar a qualidade de suas vidas.

Poetas e sábios desde o começo da escrita em todas as culturas impeliram-nos a viver no momento presente porque, de fato, é tudo o que temos. Você já se perguntou, enquanto assistia filmes sobre a natureza na televisão, nos quais manadas de belas gazelas estão constantemente cercadas por predadores saqueadores, por que suas vidas não são um inferno de temor e insegurança? Como podem viver suas vidas familiares de cortejo, procriação, alegria em sua própria perfeição física, sabendo que o fim inevitável será na bocarra do leão? Você não pode dizer que isto é maçante fatalismo ou falta de imaginação. Se elas não tivessem imaginação, por que fugiriam tão rápido? A resposta deve ser que elas têm a capacidade de viver no momento presente *como ele é* e não como poderia ser. Aqueles que vivem na realidade, que só pode ser o presente, certamente morrerão, porém terão vivido antes de morrer. Muitas pessoas morrem sem ter vivido. Isto é verdade tanto celular quanto psicologicamente. Mediante o posicionamento perfeito no *āsana* inundamos nossas células com vida, que nada mais é que percepção consciente presente. As células também morrerão – mas primeiro terão vivido.

Uma das razões pelas quais, como professor de *āsana*, sou tão intenso, e no passado era mesmo áspero, é que quero dar aos alunos uma hora e meia de vida presente em uma aula. Na medida em que grito para eles estenderem as pernas em *śīrṣāsana* (apoio sobre a cabeça), não podem estar pensando no que têm para o jantar ou se serão promovidos ou rebaixados no trabalho. Para aqueles que habitualmente fogem do presente, uma experiência de uma hora de "agora" pode ser assustadora, até exaustiva, e me pergunto se a fadiga sentida por alguns alunos depois das aulas não se deve mais a isso do que ao trabalho de executar os *āsanas*. Nossas perpétuas ausências mentais são como drogas tranquilizantes, e é difícil interromper o hábito. Para o aluno entusiástico, o efeito do *āsana* é revigorante.

A mentalidade que sempre está saltando de lá para cá ou de um assunto para outro, à qual estamos ligados pelo tempo psicológico, faz com que castremos nossa realidade presente com nossa irrealidade ilusória. É como se estivéssemos em uma cidade com um só hotel, não um muito bom, e a noite toda estamos péssimos porque estamos pensando no hotel adorável no qual nos hospedamos na noite anterior. Porém, como a cidade possui apenas um hotel, estamos destruindo nossa noite de sono por causa da fantasia. Agora o átomo do momento, a minúscula partícula do tempo, é como a cidade com um só hotel. Se podemos viver com isto, tal como é, bom, mau ou indiferente, sem espiar adiante, atrás ou para os lados, então estamos livres. Se parece que simplifiquei excessivamente a matéria, é um esforço para desmistificar um tópico que se tornou um joguete para intelectuais.

(Veja *sūtras IV.12-13.*)

जातिलक्षणदेशैरन्यतानवच्छेदात् तुल्ययोस्ततः
प्रतिपत्तिः ।५४।

## III.54 *jāti lakṣaṇa deśaiḥ anyatā anavacchedāt tulyayoḥ tataḥ pratipattiḥ*

| | |
|---|---|
| *jāti* | classe, descendência, posição, raça, linhagem. |
| *lakṣaṇa* | marca distintiva, um sinal, qualidade. |
| *deśaiḥ* | local, posição no espaço. |
| *anyatā* | do contrário, de um modo diferente. |
| *anavacchedāt* | não vinculado, não separado, indefinido. |
| *tulyayoḥ* | do mesmo tipo ou classe, similar, igual. |
| *tataḥ* | assim, por isso. |
| *pratipattiḥ* | compreensão, conhecimento. |

**Por meio deste conhecimento, o *yogin* é capaz de distinguir inequivocamente as diferenças em objetos similares que não podem ser distinguidos por classe, sinais qualitativos ou posição no espaço.**

Com esta inteligência sublime, o *yogin* é capaz de distinguir, perfeita e instantaneamente, as diferenças minúsculas entre dois tipos similares de coisas ou objetos, a despeito da classe, credo, qualidade, lugar ou espaço.

Um *yogin* que alcançou a realização espiritual possui clareza e sensibilidade até nas coisas mais sutis. Ele vê todas as coisas distintamente e se expressa perfeitamente.

Esta característica de inteligência não pode ser possuída mesmo por almas evoluídas, a menos que estejam ancoradas no conhecimento espiritual divino sagrado, *viveka jñānam*.

तारकं सर्वविषयं सर्वथाविषयमक्रमं चेति
विवेकजं ज्ञानम् ।५५।

## III.55 *tārakaṁ sarvaviṣayaṁ sarvathāviṣayaṁ akramaṁ ca iti vivekajaṁ jñānam*

| | |
|---|---|
| *tārakaṁ* | brilhante, radiante, claro, limpo, excelente. |
| *sarva* | todos. |
| *viṣayaṁ* | objetos, pertences, assuntos, objetivos. |
| *sarvathā* | de todas as formas, por todos os meios, inteiramente, completamente, permanentemente. |
| *viṣayaṁ* | objetos, pertences, assuntos, objetivos. |
| *akramaṁ* | sem sucessão, sem método ou ordem, sem sequência. |
| *ca* | e. |
| *iti* | este. |
| *vivekajaṁ jñānam* | conhecimento sublime, conhecimento espiritual sagrado. |

**A característica essencial do conhecimento sublime do *yogin* é que ele apreende instantânea, clara e completamente os alvos de todos os objetos sem adentrar na sequência do tempo ou das modificações.**

Sublime na compreensão, claro na ação, ele domina e transcende a natureza e alcança, por meio das práticas yóguicas, a luz da alma.

(Veja *sūtras I.36; II.52;* e *III.34, 36.*)

सत्त्वपुरुषयोः शुद्धिसाम्ये कैवल्यमिति ।५६।

## III.56 *sattva puruṣayoḥ śuddhi sāmye kaivalyam iti*

| | |
|---|---|
| *sattva* | consciência pura iluminadora. |
| *puruṣayoḥ* | alma. |
| *śuddhi* | em pureza. |
| *sāmye* | igualar. |
| *kaivalyam* | solitude perfeita, libertação sem mistura, puro, simples, perfeito em si próprio. |
| *iti* | este. |

**Quando a pureza da inteligência se iguala à da alma, o *yogin* alcançou *kaivalya*: a perfeição no *yoga*.**

Quando a veste da alma se iguala em pureza àquela da alma, existe harmonia entre elas. Daí advém a libertação (*kaivalya*) daquele que vê, descontaminado das qualidades da natureza.

Por meio da disciplina yóguica, o véu da ignorância é retirado da inteligência. Esta é a real e verdadeira luz: *vivekaja jñānam*, consciência iluminadora. Torna-se igual àquela da luz da alma, *puruṣa*. A distinção entre inteligência e consciência cessa. Ambas se dissolvem no farol de luz da alma. Estão isoladas do contato com os objetos da natureza. As sementes da aflição são queimadas. As vestes da alma ou se tornam isoladas e sem função, ou são elevadas para o nível de seu usuário. Isto é libertação. Agora a Alma brilha em sua forma original, em seu puro fulgor: ela reina suprema. Isto é *kaivalya*: o estado de existência indivisível.

(Veja *sūtras II.23; III.49;* e *IV.26.*)

Aqui termina a exposição sobre *vibhūti*, o terceiro *pāda* do *Yoga Sūtras* de Patañjali.

# PARTE QUATRO

# कैवल्य पादः

# *Kaivalya pāda*

*Kaivalya pāda* é o quarto e último capítulo da exposição de Patañjali sobre *yoga*.

De sua maneira singular, Patañjali apresentou os três pilares da filosofia indiana: o caminho da devoção, *bhakti mārga*, no *samādhi pāda*; o caminho da ação, *karma mārga*, no *sādhana pāda*; o caminho do conhecimento, *jñāna mārga*, no *vibhūti pāda*. Em *kaivalya pāda* descreve o caminho da renúncia, *vairāgya mārga* ou *virakti mārga*, o caminho do desapego com relação aos objetos mundanos e da libertação dos desejos mundanos. Assim fazendo, expõe toda a essência da perspectiva indiana na vida.

Este *pāda*, à primeira vista, é de compreensão difícil e complexa por aparentar ser mais teórico do que prático, porém há aspectos práticos ocultos em cada *sūtra*.

Aqui Patañjali explica como a consciência pode tornar-se pura, inteligente e madura, e libertar-se das garras da natureza, habilitando o *yogin* a alcançar a meta da Libertação Absoluta, felicidade auspiciosa e beatitude. Essas, de acordo com Patañjali, são as qualidades de um *yogin* perfeito. A seguir, trata do curso de ação que o *yogin* elevado deveria seguir após a iluminação.

Patañjali diz que quando a inteligência está cultivada ao ponto da maturidade, o ego, *ahaṁkāra*, perde sua potência naturalmente e a consciência atinge um estado de pureza divina. Os rios da inteligência e da consciência perdem suas identidades e fundem-se com o rio da alma. Esta é a glória suprema do *sādhana* do *yoga*, a conquista de *kaivalya* ou *brahma jñāna*.

Deixe-nos resumir brevemente nossa jornada até agora. Neste momento, o leitor está familiarizado com o fato de que *samādhi pāda* é uma busca interna na qual a arte e o significado do *yoga* são descritos, estão explicadas as funções da mente, da inteligência e da consciência, e estão apresentados os métodos de desenvolvimento e sustentação de uma consciência estável, em equilíbrio permanente.

*Sādhana pāda* lida com o corpo, os sentidos e a mente, e os conecta à inteligência e à consciência. Os invólucros externos – corpo, sentidos e mente – são perceptíveis e diferenciáveis; a inteligência e a consciência não são facilmente percebidas. Assim, *sādhana pāda* descreve a busca externa, começando com os invólucros diferenciáveis e prosseguindo com a penetração na essência do ser por meio da inteligência e da consciência.

*Samādhi pāda* inicia com as flutuações da consciência e finaliza com um estado no qual a mente não funciona. *Sādhana pāda* começa com as aflições do corpo e suas implicações emocionais, e apresenta os meios para ultrapassá-los por intermédio das diversas disciplinas do *yoga*.

Os primeiros dois *pādas*, portanto, enfatizam a arte, teoria e prática do *yoga*.

*Vibhūti pāda* descreve as propriedades do *yoga*. Aqui, tendo orientado o *sādhaka* através da busca externa, Patañjali o conduz por meio da busca interna e então, mais profundamente, à integração, *saṁyama*.

*Saṁyama* é arte de contemplar inteiramente, de modo que o *yogin* se unifique com o objeto de contemplação. Patañjali chama a esta comunhão entre o sujeito e o objeto de busca íntima. Dela, diz, resultam centelhas da supraconsciência e poderes extraordinários que podem afetar a divindade do *yogin* e ocultar seu progresso em direção à percepção consciente do si-mesmo e a consciência universal. Ele aconselha aos *yogins* que adquiriram tais poderes a deles se afastarem, apartando o núcleo do "eu" para longe deles, e mais adiante filtrarem e purificarem a consciência a fim de atingir a inteligência sublime, *vivekaja jñānam*. Desse modo, aquele que vê reina supremo.

Estes três *pādas* dos *Yoga Sūtras* dissertam sobre o desenvolvimento do ser humano desde um estado mental incompleto até a glória da inteligência e consciência iluminadas.

Em *kaivalya pāda*, sem esquecer os invólucros externo e interno, Patañjali dirige o *yogin* em direção ao mais sutil, a alma. *Kaivalya pāda*, portanto, pode ser chamado de a busca da alma, *antarātma sādhana*. Neste ponto, Patañjali fala sobre os modos como tais *yogins* ardorosos deveriam viver e servir à humanidade com sua suprema sabedoria, mantendo o resplandecer de suas almas com imaculada inteligência e paz genuína.

Interessante notar que Patañjali inicia este capítulo com o renascimento de tais adeptos. Tendo alcançado estados refinados de inteligência por meio do *yoga*, eles podem ter se tornado orgulhosos ou arrogantes, ou indiferentes ou negligentes em suas práticas, e decair da graça do *yoga*. Patañjali utiliza a frase "*jātyantara pariṇāma*" para tais *yogins* decaídos (*jātyantara* = modificação no nascimento, nascimento em outra classe, outra condição de vida; *pariṇāma* = transformação).

Os adeptos nascem de acordo com o nível de seu *sādhana* prévio. As potencialidades da natureza fluem abundantemente neles, de forma que podem continuar seu *sādhana* com vigor e intensidade renovados (veja *sūtra I.21*).

Patañjali explica quatro tipos de ações (*karma*). Primeiro descreve três ações comuns a todos – branca, cinza e preta. Então fala sobre o quarto tipo, no qual não há reação e cujo propósito é alcançar a pureza imaculada. Ele adverte que as ações devem ser mantidas, sustentadas e apoiadas ao longo de todo o *sādhana*. Então a consciência perceberá que não possui luz própria, que somente existe por meio da luz que toma emprestada da alma (*ātman*). Neste estágio, a consciência gravita para e se funde em seu Senhor, a alma (*ātman*).

O *yogin* agora está livre dos quatro objetivos da vida: dever religioso (*dharma*), propósito de viver e dever de sustentar sua subsistência (*artha*), alegria de viver (*kāma*) e liberação (*mokṣa*). Está liberto da atração gravitacional dos *guṇas* – *sattva*, *rajas* e *tamas*. Ele é um *guṇātītan*, livre dos *guṇas*. Este é o ápice do *yoga*.

Na *Bhagavad Gītā*, o Senhor Kṛṣṇa descreve belamente as características de um perfeito *yogin* para Arjuna (*sūtras II.55-59, 61* e *64-72*):

***55.*** *Aquele que está livre do desejo*
*em pensamento, palavra e ação e contente em sua alma,*
*está limpo e claro em sua inteligência.*

***56.*** *Aquele que permanece imperturbado em meio aos sofrimentos;*
*que não anseia por prazeres e vive livre de paixão, temor e raiva,*
*possui sabedoria inabalável.*

***57.*** *Aquele que não tem apego por qualquer lado*
*e permanece indiferente ao bem e ao mal*
*está firmemente estabelecido em sua inteligência.*

***58.*** *Aquele que, sem esforço, afasta seus sentidos de seus campos de pasto,*
*assim como uma tartaruga recolhe seus membros,*
*tem a sabedoria firmemente fixada.*

***59.*** *Aquele que se abstém de alimentar os desejos dos sentidos e da mente*
*e permite que os sabores dos desejos desapareçam por si só,*
*está unificado com a sua alma.*

...

***61.*** *Aquele cujos sentidos e mente estão sob controle,*
*que está firmemente fixado em sua sabedoria,*
*permanece resoluto no objetivo do yoga em Mim.*

...

***64.*** *Aquele que disciplinou seu* citta
*permanece indiferente aos gostos e desgostos,*
*e está preenchido com pureza e tranquilidade.*

***65.*** *Ele, neste estado tranquilo, extingue todos os sofrimentos*
*e está estabelecido em sua sublime inteligência.*

**66.** *Aquele que não é capaz de restringir*
*as flutuações da sua consciência não pode se concentrar,*
*e sem concentração não pode conquistar a salvação.*
*Com o esforço na prática e na renúncia,*
*terá de adquirir controle sobre a mente.*

**67.** *Se* citta *está misturado com os sentidos*
*que perambulam em meio aos objetos,*
*perde-se o poder do discernimento discriminativo*
*e será desviado do caminho da evolução,*
*como o vento carregando um navio nas águas.*

**68.** *Assim, diz o Senhor Kṛṣṇa,*
*aquele cujos sentidos estão completamente apartados de seus objetos,*
*tem sua inteligência sob controle.*

**69.** *O que é noite para todos os seres é dia para o* yogin *disciplinado,*
*na medida em que está unido à visão da alma (*apavarga*);*
*quando todos os seres estão envolvidos com os prazeres mundanos (*bhoga*),*
*o* yogin *a isso considera noite,*
*mantendo-se afastado dos pensamentos mundanos.*

**70.** *Assim como as águas fluem para o oceano*
*sem que o nível do oceano nem se modifique, nem se torne desordenado,*
*do mesmo modo, para aquele que está inabalável em sua inteligência,*
*os prazeres não o assombram, ele conquista a libertação.*

**71.** *Aquele que renuncia a todos os desejos*
*e se mantém afastado de apegos*
*alcança a libertação e a beatitude (*kaivalya*).*

**72.** *Aquele que está livre da fantasia*
*e permanece em contato com a consciência divina,*
*mesmo no momento de sua morte,*
*alcança* kaivalya e o Senhor Supremo.

जन्मौषधिमन्त्रतपःसमाधिजाः सिद्धयः ।१।

## IV.1 *janma auṣadhi mantra tapaḥ samādhijāḥ siddhayaḥ*

| | |
|---|---|
| *janma* | nascimento. |
| *auṣadhi* | planta medicinal, erva, droga, incenso, elixir. |
| *mantra* | cântico, encantamento, feitiço. |
| *tapaḥ* | calor, queimar, brilhar, uma prática ascética devocional, desejo ardente de alcançar a perfeição, aquilo que queima todas as impurezas. |
| *samādhi* | meditação profunda, absorção total. |
| *jāḥ* | nascido. |
| *siddhayaḥ* | perfeições, conquistas, completudes, realizações. |

**As conquistas podem ser obtidas por meio do nascimento, do uso de ervas, encantamentos, autodisciplina ou *samādhi*.**

Há cinco tipos de *yogins* bem-sucedidos (*siddhayaḥ*):

1. Pelo nascimento com a aspiração de tornar-se perfeito (*janma*);
2. Pela experiência espiritual derivada do uso de ervas, drogas ou elixir (*auṣadha*);
3. Pelo cântico do nome da deidade desejada (*mantra*);
4. Pela prática ascética devocional (*tapas*);
5. Pela meditação profunda (*samādhi*).

Há uma importante distinção entre esses meios de conquista espiritual. Os seguidores dos três primeiros estão sujeitos a decair da graça do *yoga* em razão do orgulho ou da negligência. Os outros, cujas conquistas espirituais foram obtidas por meio de *tapas* e *samādhi*, não estão. Eles se tornam mestres, surgindo como almas liberadas e divinas, exemplos brilhantes para a humanidade.

Nandi, Rāmakṛṣṇa Paramahaṁsa, Sai Bābā de Śirḍi e Ramaṇa Maharṣi foram *yogins* bem-sucedidos por nascimento.

O sábio Māṇḍavya e o rei Yayāti desenvolverem poderes sobrenaturais por meio de um elixir da vida. Atualmente muitos usuários de drogas empregam mescalina, LSD, haxixe, heroína etc. para ter a experiência das ditas visões espirituais investigadas por Aldous Huxley e outros. Artistas e poetas do passado também fizeram uso de drogas para provocar estados supranormais para melhorar sua arte.

Māṇḍavya foi um sábio e *yogī*. Na sua infância, o seu único jogo era matar moscas. Quando cresceu, alcançou *samādhi* por intermédio de *tapas*. Assaltantes locais estavam usando seu *āśrama* furtivamente como um local para descansar após as pilhagens e trazer seu butim. O povo se dirigiu ao rei e contou-lhe sobre sua agonia e o temor por suas vidas. O rei, imediatamente, ordenou que seus servos encontrassem os ladrões e os enforcassem. A equipe rastreou os ladrões até o *āśrama* do *yogī* e levou todos, incluindo o sábio, para a forca. Todos faleceram, exceto o sábio. Vendo esse assombro, o rei veio, desculpou-se e o libertou da forca. Mas o sábio chutou e quebrou as forcas e morreu por vontade própria.

Os servos de Yama (Deus da Morte) carregaram o sábio para o inferno. Ele ficou chocado por encontrar-se lá e perguntou ao Deus da Morte o motivo para trazê-lo para o inferno. O Senhor replicou que, tendo matado moscas em sua infância, tinha vindo para o inferno. O sábio estava enfurecido e vociferou que os crimes de infância pertencem aos pais, e não aos filhos. O sábio disse ao Senhor: "Você não conhece o *dharma* (a ciência do dever), por isso eu o amaldiçoo a nascer na terra como filho de um *śūdra* por ter falhado no seu dever de julgar imparcialmente os pecados de um homem". E então o sábio retornou para seu velho eremitério, jovem como nunca. Devido a essa maldição, o Senhor da Morte nasceu como Vidura e atuou como conselheiro do rei Dhṛtarāṣṭra, do famoso *Mahābhārata*.

O rei Yayāti era o filho de Nahuṣa. Ele tinha duas esposas. Uma era Devayānī (filha de Śukrācārya, preceptor dos demônios e inventor do elixir da vida – *sañjīvanī*), e a outra era Śarmiṣṭhā. Na medida em que o poder mundano do rei cresceu, seu desejo pelo deleite sensual aumentou e ele cometeu adultério. Devayānī, inflamada pela infidelidade de seu marido, retornou para seu pai e reclamou dele. Śukrācārya amaldiçoou o rei com a velhice prematura. Então o afeto pelo rei brotou e Devayānī declarou a seu pai que a maldição era forte demais. Ouvindo às alegações de sua filha, ele consentiu em transferir a maldição para um dos filhos do rei, se um deles o aceitasse. Nenhum dos filhos se manifestou, exceto o mais novo, Pūru. Pūru aceitou receber a velhice de seu pai e este manteve sua juventude. Mais tarde, Yayāti percebeu que a luxúria (*kāma*) não pode ser saciada de modo algum. Ele devolveu sua juventude para seu filho, juntamente com seu reino. Ele tomou de volta sua velhice e regressou para a floresta para devotar o restante de sua vida à meditação.

Muitos *sādhakas* começaram pela entoação de *mantras*, fizeram penitência e se tornaram mestres espirituais, poetas e eruditos. O bandoleiro[42] Ratnākar tornou-se

42. No original, "*dacoit*", termo para gangue armada na Índia. (Disponível em: https://www.wordreference.com/enpt/dacoit. Acesso em: 4 fev. 2021.) (N.T.)

o autor do famoso épico *Rāmāyaṇa*; Dhruva, o filho do rei Uttānapāda, atingiu a divindade; ao passo que Prahlāda, o filho do rei demônio Hiraṇyakaśipu, fez com que Deus saísse de um pilar.

जात्यन्तरपरिणामः प्रकृत्यापूरात् ।२।

## IV.2 *jātyantara pariṇāmaḥ prakṛtyāpūrāt*

| | |
|---|---|
| *jātyantara* | em outra classe, mudança de nascimento, outra condição de vida. |
| *pariṇāmaḥ* | modificação, transformação. |
| *prakṛti* | natureza, causa criadora, energia da natureza. |
| *āpūrāt* | tornar-se completo, ser pleno, fluxo abundante. |

**O fluxo abundante de energia da natureza provoca uma transformação no nascimento, auxiliando o processo de evolução.**

Assim como a água pode ser transformada em vapor ou gelo e o ouro em ornamentos, as aflições e flutuações podem ser postas sob controle e transformadas por meio da derrota de *avidyā*.

No *sūtra IV.1*, Patañjali explica que a energia da natureza flui com tal abundância em certos adeptos que suas consciências são transformadas, possibilitando que vivam em um estado dinâmico puro na vida presente. (Se um *sādhaka* falha em atingir a perfeição durante esta vida, a natureza pode penetrar abundantemente e aperfeiçoar seu *sādhana* na próxima, de forma que ele possa, então, vivenciar a libertação.)

Devido ao poder de suas práticas, a energia da natureza flui em tal *sādhaka* com a força para transformá-lo em um imortal. Isto está em conformidade com a teoria da evolução. É interessante notar também que a própria natureza é a usina de força para a evolução espiritual.

Buddha, Ādi Śaṅkara, *śrī* Rāmānujācārya, Jñāneśvar, Tukārām e Nandanār atingiram *kaivalya* durante suas vidas aqui na Terra sem o *sādhana* yóguico em razão dos frutos das práticas yóguicas em suas vidas anteriores (*jāyantara pariṇāma*).

Similarmente, as *ācāryaṇīs*[43] Maitrevī, Gārgī, Arundhatī, Līlāvatī, Sulabhā, Śāradā Devi, a *yoginī* Lallā de Caxemira[44] e a *yoginī* Motibai de Jaipur, todas conquistaram a libertação por meio de *jātyantara pariṇāma*. (Veja *Great Women of India*,[45] Advaita Āśrama, Almora, Himālayas; veja também *Yoga, A Gem for Women*,[46] de Geeta S. Iyengar, Allied Publishers, Delhi.)

निमित्तमप्रयोजकं प्रकृतीनां वरणभेदस्तु
ततः क्षेत्रिकवत् ।३।

## IV.3 *nimittam aprayojakaṁ prakṛtīnāṁ varaṇabhedaḥ tu tataḥ kṣetrikavat*

| | |
|---|---|
| *nimittam* | incidental, instrumental, causa eficiente, um pretexto. |
| *aprayojakaṁ* | inútil, sem utilidade, aqueles que não entram em ação. |
| *prakṛtīnāṁ* | com tendências naturais ou potencialidades. |
| *varaṇam* | cobertas, véus, obstáculos. |
| *bhedaḥ* | dividir, divisão, separação. |
| *tu* | porém, ao contrário, por outro lado, todavia. |
| *tataḥ* | a partir disso. |
| *kṣetrikavat* | como um fazendeiro, como um camponês, como um lavrador. |

**A causa eficiente da natureza não impele suas potencialidades à ação, porém ajuda a remover os obstáculos para a evolução, como um fazendeiro constrói barrancos para irrigar seus campos.**

43. *Ācāryanī*: esposa de um *ācārya*. (Disponível em: http://spokensanskrit.org/index.php?mode=3&direct=se&script=hk&tran_input=AcAryAnI. Acesso em: 4 fev. 2021.) (N.T.)
44. "Caxemira", escrita dessa forma, é a única forma em língua portuguesa registrada pelos Dicionários Houaiss (Brasil), Aurélio (Brasil) e Priberam (Portugal). A Caxemira é uma região do norte do subcontinente indiano, hoje dividida entre a Índia, o Paquistão e a China. O termo "Caxemira" historicamente descrevia o vale ao sul da parte mais ocidental do Himalaia. Atualmente o termo "Caxemira" politicamente descreve uma área muito maior, que inclui as regiões de Jammu, Caxemira e Ladakh. (N.T.)
45. Sem tradução para o português. (N.T.)
46. Sem tradução para o português. (N.T.)

O cultivo da consciência germinada é de suprema importância no *yoga*. Como um fazendeiro constrói diques entre os campos para regular o fluxo de água, os *yogins* evoluídos canalizam o fluxo abundante de energia da natureza para libertarem-se da escravidão das suas ações e desenvolver *insight* espiritual. Mesmo que o *sādhana* fracasse em causar uma completa transformação na vida do *sādhaka*, certamente serve para remover obstáculos no caminho de sua evolução.

Boas ações do passado (*karmāśaya*) tornam-se indiretamente úteis na aceleração do fluxo de tendências naturais em benefício da consciência. Um fazendeiro amontoa barrancos de terra para coletar água e encharcar uma parte de um campo. Quando uma área está encharcada, rompe o barranco para permitir que a água flua para a área adjacente, continuando até que todo o campo esteja completamente irrigado. Então, ele semeia as melhores sementes para obter a melhor colheita e usufrui de seus frutos. Por meio da disciplina yóguica, o *yogin* remove todos os obstáculos à sua evolução e desfruta a emancipação.

Assim disciplinada, a energia majorada do *yogin* espontaneamente remove todas as flutuações e aflições que impedem seu crescimento espiritual, habilitando-o a ganhar *insight* sobre seu próprio ser, a sua alma.

Este *sūtra* é, em si, uma beleza. A energia da natureza agora flui abundantemente no *sādhaka*. A energia é erigida e concentrada por meio da prática de *āsana*, *prāṇāyāma* e *bandha*, que pode ser imaginada como "diques" no sistema de regular e canalizar energia, de modo que a mente e a inteligência possam se difundir uniformemente por todo o ser.

O uso criterioso da energia desenvolve coragem, força, sabedoria e libertação. Este é o cultivo do talento, o qual pode transformar-se ao nível de genialidade.

(Veja *sūtras I.2, 18, 29-39; II.2, 12-13, 18*; e *II.29-III.15*.)

## निर्माणचित्तान्यस्मितामात्रात् ।४।

## IV.4 *nirmāṇacittāni asmitāmātrāt*

| | |
|---|---|
| *nirmāṇa* | medir, formar, fazer, fabricar, criar, criação. |
| *cittāni* | esferas da consciência, conteúdo mental. |
| *asmitā* | senso de individualidade. |
| *mātrāt* | somente disso. |

**A mente edificada ou criada**
**brota do sentido de individualidade (*asmitā*).**

A partir de um sentido de percepção consciente do si-mesmo, numerosas atividades se tornam associadas na consciência, assim dando origem a estados mentais denominados humores, os quais se moldam em *nirmitta* (cultivada) *citta*. Eles maculam, distorcem e perturbam a inteligência, criando várias aflições e flutuações. Se essa consciência distorcida é recanalizada para a direção correta, desenvolve refinamento e sensibilidade. Então, *nirmita citta* se converte em *nirmāṇa* ou *sāsmitā citta* – ou senso de individualidade sátvica, e a natureza torna a inteligência sábia, a qual, por sua vez, mantém a consciência pura.

Este *sūtra* explica a qualidade da mente construtiva e criativa por meio de *asmitā*. A sede da mente-matéria é o cérebro. Ele cria flutuações, predisposições e preconceitos, os quais causam dor e sofrimento, precisando ser contido.

A mente é única e pura em sua origem. É conhecida como o núcleo do ser (*ātman*) ou a sede do coração espiritual. Quando germina em uma sementinha, torna-se o centro autoconsciente (*antaḥkaraṇa*) e forma *sāsmitā* ou senso de individualidade sátvico. Isto se desenvolve em consciência (*citta*), a qual se ramifica em ego (*ahaṁkāra*), inteligência (*buddhi*) e mente (*manas*). Estes se manifestam como múltiplas ondas de pensamento, as quais, se atuando livremente, dão surgimento às aflições e flutuações (*vyutthāna citta*).

Por meio da prática regular, o fogo do *yoga* desenvolve a habilidade do *sādhaka* de discriminar entre a mente original e suas ramificações, mente única e mente multifacetada, complexa. Ele o faz por meio da observação cuidadosa de seu comportamento, canalizando suas energias para revisar a fonte destas ondas de pensamento (*citta vṛttis*) e erradicá-las em sua própria fonte. Isto é *śānta citta* ou *samāhita citta*, o qual conduz o *sādhaka* até a beira do estado único de consciência e converte a consciência germinada ou criada em consciência cultivada, *nirmāṇa citta*. Este, por sua vez, localiza a essência de sua existência individual. Isto se transforma em meditação, *dhyāna*, ponto no qual as distorções da mente múltipla desaparecem. A percepção consciente da cabeça e do coração se unificam, e a consciência se torna madura e pura (*divya citta*). Este *citta* puro é a raiz da consciência, *mūla citta*.

Por exemplo: é possível comparar o estado único da consciência ao tronco de uma árvore e a mente múltipla aos galhos da árvore. Embora os galhos ramifiquem--se do tronco principal, permanecem em contato com ele. Similarmente, o *sādhaka* tem que retroceder os ramos da consciência, isto é, a consciência do "eu", da cabeça para sua base, de modo a perder sua identidade.

(Veja *sūtras I.2; II.6;* e *III.12-13.*)

प्रवृत्तिभेदे प्रयोजकं चित्तमेकमनेकेषाम् ।५।

# IV.5 *pravṛtti bhede prayojakaṁ cittam ekam anekeṣām*

| | |
|---|---|
| *pravṛtti* | avançar, prosseguir, progredir. |
| *bhede* | diferença. |
| *prayojakaṁ* | efeito, utilidade, benefício. |
| *cittam* | consciência. |
| *ekam* | única. |
| *anekeṣām* | inúmeras, numerosas. |

**A consciência é única, mas ramifica-se em muitos tipos de atividades diferentes e inúmeras ondas de pensamentos.**

A consciência, embora única, dirige múltiplos pensamentos, às vezes criando disparidades entre palavras e atos. É indiretamente responsável por numerosas atividades, e se torna a fonte dos desejos e sua satisfação. A necessidade de cultivo da consciência em direção à transformação (*nirmāṇa citta*) não surge se ela cessa de dirigir pensamentos.

Patañjali deseja que canalizemos as energias da mente múltipla na direção correta, de modo que não surjam disparidades ou distorções entre as palavras, os pensamentos e as ações.

Já foi mencionado que a partir do senso de consciência do "eu" na esfera da atividade formam-se múltiplos pensamentos. Devido à falta de compreensão, *avidyā*, suas flutuações criam dúvidas, confusão, desejos e ganância, causando aflições que perturbam a mente. Estas são "ervas daninhas" da mente (*vyutthāna* ou *nirmita citta*). Mediante a utilização da faculdade de discriminação (*nirodha citta*) obtida por meio do *yoga* e da análise das modificações das oscilações, as ervas daninhas são desenraizadas e é criado um estado de silêncio (*praśānta citta*): um estado intermediário entre a mente original/universal e a mente individual. Neste estado de silêncio, advém uma centelha refinadora e purificadora desde o interior (*divya citta*). Quando isto ocorre, a natureza se torna uma verdadeira amiga para a consciência, cultivando-a e transformando-a com sua abundante energia e purificando a inteligência do coração. Então a inteligência e a consciência percebem que são unas, não dissociadas e diferenciadas, e todos os sofrimentos e alegrias cessam.

A inteligência do coração não é senão aquele que vê, em quem tanto a inteligência quanto a consciência repousam e permanecem para sempre, com pureza e divindade.

(Veja *sūtras I.2, 17; II.16; III.13-14;* e *IV.1, 3.*)

तत्र ध्यानजमनाशयम् ।६।

# IV.6 *tatra dhyānajam anāśayam*

| | |
|---|---|
| *tatra* | delas, destas. |
| *dhyānajam* | nascido da meditação. |
| *anāśayam* | livre das impressões ou influências. |

**Destas atividades da consciência dos seres aperfeiçoados, somente aquelas provenientes da meditação estão livres de impressões e influências latentes.**

Tendo explicado a criação, por parte da mente única, de pensamentos múltiplos que perturbam a estabilidade da mente original, Patañjali aqui afirma que esta mente "germinada" deve ser cultivada, aquietada e silenciada por meio da meditação profunda. Isto faz cessar a influência das impressões, libertando a consciência do enredamento com os objetos vistos, ouvidos ou conhecidos.

A meditação não somente liberta a consciência das impressões passadas, mas também remove os obstáculos à progressiva evolução da mente. As impressões derivadas do apego e da aflição continuam a atormentar aos outros.

Estes obstáculos – luxúria, raiva, ganância, paixão, orgulho e inveja – são os raios da roda emocional. A meditação auxilia a subjugá-los, de forma que o centro emocional (a consciência do coração) pode se expandir em uma nova dimensão de desenvolvimento espiritual. Então a consciência não terá méritos nem deméritos, virtudes nem vícios, flutuações nem aflições. Torna-se "cultivada" (*samāhita citta*) e propícia à vivência de *kaivalya*.

(Veja *sūtras I.23, 29, 32; II.11-12;* e *III.51.*)

कर्माशुक्लाकृष्णं योगिनस्त्रिविधमितरेषाम् ।७।

## IV.7 *karma aśukla akṛṣṇaṁ yoginaḥ trividham itareṣām*

| | |
|---|---|
| *karma* | ação. |
| *aśukla* | não-branco. |
| *akṛṣṇaṁ* | não-preto. |
| *yoginaḥ* | de um *yogin*. |
| *trividham* | triplo (preto, branco e misto, ou cinza). |
| *itareṣām* | para outros. |

**As ações de um *yogin* não são nem brancas, nem pretas.**
**As ações dos demais são de três tipos: brancas, pretas ou cinzas.**

Este *sūtra* trata de três tipos de ação e seus efeitos em um indivíduo médio, mas de fato existem quatro. O quarto tipo é livre, sem coloração e puro. O *yogin* segue esse tipo de ação para estar livre de seus frutos.

Ações brancas, pretas e mistas ou cinzas produzem frutos e reações encadeadas. As ações pretas produzem efeitos tamásicos, as cinzas rajásicos e as brancas sátvicos. As ações brancas resultam em virtude, as pretas em vício. As ações cinzas têm como resultado uma mistura de efeitos e emoções positivas e negativas.

As ações sem misturas do *yogin* estão além de *sattva*, *rajas* e *tamas*. Elas não produzem reações positivas nem negativas na consciência e, deste modo, estão livres de dualidade. Este quarto tipo de ação é propício e auspicioso. É a verdadeira "habilidade na ação" do *yogin* (veja *Bhagavad Gītā, II.50*).

Uma pessoa mediana é cheia de ambição. Deseja recompensas por suas ações, porém esquece que transportam as sementes do sofrimento. Se sua ambição se converte em aspiração espiritual, perde o interesse nas recompensas e passa a compreender o *sādhana* pelo *sādhana*, ou a ação pela ação. Torna-se refinado; sua mente e consciência se clareiam e suas ações se purificam. Ele não coleta impressões. Ele tem nascimentos futuros somente para purificar-se das impressões acumuladas no passado. Ele fixa sua mente e consciência incondicionalmente à vontade divina. Todas as suas ações estão livres das sementes das reações.

Existe uma tendência a associar o caminho óctuplo da renúncia de Patañjali com o recluso que derrota as tentações da carne simplesmente rejeitando o mundo civilizado e residindo em lugares nos quais não existem tentações. Entre todos os debates sobre como pertencer ao mundo, atuar nele e ainda assim permanecer imaculado, há um lugar de destaque ao debate entre o Senhor Kṛṣṇa e Arjuna na véspera da batalha. Lá, Kṛṣṇa deixa claro que a ação não pode ser evitada porque a inação também é uma ação, e que as ações egoísticas, bem como o apego pelos seus frutos, conduzem à decepção.

Com relação a este triunfo da literatura e filosofia mundial, a *Bhagavad Gītā*,[47] temos que admitir que, neste *sūtra*, Patañjali, em seu estilo conciso habitual, disse exatamente o mesmo. Nem mesmo o soberbamente expressivo estilo da *Gītā* pode eclipsar a genialidade de Patañjali em dirigir-se diretamente ao cerne da matéria.

Como uma pessoa livre age e ainda se mantém livre? Este é o principal teor do *kaivalya pāda*. Aqui Patañjali claramente afirma que a ação livre, para além da causalidade, pertence àquele que age sem motivo ou desejo – como se uma pipa fosse solta no céu, sem uma linha para trazê-la de volta para a terra.

(Veja *sūtras II.12-15*; e *IV.4*.)

ततस्तद्विपाकानुगुणानामेवाभिव्यक्तिर्वासनानाम् ।८।

## IV.8 *tataḥ tadvipāka anuguṇānām eva abhivyaktiḥ vāsanānām*

| | |
|---|---|
| *tataḥ* | por isso. |
| *tad* | suas impressões, suas tendências, potencialidades. |
| *vipāka* | maturação, fruição. |
| *anuguṇānām* | consequentemente, de acordo com. |
| *eva* | somente. |
| *abhivyaktiḥ* | manifestação. |
| *vāsanānām* | dos desejos, das tendências. |

**Estes três tipos de ações deixam impressões que se tornam manifestadas quando as condições são favoráveis e maduras.**

Dos quatros tipos de ação, as três primeiras deixam atrás de si potenciais resíduos, os quais se acumulam como impressões na memória. As memórias criam desejos e os resultados dos desejos, por sua vez, convertem-se em memórias. Movem-se em conjunto e formam impressões latentes, as quais, de acordo com sua maturidade, manifestam-se imediatamente ou permanecem dormentes para surgir inesperadamente mais tarde nesta ou em futuras vidas.

47. Veja *Bhagavad Gītā, versos V.8-9*. (N.T.)

O desejo é a força motivadora que estimula o corpo e a mente, e luta por obter satisfação. Os desejos e sua realização atam a consciência aos três tipos de ação. Desejo e memória compelem a mente a agir no sentido de sua gratificação, determinando a futura classe de nascimento, duração da vida, e os tipos de experiência aos que se submeterá. Se as impressões são boas, criam situações favoráveis para a vida espiritual. As impressões desfavoráveis vinculam à luxúria, raiva, ganância, paixão, orgulho e inveja, dando origem a perturbações na consciência. Mas mesmo então, se a consciência é direcionada para aquele que vê por meio da adesão sincera e reverencial ao caminho da disciplina óctupla yóguica, as ações não mais serão dos três tipos, mas do quarto, do qual não nasce o desejo pelos frutos ou recompensas. Este o significado literal de *yogaḥ karmasu kauśalam*,[48] "a habilidade na ação yóguica".

(Veja *sūtras I.12, 43; II.12-13, 28;* e *III.18, 23, 38.*)

जातिदेशकालव्यवहितानामप्यानन्तर्यं
स्मृतिसंस्कारयोरेकरूपत्वात् ।९।

## IV.9 *jāti deśa kāla vyavahitānām api ānantaryaṁ smṛti saṁskārayoḥ ekarūpatvāt*

| | |
|---|---|
| *jāti* | classe, linhagem, descendência, raça, posição. |
| *deśa* | lugar, localidade. |
| *kāla* | época, efeito, propósito. |
| *vyavahitānām* | situado entre, separado, impedido, escanteado, superado, bem feito. |
| *api* | ainda que. |
| *ānantaryaṁ* | sequência ininterrupta, sucessão imediata. |
| *smṛti* | memória. |
| *saṁskārayoḥ* | potencial, impressões. |
| *ekarūpatvāt* | único na forma, aparentemente igual, identidade comum. |

**A vida é um processo contínuo,**
**muito embora seja demarcada pela raça, lugar e tempo.**
**Devido ao relacionamento próximo ininterrupto**
**entre a memória e as impressões subliminares,**
**os frutos das ações permanecem intactos de uma vida para a próxima,**
**como se não houvesse separação entre os nascimentos.**

48. Veja *Bhagavad Gītā, verso II.50.* (N.T.)

Conforme a filosofia indiana, a lei do *karma* funciona ininterruptamente ao longo das sucessivas vidas, embora cada vida seja separada pela raça, lugar e tempo. Desejos e impressões são armazenados na memória e conectam os padrões de comportamento das vidas anteriores com as vidas presente e futuras.

A teoria do *karma* ou da lei da causa e efeito é explicada para inspirar o *sādhaka* a buscar *karmas* não-brancos e não-pretos, os quais irão libertá-lo dos desejos e resultados que são, simplesmente, as ações acumuladas em suas vidas anteriores. Tais ações despidas de desejos cultivam e refinam a consciência e a habilitam a explorar o reino da alma. Este é outro aspecto de *nirmāṇa citta*.

No *sūtra* anterior, é assinalada a identidade comum das impressões latentes habituais e memórias. Memórias e impressões são inter-relacionadas, interconectadas, entrelaçadas. Atuam como estímulos na vida presente. Ainda que as vidas anteriores sejam divididas pela condição social, estado, tempo e lugar, a unidade da memória e impressões lampejam consciente, subconsciente ou inconscientemente e moldam o padrão da vida atual. Por exemplo: se a vida de uma pessoa foi moldada depois de passar por muitas vidas na forma de outras espécies, memória e impressões imediatamente conectam a vida passada à presente, mesmo que o intervalo entre elas possa ser longo. Deste modo, podemos concluir que a semente das vidas futuras é plantada na vida presente. "Você colhe o que planta": somos responsáveis por moldar nesta vida nossas vidas futuras.

A teoria do *karma*, longe de ser uma teoria fatalista de "predestinação", como muitos pensam erroneamente ser, serve para chamar nossa atenção para a nossa responsabilidade e nosso poder de afetar o curso futuro de nossas vidas. Atua como um guia, inspirando-nos a praticar ações virtuosas, as quais gradualmente nos conduzirão à habilidade de praticar ações despidas de desejos.

तासामनादित्वं चाशिषो नित्यत्वात् ।१०।

## IV.10 *tāsām anāditvaṁ ca aśiṣaḥ nityatvāt*

| | |
|---|---|
| *tāsām* | aquelas memórias e impressões. |
| *anāditvaṁ* | sem começo, eternamente existente. |
| *ca* | e. |
| *aśiṣaḥ* | desejos. |
| *nityatvāt* | permanente, eterno. |

**Estas impressões, memórias e desejos sempre existiram, uma vez que o desejo de viver é eterno.**

Assim como o universo é eterno, assim são as impressões e desejos. Existem desde tempos imemoriais. Para aqueles cujas sementes de imperfeições são erradicadas, e cujos desejos chegaram ao fim, as reviravoltas do universo aparentam ter terminado.

Ninguém conhece o Único eterno, primevo, absoluto; ou quando o mundo começou a existir. Tanto *puruṣa* quanto *prakṛti*, espírito e natureza, existem antes do aparecimento do ser humano. Quando ocorreu a criação, o ser humano era dotado de consciência, inteligência, mente, sentidos de percepção, órgãos de ação e corpo. Ao mesmo tempo as características ou qualidades (*guṇas*) da natureza, iluminação (*sattva*), ação (*rajas*) e inércia (*tamas*) ingressaram no corpo humano. Colocado na roda do tempo com os raios dos *guṇas* da natureza, o ser humano começou a funcionar conforme estas três qualidades fundamentais e interconectadas. Embora nascido com um coração puro, gradualmente foi se enredando na teia da natureza e se tornou presa das polaridades do prazer e sofrimento, bem e mal, amor e ódio, permanente e transitório. Este é o modo pelo qual os desejos (*vāsanās*) e impressões (*saṁskāras*) se enraízam na vida humana, e o motivo pelo qual este *sūtra* afirma que os desejos existem desde tempos imemoriais.

Apanhado nestes opostos, o ser humano sentiu a necessidade de uma divindade pessoal, não afetada pelas aflições, intocada pelas ações e reações, e livre da experiência de alegria e sofrimento. Isto conduziu à busca pelo mais elevado ideal personificado em *puruṣa* ou Deus. Por meio dessa busca advieram a cultura e, então, a civilização. Os seres humanos aprenderam a distinguir entre bem e mal, virtude e vício, e o que é moral e imoral. Isto é como o *yoga* foi descoberto.

Mediante o *sādhana* do *yoga*, os desejos que existiram desde o começo dos tempos são erradicados, de forma que *kaivalya* possa ser vivenciado.

No *sūtra II.12*, Patañjali explicou que as causas das ações são as impressões acumuladas ocultas de nossas ações pretéritas. Neste capítulo, ele fala sobre as ações puras, as quais não acumulam nem armazenam impressões.

A natureza essencial de *citta* é a tranquilidade, *śānta citta*. Quando o *sādhaka* não permite o surgimento de ondas de pensamento (*vyutthāna citta*), naturalmente não há necessidade de contê-las (*nirodha citta*). Como são filtradas por *śānta citta*, o *sādhaka* reside neste estado tranquilo e cumpre seus deveres. Suas ações são puras e seus resultados, também, serão puros (veja *sūtra IV.7*).

Devido à ignorância, surgem alegrias e sofrimentos, e se intensificam conforme o entorno pessoal. Se permitido livre curso, perturbam o estado sereno da consciência e os portões de *kaivalya* podem permanecer cerrados para sempre. Mas é possível cortar as conexões dos desejos pelo desenvolvimento da mente por meio da graça do *yoga*. Enquanto praticar *yoga*, a pessoa está livre dos desejos. A prática de *yoga* ao longo da vida paralisa a roda dos desejos, de modo que se vive no estado de estabilidade e paz.

(Veja *sūtras I.35; II.1, 9;* e *III.51.*)

हेतुफलाश्रयालम्बनैः संगृहीतत्वादेषामभावे तदभावः ।११।

## IV.11 *hetu phala āśraya ālambanaiḥ saṅgṛhītatvāt eṣām abhāve tad abhāvaḥ*

| | |
|---|---|
| *hetu* | causa, motivo, impulso. |
| *phala* | efeito, fruto. |
| *āśraya* | suporte, abrigo, refúgio, qualquer coisa intimamente ligada. |
| *ālambanaiḥ* | dependente de, repousar sobre, assistência, auxílio. |
| *saṅgṛhītatvāt* | mantidos juntos. |
| *eṣām* | destes. |
| *abhāve* | na ausência de. |
| *tad* | deles, destes. |
| *Abhāvaḥ* | desaparecimento. |

**As impressões e os desejos conectam-se entre si pela sua dependência à causa e efeito. Na ausência da última, a primeira também cessa seu funcionamento.**

A falta de compreensão, *avidyā*, cria aflições que, por sua vez, originam desejos. Isto causa o ciclo de renascimentos. As impressões acumuladas da memória não têm início, mas têm um fim definido, desde que o indivíduo se torne cultivado e adquira discernimento. Quando a formação do desejo é mantida em suspenso, o ciclo de renascimentos termina.

A visão de um objeto cria motivação, a qual atua como um trampolim para o desejo. O desejo dá suporte ao motivo, e o motivo incita a ação que almeja a satisfação do desejo. Isto nutre mais desejos que, então, se abrigam permanentemente na sede da consciência aprisionando a alma eternamente.

Mediante a prática regular e reverencial do *yoga*, e o uso da inteligência discriminativa, esta rede formada por objeto, motivação, desejo e recompensa se esmaece. Então, os pares de opostos – vício e virtude, sofrimento e prazer, aversão e apego – desvanecem gradualmente e desaparecem.

Isto acarreta sensibilidade e refinamento para a consciência que, agora, evita desejos e pensamentos de recompensa, e direciona a atenção para a exploração daquele que vê.

(Veja *sūtras I.4*; e *II.3-9, 12-14, 18.*)

अतीतानागतं स्वरूपतोऽस्त्यध्वभेदाद्धर्माणाम् ।१२।

# IV.12 *atīta anāgataṁ svarūpataḥ asti adhvabhedāt dharmāṇām*

| | |
|---|---|
| *atīta* | o passado. |
| *anāgataṁ* | o futuro. |
| *svarūpataḥ* | em sua verdadeira forma, forma essencial, verdadeira natureza. |
| *asti* | existe. |
| *adhva bhedāt* | de diferente condição. |
| *dharmāṇām* | características, propriedades inerentes. |

**A existência do passado e do futuro é tão verdadeira quanto a do presente.**
**Na medida em que os momentos se desenrolam**
**em movimentos que ainda irão surgir como o futuro,**
**a qualidade do conhecimento no intelecto e na consciência é afetada.**

A compreensão do tempo liberta de seu aprisionamento. O tempo é um sistema que revela a relação sequencial que um evento tem com outro, e ainda outro, e assim por diante, na forma de passado, presente ou futuro. O tempo é considerado como uma duração contínua indefinida, na qual os eventos sucedem uns aos outros.

O passado e o futuro são tão verdadeiros quanto o presente. A procissão de momentos ordenados ritmicamente (*kṣaṇa cakra*) em movimentos é a roda do tempo (*kāla cakra*). Sua existência é real e eterna.

O presente pode se dissipar no passado ou claramente se manifestar em um tempo futuro. Devido à interação dos *guṇas* da natureza, as condições mudam, produzindo a ilusão de que o tempo se modificou.

Passado e futuro estão tecidos no presente, embora aparentem ser diferentes em virtude do movimento dos momentos.

O desejo nutre a ação apontada para sua gratificação. O intervalo entre desejo, ação e satisfação envolve tempo, o qual se manifesta como passado, presente e futuro. A compreensão verdadeira da motivação e do movimento dos momentos liberta um *yogin* do nó das amarras.

O momento é imutável e eterno. Os momentos fluem para movimentos eternamente e são mensuráveis como passado, presente e futuro. Este tempo dimensionável é finito, quando contrastado com a eternidade.

Os efeitos negativos do tempo são: intelectual (falta de conhecimento espiritual, *avidyā*, e orgulho, *asmitā*); emocional (apego ao prazer, *rāga*, e aversão ao sofrimento, *dveṣa*); e instintivo (o desejo de agarrar-se à vida, *abhiniveśa*). O efeito positivo do tempo é a aquisição de conhecimento. A experiência do passado dá suporte ao presente, e o progresso no presente erige uma firme fundação para o futuro. Utiliza-se o passado como uma orientação para desenvolver o poder discriminativo, a atenção e a percepção consciente, que suavizam o caminho para a revelação do Si-mesmo. O *yogin* que estuda em profundidade essa rotação singular do tempo se mantém afastado do movimento dos momentos; repousa no presente, no qual o ponto crucial dos desejos é mantido em suspenso. Deste modo, ele se torna mentalmente lúcido, puro no coração e livre do tempo, o qual vincula a consciência. Quando a conjunção entre o movimento dos momentos e a consciência termina, vivenciam-se a liberação e a beatitude, *kaivalya*.

(Veja *sūtras III.14, 16*; e *IV.33*.)

ते व्यक्तसूक्ष्मा गुणात्मानः ।१३।

## IV.13 *te vyakta sūkṣmāḥ guṇātmānaḥ*

| | |
|---|---|
| *te* | eles (passado, presente e futuro). |
| *vyakta* | manifestar-se. |
| *sūkṣmāḥ* | sutil. |
| *guṇātmānaḥ* | a natureza das qualidades. |

**As três fases do tempo mesclam-se ritmicamente**
**e se entrelaçam com as qualidades da natureza.**
**Elas modificam a composição das propriedades da natureza em densa e sutil.**

Desejos, ações e recompensas não somente estão entrelaçados com o ciclo do tempo, mas são compostos e ocultos de acordo com o movimento rítmico de *sattva, rajas* e *tamas*. Podem manifestar-se e emergir para a superfície ou permanecer ocultos e emergir depois.

Aprisionado pela roda do tempo por meio dos *guṇas*, o ser humano principiou por formar ideias abastecidas pelos desejos no fogo da consciência. Então, por intermédio das ações pretéritas e experiências, começou a moldar sua vida com o objetivo de conquistar a libertação das dualidades. Isso envolveu tempo, o qual não possui início nem fim, mas é simplesmente uma sucessão de momentos. Embora cada momento seja eterno e verdadeiro em seu fluxo contínuo, se converte em movimento. Para libertar-se dos ciclos da causa e efeito, o ser humano precisa modelar seu comportamento de momento a momento. A causa é sutil, porém o efeito é sentido. Os efeitos de nossas ações de ontem são a causa das de hoje; e a vivência de nossas ações de hoje se torna a semente das nossas ações de amanhã. Todas as ações revolvem em torno do tempo e das qualidades da natureza.

Um *yogin* aprende a enfraquecer a ignorância e a majorar a luz do conhecimento. Ele avança da ignorância para o conhecimento e da escuridão para a luz, da morte para a imortalidade. Somente ele sabe como viver livremente sem ser afetado pelos ataques violentos da natureza. Isto é *kaivalya*.

(Veja *sūtras II.18-19*.)

परिणामैकत्वाद्वस्तुतत्त्वम् ।१४।

## IV.14 *pariṇāma ekatvāt vastutattvam*

| | |
|---|---|
| *pariṇāma* | mutação, alteração, modificação, transformação, expansão. |
| *ekatvāt* | devido à singularidade, em decorrência da unidade. |
| *vastu* | objeto, coisa, natureza. |
| *tattvam* | essência, real, substância permanente, propriedade essencial. |

**A unidade de mutação do tempo
causada pelas qualidades permanentes da natureza,
*sattva*, *rajas* e *tamas*,
ocasiona modificações nos objetos,
porém sua essência singular, ou realidade,
não se modifica.**

Na medida em que há uma mutação harmônica entre *sattva*, *rajas* e *tamas* (*prakāśa*, *kriyā* e *sthiti*) tanto na natureza quanto no si-mesmo individual, também há diferenças no modo que vemos os objetos. De acordo com os *guṇas* predominantes na inteligência, percebe-se um objeto de forma diferente, embora sua essência permaneça a mesma.

O *yogin* penetra na combinação harmoniosa da natureza com seus *guṇas*, compreende claramente suas mutações e se mantém distante delas. Este estudo o ajuda a permanecer na essência de seu objeto de contemplação, o qual não está aprisionado pelo tempo ou pelas qualidades da natureza. Este objeto é o imutável vidente ou a alma. Aquele que vê não está atado pelo tempo, ao passo que a mente está.

Este *sūtra* é uma boa orientação para nós. Em nossa prática de *āsana* e *prāṇāyāma* somos os sujeitos, os executores. Os diferentes *āsanas* e *prāṇāyāmas* são os objetos que tentamos perceber e conceber claramente como forma de compreender seus princípios e essência. Devido aos nossos desejos e impressões acumulados, nossas maneiras de pensar, ver e sentir mudam. Se aprendermos a observar cuidadosamente e a memorizar os princípios básicos de cada postura e de cada prática de respiração, seremos capazes de perceber sua verdadeira essência.

A verdade é Única e devemos vivenciá-la em sua real essência, sem distinções. Se parece variar, é porque nossa inteligência e percepção variam e isso nos impede de ver a verdade essencial. Se a inteligência e a consciência estão filtradas e refinadas, sujeito e objeto refletem sua verdadeira essência.

Quando Patañjali diz que as dualidades desaparecem quando os *āsanas* são efetuados perfeitamente (II.48), está nos dizendo que a essência de um objeto não varia: sujeito e objeto se fundem em um só, de maneira que não surgem distinções entre eles. Similarmente, em *prāṇāyāma*, o véu que encobre a inteligência é retirado e sujeito e objeto revelam sua verdadeira essência. Esta conclusão se aplica igualmente à essência de todos os outros objetos.

(Veja *sūtras II.18-19.*)

वस्तुसाम्ये चित्तभेदात्तयोर्विभक्तः पन्थाः ।१५।

# IV.15 *vastusāmye cittabhedāt tayoḥ vibhaktaḥ panthāḥ*

| | |
|---|---|
| *vastu* | objeto. |
| *sāmye* | ser igual. |
| *citta* | consciência. |
| *bhedāt* | ser diferente. |
| *tayoḥ* | deles, destes dois. |
| *vibhaktaḥ* | diferente, dividido, partido, separado, repartido. |
| *panthāḥ* | caminhos, modos de ser. |

**Devido à variação na qualidade do conteúdo mental, cada pessoa pode ver o mesmo objeto diferentemente, conforme sua própria maneira de pensar.**

O objeto (natureza ou *prakṛti*) é tão real quanto o sujeito (*puruṣa*). Entretanto, embora a substância da natureza ou o objeto permaneça igual, as percepções sobre ele variam de acordo com a diferença no desenvolvimento da consciência de cada pessoa.

Aqui a consciência é o perceptor e o objeto percebido se torna o objeto a ser conhecido. Em decorrência da roda do tempo, substância e qualidades da natureza, e a consciência como perceptora desenvolvem-se diferentemente em cada indivíduo. Embora diferentes preceptores vejam um objeto de maneiras diversas, ele permanece igual. Por exemplo: a mesma pessoa representa prazer para quem a ama e sofrimento para um rival. Ela pode ser um objeto de indiferença para um ascético e de nenhum interesse para um renunciante. Embora o objeto seja o mesmo, o perceptor vê sob a luz da interação dos vários *guṇas*.

Em *āsana* e *prāṇāyāma*, devido às diferenças na constituição e disposição mental, técnicas e sequências variam, mas não sua essência. Tão logo a consciência é purificada pela remoção da impureza, *āsana* e *prāṇāyāma* desvelam sua essência. Quando um equilíbrio uniforme é alcançado, a essência do sujeito e do objeto são revelados em sua forma mais pura e verdadeira.

Quando o *yogin* percebe que o perceptor na forma de consciência não é o verdadeiro perceptor, mas um instrumento de seu senhor – aquele que vê ou *puruṣa* –, começa a descartar suas flutuações e, também, sua forma externa – o ego –, de modo a fundir-se em uma só mente sem vacilações. Isto permite que a mente unitária se funda naquele que vê, e que aquele que vê brilhe na luz da alma. Isto é *ātma jñāna*, conduzindo a *brahma jñāna*. (Veja *sūtras I.41-43*.)

न चैकचित्ततन्त्रं चेद्वस्तु तदप्रमाणकं तदा किं स्यात् ।१६।

## IV.16 *na ca ekacitta tantraṁ ced vastu tat apramāṇakaṁ tadā kiṁ syāt*

| | |
|---|---|
| *na* | não. |
| *ca* | e. |
| *eka citta* | uma consciência. |
| *tantraṁ* | dependente. |
| *ced* | ele. |
| *vastu* | objeto. |
| *tat* | aquele. |
| *apramāṇakaṁ* | despercebido, desaprovado, irreconhecível. |
| *tadā* | então. |
| *kiṁ* | o que. |
| *syāt* | aconteceria. |

**Um objeto existe independentemente de sua cognição por parte da consciência de qualquer um. O que acontece a ele quando a consciência não está lá para percebê-lo?**

A essência de um objeto não é dependente da mente ou consciência de alguém. Se a mente ou a consciência não reconhecem o objeto, significa que a mente ou a consciência não o veem, ou que aquele que vê não está estimulado pelo objeto. Porém isso não significa que o objeto não exista.

Assim como *prakṛti* é tão real e eterno quanto *puruṣa*, assim são o objeto e o sujeito. Devido à inteligência imatura e às diferenças no desenvolvimento da consciência, cada indivíduo percebe os objetos de acordo com seu próprio "comprimento de onda" intelectual, embora a essência deles não se modifique. Quando um *yogin* alcança a perfeição em seu *sādhana*, a inteligência e a consciência alcançam o conhecimento supremo: torna-se um *yogin* realizado e permanece meramente uma testemunha não envolvida com os objetos.

Os seres humanos são uma trindade composta por corpo, mente e alma. Já mostrei que, conforme a filosofia indiana, a mente é tratada como o décimo primeiro sentido. Os cinco órgãos de ação, os cinco sentidos de percepção e a mente são considerados como os onze sentidos. Corpo, sentidos, mente, inteligência e si-mesmo são interdependentes: são parte da consciência cósmica (*mahat*) e suscetíveis à mutação e mudança, diversamente da alma que é imutável. A mente aciona o estímulo nos sentidos de percepção, ou vice-versa, e os órgãos de ação participam de modo que a mente possa experienciar os objetos. Estas experiências são impressas conforme o desenvolvimento da mente e, por sua, vez criam impressões na consciência.

Se um objeto não estimula a mente, permanece despercebido por ela ou ela falha em compreendê-lo. Quando a mente está livre da interação entre os *guṇas*, vê os objetos em sua verdadeira realidade e permanece livre das impressões. Seu contato com os objetos percebidos é rompido. Então, mente e alma se tornam unas, e se unificam com a essência de todos os objetos.

(Veja *sūtras I.43*; *II.22*; e *IV.22, 31-32*.)

तदुपरागापेक्षित्वाच्चित्तस्य वस्तु ज्ञाताज्ञातम् ।१७।

## IV.17 *taduparāga apekṣitvāt cittasya vastu jñāta ajñātam*

| | |
|---|---|
| *tad* | assim. |
| *uparāga* | condição, cor. |
| *apekṣitvāt* | expectativa, esperança, desejo, vontade, necessidade. |
| *cittasya* | por meio da consciência, para a consciência. |
| *vastu* | objeto. |
| *jñāta* | conhecido. |
| *ajñātam* | desconhecido. |

**Um objeto permanece conhecido ou desconhecido conforme o condicionamento ou expectativa da consciência.**

A consciência não é aquele que vê, mas um instrumento daquele que vê. Uma mente condicionada nunca poderá perceber corretamente um objeto. Se a mente vê o objeto sem expectativas, permanece livre.

Um objeto é compreendido e conhecido conforme a expectativa da mente ou permanece não reconhecido devido à ausência de reflexão. Quando o objeto atrai a mente, iniciam-se o contato e a reflexão. Isto dá nascimento ao conhecimento. Se a mente fracassa em entrar em contato com o objeto, não o percebe e o objeto continua desconhecido.

Se a consciência está condicionada ou maculada (veja *vṛttis* e *kleśas* – I.6 e II.6), o conhecimento também se torna maculado. Quando a consciência reflete sobre o objeto sem condicionamento, mácula ou expectativa, a essência dele é conhecida. Similarmente, se a consciência reflete sobre a essência daquele que vê sem condicionamento, parcialidade ou preconceito, a mente se ilumina. Ela sabe que não é, em si, aquele que vê, mas somente um instrumento daquele que vê. O não iluminado confunde a mente e a consciência com aquele que vê.

(Veja *sūtras I.2-4, 41*; e *II.3, 12-14, 20*.)

सदा ज्ञाताश्चित्तवृत्तयस्तत्प्रभोः पुरुषस्यापरिणामित्वात् ।१८।

## IV.18 *sadā jñātāḥ cittavṛttayaḥ tatprabhoḥ puruṣasya apariṇāmitvāt*

| | |
|---|---|
| *sadā* | sempre. |
| *jñātāḥ* | conhecido. |
| *citta vṛttayaḥ* | flutuações da consciência. |
| *tatprabhoḥ* | de seu senhor. |
| *puruṣasya* | da alma. |
| *apariṇāmitvāt* | devido à imutabilidade. |

**_Puruṣa_ é sempre iluminador e imutável.**
**Sendo constante e senhor da mente,**
**sempre conhece os humores e modos da consciência.**

O Senhor da consciência é aquele que vê. Ele é imutável, constante e nunca se altera ou vacila.

No sono profundo a consciência esquece de si própria. É *puruṣa* que, quando desperto, recorda a mente do estado do sono, como uma testemunha. Isto indica que *puruṣa* está sempre alerta e ciente (*sadā jñāta*). O estado alerta de *puruṣa* será conhecido pelo *sādhaka* somente quando a consciência estiver purificada e liberta do surgimento e da contenção de pensamentos. Então o *sādhaka*, aquele que busca, converte-se naquele que vê.

Aquele que vê conhece sua consciência e suas ramificações. Ele é a semente e a raiz, e a consciência é a muda. Seu caule é a consciência do "eu" (*asmitā*) que se ramifica com ego, inteligência e mente. Aquele que vê, sendo a semente e a raiz da consciência, observa as modificações e transformações que nela ocorrem.

(Veja *sūtras II.17, 20, 22-24*; e *IV.30*.)

न तत् स्वाभासं दृश्यत्वात् ।१९।

# IV.19 *na tat svābhāsaṁ dṛśyatvāt*

| | |
|---|---|
| *na* | não. |
| *tat* | aquele. |
| *svābhāsaṁ* | luz própria. |
| *dṛśyatvāt* | devido à possibilidade de ser conhecido ou percebido. |

**A consciência não pode iluminar a si própria,**
**tendo em vista ser um objeto conhecível.**

A consciência pode ser vista como um objeto que pode ser conhecido e percebido. Não tem luz própria como aquele que vê.

Sendo a consciência a muda daquele que vê, seu crescimento e luminosidade dependem da semente, a luz daquele que vê. Sua própria luz é como aquela da Lua, a qual é um reflexo da luz do Sol. Aquele que vê representa o Sol, e a consciência é a Lua. Assim como um filho se sente forte e seguro na presença de seus pais, a consciência, a filha daquele que vê, retira sua força daquele que vê.[49]

A consciência, como os sentidos de percepção, normalmente pode ver um objeto, porém não a sua própria forma. Para uma pessoa mediana, os olhos se apresentam como aquele que vê quando apreendendo os objetos mundanos. Para uma pessoa intelectual, os olhos são aquilo que é visto e a mente é aquele que vê. Para uma pessoa iluminada, a mente e a inteligência se tornam objetos para a consciência. Mas para o vidente sábio, a própria consciência converte-se no objeto percebido.

Aquele que vê pode ser sujeito e objeto ao mesmo tempo; a consciência, não. Assim, pode se inferir que a consciência não possui luz própria. Quando a luz que a consciência toma emprestada se dirige de volta para sua fonte, aquele que vê, ou alma, brilha radiante.

(Veja *sūtras II.19-20.*)

एकसमये चोभयानवधारणम् ।२०।

## IV.20 *ekasamaye ca ubhaya anavadhāraṇam*

| | |
|---|---|
| *eka samaye* | ao mesmo tempo. |
| *ca* | e. |
| *ubhaya* | de ambos. |
| *anavadhāraṇam* | não pode compreender, não pode ser mantido com afirmação ou garantia. |

**A consciência não pode compreender àquele que vê e a si própria ao mesmo tempo.**

A consciência não pode compreender ao mesmo tempo sujeito-objeto, observador-observado ou agente-testemunha, ao passo que aquele que vê pode.

Dia e noite não podem existir simultaneamente. De modo semelhante, inquietude e quietude não podem coexistir em absoluta justaposição. Entre a noite e o dia há a aurora. Da mesma maneira, há espaço entre o fluxo de inquietude (*citta vṛtti* ou *citta*

49. A respeito, veja *Muṇḍaka Upaniṣad*, 2.2.10; *Kena Upaniṣad*, 1.6; e *Dṛgḍśyavivehaḥ*. (N.T.)

*vāhinī*) e de quietude (*praśānta vṛtti* ou *praśānta vāhinī*). Entre estes dois rios de inquietude e quietude, e abaixo deles, flui oculto um rio secreto e invisível, o rio da alma. Isto é o amanhecer ou a repentina chegada da iluminação.

Para um *yogin*, a inquietude é a noite e a quietude é o dia. Entre elas existe um terceiro estado, o qual não é nem dia, nem noite, é a aurora: é a difusão da consciência na qual os rios de agitação e tranquilidade se unem na sede da consciência absoluta.

Quando a água de um lago está lisa, o reflexo da Lua sobre a sua superfície é muito claro. De modo semelhante, quando o lago da consciência está sereno, a consciência se dissemina. A isto se conhece como um vislumbre ou um reflexo da alma.

Aquele que vê, sendo constante e imutável, pode perceber as flutuações, assim como a serenidade em sua consciência. Se a própria consciência tivesse luz própria, também poderia ser o conhecedor e o conhecível. Como ela não possui o poder de ser ambos, um *yogin* sábio a disciplina a fim de poder viver para a luz da alma.

Na *Bhagavad Gītā* (II.69) está escrito: "Aquele que tem controle de si próprio está desperto quando parece noite para todos os outros seres; e o que para ele parece ser noite, mantêm os demais despertos". Um *sādhaka* yóguico, deste modo, percebe que quando a consciência está ativa, aquele que vê está adormecido e quando aquele que vê está desperto, é noite para a consciência.

Similarmente, na *Haṭha Yoga Pradīpikā* a palavra *ha* é utilizada para indicar aquele que vê como o "Sol", que nunca se apaga: enquanto *ṭha* para representar a consciência como sendo a "Lua", que eternamente cresce e decresce.

(Veja *sūtras I.2, 33, 38, 47*; e *III.10*.)

चित्तान्तरदृश्ये बुद्धिबुद्धेरतिप्रसङ्गः स्मृतिसङ्करश्च ।२१।

## IV.21 *cittāntaradṛśye buddhibuddheḥ atiprasaṅgaḥ smṛtisaṅkaraḥ ca*

| | |
|---|---|
| *citta* | consciência. |
| *antara dṛśye* | conhecível por outro. |
| *buddhi buddheḥ* | o conhecimento dos conhecimentos. |
| *atiprasaṅgaḥ* | impertinência, rudeza, abundância, demasiado, supérfluo. |
| *smṛti* | memória. |
| *saṅkaraḥ* | confusão, mistura. |
| *ca* | e. |

**Se a consciência fosse múltipla em nosso ser,
cada uma percebendo a outra, também a inteligência seria múltipla
e, deste modo, as projeções da mente seriam múltiplas,
cada qual possuindo sua própria memória.**

A pluralidade de consciências resultaria na falta de compreensão entre uma mente e outra, conduzindo à confusão e loucura totais. Deste modo, Patañjali conclui que a consciência é única e não pode ser plúrima.

Assim como uma árvore tem muitos ramos, todos conectados ao tronco, as várias ondas de pensamento estão conectadas a uma única consciência. Esta consciência permanece pura e divina na sua fonte, o coração espiritual. Quando se ramifica da fonte para a cabeça, denomina-se consciência criada, *nirmita citta*, a qual, estando fresca, não está treinada nem cultivada. No momento em que ela entra em contato com os objetos, torna-se maculada, criando humores nas ondas de pensamentos. Estes humores são as cinco flutuações (*vṛttis*) e as cinco aflições (*kleśas*) (veja I.6; II.3).

Os primeiros comentaristas dos *Yoga Sūtras* de Patañjali tomaram emprestado termos da filosofia budista para os diversos modos de consciência. São eles: o conhecimento discernidor (*vijñāna*), o conhecimento perceptivo das alegrias e tristezas (*vedana*), resolução (*saṁjñā*), aparência e semelhança (*rūpa*) e impressão (*saṁskāra*), todos monitorados por *nirmita citta*.

Estes humores não deveriam ser confundidos com uma pluralidade de mentes. A mente se mantém a mesma, embora os humores criem uma ilusão de múltiplas mentes. Se as mentes realmente fossem muitas, então cada uma teria sua própria memória e inteligência. Isto se torna absurdo. Assim como uma sala revestida de espelhos confunde o observador, a ideia de múltiplas mentes causa confusão e despropósito.

A prática de *yoga* disciplina e cultiva a consciência da cabeça, por meio da qual aperfeiçoa a arte da análise (*savitarka*), julga com precisão (*savicāra*), experimenta a pura beatitude (*ānanda*), torna-se auspiciosa (*sāsmitā*) e se move para a inteligência madura (consciência do coração) e pura sabedoria (*ṛtambharā prajñā*).

As duas facetas da consciência foram bela e poeticamente explicadas na *Muṇḍaka Upaniṣad* (*seção 3, cantos 1* e 2). Dois pássaros pousam juntos em uma figueira. Um saltita inquieto de galho em galho bicando diferentes frutos que são sortidamente azedos, amargos, salgados e doces. Não encontrando o sabor desejado, fica mais e mais agitado voando para galhos cada vez mais distantes. O outro se mantém impassível, estável, silente e bem-aventurado. Gradualmente, o provador de frutos se aproxima de seu quieto companheiro e, cansado de sua busca frenética, também se torna calmo, inconscientemente perdendo o desejo pelos frutos, e experimenta o não-apego, o silêncio, a tranquilidade e a beatitude.

O *yogin* pode aprender através disso. A árvore representa o corpo, os dois pássaros são aquele que vê e a consciência, os frutos são a consciência germinada ou secundária, e os diferentes sabores dos frutos são os cinco sentidos de percepção que formam as flutuações e aflições nos comprimentos de ondas da mente.

O pássaro estável é o eterno, puro, divino e onisciente aquele que vê. O outro é a consciência germinada ou secundária absorta no desejo e satisfação, exibindo diferentes humores e modos de pensamento. Depois de experimentar uma variedade de sofrimentos e prazeres, a consciência secundária muda seus humores e modos, identifica sua verdadeira natureza, reconsidera e retorna a repousar na sua mente original. Este retorno da consciência da sede da cabeça para a sede do coração espiritual é a pureza da consciência, *divya citta*. Isto é *yoga*.

(Veja *sūtras I.4-6, 17, 48*; e *II.3-4*.)

चितेरप्रतिसंक्रमायास्तदाकारापत्तौ
स्वबुद्धिसंवेदनम् ।२२।

## IV.22 *citeḥ apratisaṁkramāyāḥ tadākārāpattau svabuddhisaṁvedanam*

| | |
|---|---|
| *citeḥ* | aquele que vê. |
| *apratisaṁkramāyāḥ* | imutável, inamovível. |
| *tad* | sua. |
| *ākāra* | forma. |
| *āpattau* | tendo realizado, identificado, presumido. |
| *sva* | sua própria. |
| *buddhi* | inteligência. |
| *saṁvedanam* | conhece, presume, identifica. |

**A consciência distingue sua própria percepção consciente e inteligência quando reflete e identifica a sua fonte – o imutável vidente – e assume sua forma.**

Mediante a conquista da pura consciência, advém o conhecimento do vidente imutável, que repousa em sua própria inteligência e em nenhum outro lugar.

Quando a consciência não flutua mais, então sua natureza pura emerge para compreender a si própria. Conforme afirmado no comentário ao *sūtra IV.21*, a consciência tem duas facetas: uma pura, divina e imutável; a outra mutável, transiente e expositiva. Não possui luz própria, mas atua como um meio ou agente entre aquele que vê e o objeto visto. Devido à ignorância, não percebe que está se fazendo passar por aquele que vê. Mas aquele que vê conhece os movimentos da consciência.

Quando uma faceta da consciência para de operar, finda seu contato com o mundo externo e cessa de coletar impressões. A outra faceta está voltada para aquele que vê, e as duas se unem. A inteligência e a consciência se fundem em sua morada, o *ātman*, e a alma fica face a face consigo própria.

Um espelho sujo obscurece o reflexo, um espelho limpo reflete claramente os objetos. A consciência iluminada torna-se purificada e reflete os objetos exatamente como são. Ao refletor se chama *bimba pratibimba vāda* ou a exposição de duplo reflexo. Não há diferença entre o objeto-fonte e a imagem refletida. A alma reflete a alma. É a culminação do *yoga*. *Citta* é identificado com aquele que vê. Isto é *svabuddhi saṁvedanam* ou compreensão intuitiva da voz interior.

Um exemplo cotidiano da nossa consciência tomando a qualidade e forma absoluta do objeto observado ocorre quando fitamos a dança das chamas do fogo, ou as ondas do mar, ou o vento no topo das árvores. Nos sentimos totalmente imersos no que estamos assistindo, sem pensar ou nos impacientar, como se fôssemos as próprias ondas intermináveis ou as chamas bruxuleantes ou as árvores varridas pelo vento.

द्रष्टृदृश्योपरक्तं चित्तं सर्वार्थम् ।२३।

## IV.23 *draṣṭṛ dṛśya uparaktaṁ cittaṁ sarvārtham*

| | |
|---|---|
| *draṣṭṛ* | o conhecedor, aquele que vê. |
| *dṛśya* | o conhecido, aquilo que é visto. |
| *uparaktaṁ* | maculado, refletido, manchado, afligido. |
| *cittaṁ* | consciência. |
| *sarvārtham* | onipresente, conhecer, compreender, apreender. |

**A consciência,**
**refletida por aquele que vê,**
**assim como por aquilo que é visto,**
**aparenta tudo abarcar.**

A consciência, estando em conjunção tanto com aquele que vê, quanto com aquilo que é visto, para um indivíduo mediano aparenta ser onipresente, onisciente e real. Quando se está cultivado e purificado, percebe-se que a consciência não tem existência própria, porém depende daquele que vê.

Assim como a estrutura física é o corpo da consciência, do mesmo modo a consciência é o corpo daquele que vê. A consciência é a ponte entre a natureza e a alma, e sua conjunção é tanto iluminado por aquele que vê quanto maculada por aquilo que é visto. O *yogin* sábio liberta a consciência das qualidades da natureza; ele a mantém limpa, de forma que seja refletida sem distorção tanto por aquele que vê quanto por aquilo que é visto.

Quando as ondas do mar baixam, perdem sua identidade e convertem-se em mar. Similarmente, quando as ondas daquele que vê – os sentidos de percepção, a mente, a inteligência e a consciência – baixam, perdem suas identidades e se fundem no oceano daquele que vê para que ele resplandeça de forma independente. Esta é a visão da alma.

Para uma compreensão mais clara da consciência devemos ler os *sūtras IV.22-25* como um grupo.

No *sūtra IV.22*, Patañjali explica que a consciência não é mais um sujeito, mas um objeto. Não é o conhecedor, mas o conhecido. Na medida em que é treinada em direção à maturidade (*paripakva citta*) por meio do *sādhana*, adquire pureza (*śuddha citta*) por intermédio da inteligência pura (*śuddha buddhi*).

Até agora, a consciência estava sob a impressão de que era o refletor (*biṁba*) e que todas as outras imagens eram seus reflexos refletidos (*pratibiṁba*). Este *sūtra* explica que a consciência em seu estado imaturo considera a si própria como onipotente e onipresente. Porém, a verdade é que aquele que vê é, de fato, o refletor. Patañjali mostra que a consciência imitadora é transformada para o nível daquilo que é visto, de forma que ambos, o refletor e seu reflexo, *citta*, são idênticos.

Na *Bhagavad Gītā* (*VI.19*) está dito que, assim como a chama de uma lamparina em um local sem vento não tremeluz, da mesma forma não tremulam os invólucros de um *yogin* cultivado. Eles se mantêm intocados pelo vento dos desejos para que aquele que vê reflita sua própria luz radiante, *ātmajyoti*, e resida nesta luz, *puruṣa jñāna*.

(Veja *sūtras I.41; II.18, 23;* e *IV.4.*)

तदसङ्ख्येयवासनाभिश्चित्रमपि परार्थं
संहत्यकारित्वात् ।२४।

# IV.24 *tat asaṅkhyeya vāsanābhiḥ citram api parārthaṁ saṁhatyakāritvāt*

| | |
|---|---|
| *tat* | este. |
| *asaṅkhyeya* | inumerável. |
| *vāsanābhiḥ* | conhecimento derivado da memória, impressões, desejos, confiança. |
| *citram* | diversificado, preenchido com, equipado. |
| *api* | embora. |
| *parārthaṁ* | em benefício de outro. |
| *saṁhatya* | bem entrelaçado, firmemente unido, intimamente associado. |
| *kāritvāt* | devido a, por causa de. |

**Embora esteja entrelaçado
com inúmeros desejos e impressões subconscientes,
o tecido da consciência existe para aquele que vê
devido a sua proximidade com aquele que vê,
bem como para o mundo objetivo.**

Apesar da consciência ter sido obscurecida com impressões (*saṁskāras*) ao longo da eternidade, seu objetivo não é somente satisfazer os desejos dos sentidos (*bhoga*), mas também promover a emancipação (*apavarga*) da alma.

A consciência está amarrada por uma força oculta tanto àquele que vê quanto à natureza. Está bem equipada para atingir aquele que vê ainda que não tenha ambição própria, à exceção de servir a seu Senhor.

A consciência possui inúmeras tendências e impressões derivadas da memória, dentre as quais se destacam o anseio pelos prazeres e a libertação dos prazeres. São impressões desejadas. A partir disso, torna-se claro que a consciência, estando próxima à natureza e ao espírito, sente que não possui existência em benefício próprio, mas de *puruṣa* e *prakṛti*. Da mesma maneira que um adorador de Deus oferece alimento, vestimentas e confortos como se fossem essenciais para Ele, a consciência deseja satisfazer seu Senhor com os prazeres mundanos. Uma vez que a consciência esteja cultivada por intermédio da disciplina yóguica, torna-se madura e iluminada. Ela percebe que aquele que vê não está interessado em objetos de prazer e opta por servir desapegadamente. Agora que compreendeu o seu valor intrínseco, percebe a trivialidade dos prazeres da natureza e volta-se para o caminho da revelação do Si-mesmo. Assim transformada, inicia sua jornada em direção à emancipação.

Se os *karmas* são bons, despertam a curiosidade e orientam-na para o caminho de *kaivalya*; eles recompensam os esforços com a visão da alma. As práticas yóguicas aceleram esse processo, começando com a conquista do corpo e terminando com a visão da alma. Isto é salvação.

(Veja *sūtras I.41; II.18-19, 22-23;* e *IV.18, 27.*)

विशेषदर्शिन आत्मभावभावनानिवृत्तिः ।२५।

## IV.25 *viśeṣadarśinaḥ ātmabhāva bhāvanānivṛttiḥ*

| | |
|---|---|
| *viśeṣa* | distinção, qualidade específica, peculiaridade. |
| *darśinaḥ* | para quem, quem vê, aquele que vê. |
| *ātmabhāva* | as ideias daquele que vê, o pensamento daquele que vê. |
| *bhāvanā* | sensação, reflexão. |
| *nivṛttiḥ* | retorno, desaparição, emancipação. |

**Para aquele que percebe a distinção entre *citta* e *ātman*, o senso de separação entre ambos desaparece.**

Quando se reconhece a diferença entre a consciência (*citta*) e o projetor da consciência (*citi*), a busca pela revelação do Si-mesmo cessa.

Do *sūtra IV.15* ao *IV.25*, Patañjali conduz progressivamente o *sādhaka* para a revelação de que a consciência não é o onisciente, mas simplesmente um instrumento da alma.

Para aqueles que não estiverem seguros da diferença entre a consciência e a alma (*citta* e *citi*), se oferece uma analogia: as folhas de relva que brotam durante a estação das chuvas provam a existência das sementes ocultas.

Neste *sūtra*, Patañjali explica que a semente da alma (*ātma bīja*) é semeada no momento certo para que o conhecimento da alma (*ātma jñāna*) seja firmemente estabelecido. Assim como confundimos uma corda com uma cobra em um primeiro olhar, mas percebemos isto após examinar que é uma corda, a consciência neste estágio percebe que não é onisciente, mas um instrumento da alma. *Avidyā* é vencida e o praticante compreende inteiramente o conhecimento objetivo, bem como o subjetivo, sem máculas. Aqui todos os humores e modos param de fluir, e a consciência é elevada ao grau ideal para contemplar o estado glorioso daquele que vê. O *yogin* não está mais voltado para as tentações mundanas. Sua busca pelo si-mesmo terminou. Ele se torna um mestre de *yoga* e possui a maestria de si próprio. É um *yogeśvara*. Esta é a substância (*svarūpa*) do *yoga* e um atributo distintivo daquele que vê (*viśeṣa darśinaḥ*).

(Veja *sūtras I.47; II.10, 12;* e *III.56.*)

## तदा विवेकनिम्नं कैवल्यप्राग्भारं चित्तम् ।२६।

## IV.26 *tadā vivekanimnaṁ kaivalya prāgbhāraṁ cittam*

| | |
|---|---|
| *tadā* | então. |
| *viveka nimnaṁ* | fluxo de elevada inteligência na consciência. |
| *kaivalya* | estado de existência indivisível, emancipação. |
| *prāg* | em direção a. |
| *bhāraṁ* | gravitação, influência, importância. |
| *cittam* | consciência. |

**Então a consciência é fortemente direcionada para aquele que vê ou a alma, devido à força gravitacional da sua elevada inteligência.**

Quando a elevada inteligência está resplandecente, a consciência está iluminada; torna-se livre e tingida com a divindade (*citta śuddhi*). Devido a esta luz divina, *citta*, com sua elevada inteligência, é direcionada como se por um imã para sua fonte: o vidente indivisível que é único, livre e pleno.

Antes de alcançar o estado de elevada inteligência, a consciência é mais atraída para os prazeres mundanos. Quando a inteligência está liberta das incertezas e preconceitos, gravita em direção ao vidente absoluto.

Como um fazendeiro constrói diques entre os campos para regular o fluxo de água, a elevada inteligência constrói um dique para a inteligência, de modo que ela não se mova novamente em direção ao mundo, mas se volte e flua para a união com o vidente divino. Isto é *kaivalya*, uma existência repleta de liberdade e beatitude. Tal *yogin* se torna um rei entre os seres humanos.

Neste momento, gostaria de dirigir a atenção do leitor para o uso da palavra "gravitação" por Patañjali, mostrando que a ciência em sua época não estava atrás do pensamento moderno científico ocidental; de fato, pode ter sido sua precursora.

(Veja *sūtras I.49; II.25-26; III.55;* e *IV.29*.)

तच्छिद्रेषु प्रत्ययान्तराणि संस्कारेभ्यः ।२७।

# IV.27 *tat chidreṣu pratyayāntarāṇi saṁskārebhyaḥ*

| | |
|---|---|
| *tat* | este. |
| *chidreṣu* | um furo, fenda, poro, fissura, imperfeição, perfuração, falha, defeito, abertura. |
| *pratyaya* | dirigir-se, crença, firme convicção, confiança, dependência, confidência, conteúdo, noção. |
| *antarāṇi* | pausa, espaço, intervalo. |
| *saṁskārebhyaḥ* | da impressão. |

**A despeito desse progresso, se há descuido durante o intervalo, surge uma fissura em virtude das impressões pretéritas ocultas, criando separação entre a consciência e aquele que vê.**

A força das impressões passadas pode criar brechas na forma de orgulho intelectual ou outras variedades de humor ou modos de pensamento que fissuram a consciência e perturbam a harmonia e a serenidade da unidade com o Si-mesmo puro (*ātmabhāva*).

Este *sūtra* mostra uma maneira de combater antigas impressões que podem influenciar a consciência e fissurá-la.

Patañjali adverte que mesmo para a inteligência suprema, os *saṁskāras* subconscientes podem emergir neste estágio intermediário e fazer com que a consciência oscile.

Patañjali aconselha aos *yogins* que desejam libertar-se da vida mundana a estarem constantemente vigilantes a fim de superar esses velhos hábitos, para que suas consciências não oscilem entre o desejo de perfeição e a verdadeira perfeição. A prática ininterrupta de *yoga* derrota incondicionalmente estas fissuras na consciência e erradica incertezas e preconceitos, permitindo que a pura sabedoria brilhe.

(A consciência em almas evoluídas é tratada em I.18, onde o *yogin* está no limiar de *sabīja* e *nirbīja samādhi*.)

Na *Bhagavad Gītā* (*II.59*), o Senhor Kṛṣṇa diz que o desejo inerente persiste como uma fissura, mesmo no renunciante mais austero. Apenas a visão do Supremo resolve estas falhas latentes para sempre. Deste momento em diante nenhum desejo ou tentação mundanos podem ameaçar a equanimidade e a virtude do *yogin*.

(Veja *sūtras I.50*; e *III.55-56*.)

हानमेषां क्लेशवदुक्तम् ।२८।

# IV.28 *hānam eṣām kleśavat uktam*

| | |
|---|---|
| *hānam* | abandono, extinção, lesão, deficiência, dano. |
| *eṣām* | destas. |
| *kleśavat* | aflições. |
| *uktam* | declarado, falado, dito. |

**Do mesmo modo que o *sādhaka* luta para se livrar das aflições, o *yogin* deve tratar estas impressões latentes criteriosamente a fim de extingui-las.**

A brecha entre consciência e aquele que vê pode criar desarmonia e desordem no si-mesmo. Assim como o fogo é privado de combustível, o *yogin* precisa remover as impressões latentes da consciência e extingui-las, para que fique em harmonia com aquele que vê.

Patañjali aconselha ao *yogin* erradicar as perturbações por meio da reintrodução das disciplinas yóguicas com fé, vigor e vitalidade. Assim como anteriormente, o *sādhaka* lutou para livrar-se das aflições de *avidyā*, *asmitā*, *rāga*, *dveṣa* e *abhiniveśa*, o *yogin* elevado deve, por intermédio da prática, pressionar, secar e fechar as perfurações na consciência.

No *sūtra IV.27* declarou-se que as impressões subconscientes emergem na forma de orgulho intelectual, o qual impede o progresso em direção ao objetivo de união com o vidente divino. Assim como sementes tostadas não germinam, da mesma forma o fogo da sabedoria deve queimar totalmente impressões e ambições, extinguindo seu poder de gerar pensamentos perturbadores, assim mantendo a consciência eternamente unida àquele que vê.

प्रसंख्यानेऽप्यकुसीदस्य सर्वथा
विवेकख्यातेर्धर्ममेघः समाधिः ।२९।

## IV.29 *prasaṁkhyāne api akusīdasya sarvathā vivekakhyāteḥ dharmameghaḥ samādhiḥ*

| | |
|---|---|
| *prasaṁkhyāne* | a mais elevada forma de inteligência, evolução, enumeração, reflexão, meditação profunda. |
| *api* | até mesmo. |
| *akusīdasya* | livre dos desejos e aversões, sem interesse ou motivação egoística. |
| *sarvathā* | constante, completamente, inteiramente, sempre. |
| *viveka khyāteḥ* | com percepção consciente, discriminação e inteligência atenta. |
| *dharma meghaḥ* | nuvem de chuva de virtude, virtude deliciosa e fragrante, nuvem de chuva de justiça, banho de *dharma*. |
| *samādhiḥ* | espírito supremo, união, reunir. |

**O *yogin* que não tem interesse até mesmo neste mais elevado estado de evolução e mantém uma percepção consciente discriminativa supremamente atenta, alcança *dharma meghaḥ samādhi*: contempla a fragrância da virtude e da justiça.**

Quando o fluxo de virtude jorra em torrentes e a consciência está purificada de parcialidades, preconceitos e ambições, desponta a luz da alma. Isto é *dharma megha samādhi*: o fruto da prática de *yoga*.

Se o *yogin*, sabendo que a mais elevada forma de inteligência é também um obstáculo, se mantém desinteressado mesmo desta sabedoria iluminada, bem como das conquistas espirituais, a virtuosidade se derrama sobre ele como chuva torrencial, limpando sua personalidade individual. Agora sua única ambição é manter a saúde espiritual. Possui pureza e clareza. Sua personalidade se transforma. Torna-se humano, universal e divino. Vive para sempre em *dharma megha samādhi*,[50] beatitude insuperável.

Renunciou a tudo, e é um *vivekin* (que distingue a alma invisível do mundo visível), um *jñānin* (sábio), um *vairāgin* (renunciante), e um *bhaktam* (devoto divino). Agora conquistou *nirbīja samādhi*.

(Veja *sūtras I.16, 49-50*; e *III.50, 55-56*.)

ततः क्लेशकर्मनिवृत्तिः ।३०।

# IV.30 *tataḥ kleśa karma nivṛttiḥ*

| | |
|---|---|
| *tataḥ* | daí em diante, por conseguinte. |
| *kleśa* | aflições. |
| *karma* | ação. |
| *nivṛttiḥ* | retorno, desaparecimento, abster-se da ação, cessação das preocupações mundanas e envolver-se no campo da emancipação, felicidade e beatitude. |

**Por conseguinte, terminam as aflições e o *karma*.**

O efeito de *dharma megha samādhi* é liberdade, libertação das cinco aflições e flutuações. É a mais elevada forma de inteligência e evolução.

A partir desta nuvem de chuva de virtude, as aflições cessam por vontade própria e em seu lugar fluem do *yogin*, como um rio, ações divinas despidas de reação. Isto é libertação.

*Avidyā*, a mãe das aflições, é erradicada, raiz e ramos juntamente com impressões subliminares residuais. Agora o *sādhaka* não se desviará do caminho da divindade nem executará uma ação que vincule, obstrua ou pré-condicione sua consciência. Está livre do aprisionamento do *karma*.

50. Uma nuvem tem duas facetas. Pode cobrir o céu sem trazer chuva. Isto faz com que a atmosfera fique nublada e as pessoas se tornem inativas e entediadas. Mas se as nuvens irrompem em chuva, a atmosfera se limpa, o sol brilha e as pessoas saem para trabalhar alegremente. De modo similar, o *yogin* não deve aquietar a consciência de um modo tamásico, mas de um modo atento, sátvico. (N.A.)

Na *Bhagavad Gītā* (*VI.5*), o Senhor Kṛṣṇa diz que cada indivíduo deve cultivar a si próprio para tornar-se iluminado e aprender a não se degradar, porque somente o Si-mesmo é o amigo do si-mesmo individual, e somente o Si-mesmo é o inimigo do si-mesmo egoístico.

Assim como a luz de uma lamparina esmorece na medida em que o óleo termina, da mesma forma a luz da mente se extingue uma vez que seu combustível, as ações que produzem alegrias e sofrimentos, se exaure.

Tal como *nirmāna citta* se extingue por vontade própria, sua motivação principal é queimada sem deixar oportunidade para a produção de efeitos. O ciclo de causa e efeito chega ao fim, e o *yogin* é liberado das garras da natureza. Até neste estado de libertação não se privará de suas práticas. Continuará mantendo-as como um comando divino, de modo que a libertação obtida possa não ser perdida em virtude da negligência.[51]

(Veja *sūtras I.3-5, 47; II.12, 20-21, 24, 52; III.55-56;* e *IV.3-4, 25.*)

तदा सर्वावरणमलापेतस्य
ज्ञानस्यानन्त्याज्ज्ञेयमल्पम् ।३१।

## IV.31 *tadā sarva āvaraṇa malāpetasya jñānasya ānantyāt jñeyam alpam*

| | |
|---|---|
| *tadā* | então. |
| *sarva* | todos. |
| *āvaraṇa* | véu, cobertura, ocultar, circundar, envolver, interromper. |
| *mala* | impurezas. |
| *āpetasya* | destituído de, privado de, desprovido de, removido. |
| *jñānasya* | do conhecimento. |
| *ānantyāt* | por causa do infinito. |
| *jñeyam* | o conhecido. |
| *alpam* | pequeno, reduzido, trivial. |

51. No *sūtra II.16*, Patañjali falou sobre os sofrimentos futuros evitáveis. Lá, encorajou o *sādhaka* a treinar sua inteligência por intermédio da compreensão correta e do cultivo da ação correta a partir do momento que inicia o *yoga*. Neste *sūtra*, na medida em que a consciência amadureceu completamente, ele adverte ao *yogin* que se forem formadas fissuras no *citta*, as aflições o afetarão instantaneamente, e não em um momento futuro. (N.A.)

**Então, quando os véus das impurezas são removidos,
o conhecimento mais elevado, subjetivo, puro, infinito é obtido,
e o conhecido, o finito, surge como trivial.**

O fluxo de virtude erradica todos os véus de impurezas. O *yogin* está destituído de incertezas, preconcepções e prejuízos. A luz infinita da alma o ilumina continuamente e sua consciência e aquele que vê se tornam unos. Para ele, o conhecimento obtido por meio dos órgãos de cognição e da consciência são insignificantes em comparação com a sabedoria infinita que emana da alma.

Este *sūtra* descreve as características do *yogin* que está desprovido de ações aflitivas. Sua cabeça se torna clara e seu coração limpo e puro como um cristal.

Quando as nuvens se dispersam, o céu fica claro. Quando o sol está brilhando, não se requer outra luz. Quando a luz da alma brilha, o *yogin* não necessita que a mente e a inteligência desenvolvam o conhecimento.

Seu conhecimento brota eternamente da semente de todo o conhecimento (*ātman*) como *jñāna gaṅgā* (rio perene de sabedoria), e ele percebe diretamente. Ele alcançou o estado de completude.

(Veja *sūtras I.3, 47; II.22, 52;* e *III.49, 56.*)

ततः कृतार्थानां परिणामक्रमसमाप्तिर्गुणानाम् ।३२।

# IV.32 *tataḥ kṛtārthānāṁ pariṇāmakrama samāptiḥ guṇānām*

| | |
|---|---|
| *tataḥ* | portanto, por isso. |
| *kṛtārthānāṁ* | tendo cumprido seus deveres. |
| *pariṇāma* | mudança, alteração, transformação, expansão. |
| *krama* | processo regular, curso, ordem, serviço, sucessão. |
| *samāptiḥ* | o fim. |
| *guṇānām* | qualidades da natureza: *sattva, rajas* e *tamas*. |

**Quando se alcança *dharma meghaḥ samādhi*,**
**as qualidades da natureza (*guṇas*) repousam.**
**Tendo cumprido seu propósito,**
**sua sequência de sucessivas mutações finda.**

Havendo transformado a consciência do *yogin* por meio da irradiação de raios da alma, as mutações ordenadas e sequências rítmicas das qualidades da natureza – *sattva*, *rajas* e *tamas* – terminam. Suas tarefas estão cumpridas e elas retornam para a natureza.

A essência da inteligência e a essência da consciência agora se retiram para repousar na morada da alma. O mestre, aquele que vê ou a alma, é independente. Ele mantém os *guṇas* inativos, ou os utiliza quando necessário. Os *guṇas* o servem voluntariamente como servos devotados, sem influenciá-lo como antes, e sem interferir em sua verdadeira glória.

(Veja *sūtras II.18* e *22-24*.)

क्षणप्रतियोगी परिणामापरान्तनिर्ग्राह्यः
क्रमः ।३३।

# IV.33 *kṣaṇa pratiyogī pariṇāma aparānta nirgrāhyaḥ kramaḥ*

| | |
|---|---|
| *kṣaṇa* | momentos. |
| *pratiyogī* | sequência ininterrupta, correspondente a, relativo a, cooperando com, mesmo nível, contrabalançar. |
| *pariṇāma* | modificação, transformação, alteração, expansão. |
| *aparānta* | no fim. |
| *nirgrāhyaḥ* | distintamente reconhecível, inteiramente apreensível, totalmente compreensível. |
| *kramaḥ* | processo regular, curso, ordem, série, sucessão. |

**Assim como as mutações dos *guṇas* cessam de funcionar, o tempo, ininterrupto movimento dos momentos, para. Esta desconstrução do fluxo do tempo somente é compreensível neste estágio final de emancipação.**

A sequência do tempo está relacionada com a ordem dos movimentos dos *guṇas* da natureza. Somente o *yogin* reconhece esta inter-relação e está livre dos *guṇas*.

A sucessão ininterrupta de momentos se denomina tempo. Estes movimentos de momentos e a ininterrupta mutação dos *guṇas* da natureza são distintamente reconhecíveis no ponto culminante de transformação.

A pessoa mediana não está consciente dos momentos: ela entende seus movimentos como passado, presente e futuro. Quando os momentos escapam da percepção consciente, vive-se nos movimentos. A memória começa a exercer sua influência e, nesta conjuntura, sente-se a consciência nos movimentos do tempo.

O perfeito *yogin* vive no momento sem envolver-se nos movimentos: os movimentos dos momentos são detidos e findam os tempos psicológico e cronológico. Vivendo no momento, o *yogin* enxerga aquele que vê. Isto é evolução. A natureza ajuda eternamente a inteligência e a consciência no sentido da evolução (*pariṇāma nityam*), ao passo que aquele que vê permanece eternamente imutável (*kūṭastha nityam*). (Veja *sūtra IV.21* no que se refere à *Muṇḍaka Upaniṣad*. O primeiro pássaro, representando aquele que vê, chamava-se *kūṭastha nityam*, uma vez que se mantinha estável e calmo; o outro, como a consciência, *pariṇāma nityam*, estava constantemente se movendo no esforço de alcançar o primeiro.)

A evolução ocorre em um momento. Momento implica instante, enquanto movimento implica tempo. Quando a mudança vem, chega de uma só vez, em um momento, apenas depois de uma série de esforços envolvendo movimentos do tempo. A transformação não ocorre sem esforço. Assim como a mudança é perceptível para um indivíduo mediano, do mesmo modo a transformação final é diferenciável para um *yogin* em virtude de sua sabedoria pura: *dharma megha samādhi*. Ele está livre do tempo, do lugar e do espaço, enquanto outros permanecem presos nesta rede. Não é atraído pela natureza nem é perturbado por ela. É agora um divino *yogin*.

(Veja *sūtras II.18*; e *III.13, 15, 53*.)

पुरुषार्थशून्यानां गुणानां प्रतिप्रसवः
कैवल्यं स्वरूपप्रतिष्ठा वा चितिशक्तिरिति ।३४।

## IV.34 *puruṣārtha śūnyānāṁ guṇānāṁ pratiprasavaḥ kaivalyaṁ svarūpapratiṣṭhā vā citiśaktiḥ iti*

| | |
|---|---|
| *puruṣārtha* | os quatro objetivos dos seres humanos; cumprir os deveres e obrigações consigo mesmo, com a família, a sociedade e o país (*dharma*); procurar a vocação ou profissão para obter meios de subsistência e adquirir fortuna (*artha*); atividades culturais e artísticas, amor e gratificação dos desejos (*kāma*); emancipação ou liberação da vida mundana (*mokṣa*). |
| *śūnyānāṁ* | destituído de. |
| *guṇānāṁ* | das três qualidades fundamentais. |
| *pratiprasavaḥ* | involução, reabsorção, retorno à forma original. |
| *kaivalyaṁ* | liberação, emancipação, beatitude. |
| *svarūpa* | na sua própria natureza. |
| *pratiṣṭhā* | estabelecimento, instalação, consagração, conclusão. |
| *vā* | ou. |
| *citti śaktiḥ* | o poder da consciência pura. |
| *iti* | isto é tudo. |

***Kaivalya*, ou libertação, ocorre quando o *yogin* cumpriu os *puruṣārthas* (os quatro objetivos da vida) e transcendeu os *guṇas*. Metas e *guṇas* retornam à sua fonte e a consciência se estabelece em sua própria pureza natural.**

O *yogin* que possui o fluxo de conhecimento virtuoso é desprovido de todos os objetivos de vida, uma vez que se libertou das qualidades da natureza. *Puruṣārthas* são os quatro objetivos na vida dos seres humanos: *dharma* (ciência do dever), *artha* (propósito e meios de subsistência), *kāma* (prazeres da vida) e *mokṣa* (libertação dos prazeres mundanos). Eles abandonam o vidente realizado e se fundem na natureza.

Patañjali trata dos *puruṣārthas* apenas no último *sūtra*. Isto pode intrigar o aspirante. Patañjali é um ser imortal que aceitou a encarnação sob a forma humana, com suas alegrias e sofrimentos, apegos e aversões, com a finalidade de viver através das reviravoltas emocionais e fragilidades intelectuais, objetivando ajudar-nos a superar esses obstáculos e guiar-nos para a libertação. Uma tomada de consciência sobre as metas de vida pode ter estado inconscientemente oculta em seu coração, para emergir somente ao final de seu trabalho. Mas seus pensamentos sobre os *puruṣārthas* estão implicitamente contidos nos capítulos anteriores e claramente expressos no final. Assim, sinto que os quatro *pādas* são baseados, consciente ou inconscientemente, nestes quatro objetivos e estágios de atividade.

O primeiro *pāda* lida com o *dharma*, a ciência do disciplinamento das flutuações da consciência. Por essa razão, inicia com o código de conduta, *yoga anuśāsanam*. O segundo *pāda* fornece informação detalhada com relação a esta prática e o propósito (*artha*) por trás dessa disciplina. Aqui o objetivo do *yoga* é a saúde física e o contentamento, de forma que se possa gozar os prazeres do mundo ou buscar a emancipação (veja *sūtra II.18*). O terceiro *pāda* explica a fortuna oculta na forma de poderes extraordinários, os quais advém mediante as práticas yóguicas, instigando a deles fazer uso mais para os prazeres mundanos (*kāma*) do que para propósitos espirituais. O quarto *pāda* fala sobre o cultivo de ações que não possam produzir reações e de renunciar à atração dos poderes yóguicos a fim de que a consciência possa dissolver-se na luz da alma (*mokṣa*) para que o autêntico Ser resplandeça.

Como Patañjali termina sua obra com *mokṣa*, a culminação das quatro metas, talvez valha a pena considerar as condições sociais, culturais e cívicas de sua época que ainda se aplicam hoje às nossas vidas. Os *yogins* e sábios da Índia formularam vias e meios para a criação de uma vida harmoniosa e pacífica, classificando as mentes humanas de acordo com suas vocações (*varṇas*), seus estágios de vida (*āśramas*) e seus objetivos de vida (*puruṣārthas*).

O Senhor Kṛṣṇa diz na *Bhagavad Gītā* (IV.13) que os seres humanos nascem conforme seu crescimento moral, mental, intelectual e espiritual adquiridos. São conhecidos como deveres comunitários (*varṇa dharma*). *Varṇa* é a característica psicológica do ser humano de acordo com suas palavras, pensamentos e ações. A palavra significa cor, cobertura, morada, espécie, tipo e qualidade. As quatro ordens são divididas segundo os diferentes estágios da evolução humana, sendo elas *brāhmaṇa* (classe sacerdotal), *kṣatriya* (classe guerreira), *vaiśya* (classe mercante) e *śūdra* (classe trabalhadora). No sentido cívico, são divisões de trabalho e não um sistema rígido de castas, como em geral se considera.

Novamente, de acordo com a *Bhagavad Gītā* (XVIII.40-44), "serenidade, fé, autocontenção, austeridade, pureza, tolerância, integridade e conhecimento conducentes a uma vida pura e divina" são características descritas de um *brāhmaṇa*. Um *brāhmaṇa* é aquele que possui conhecimento sobre o Si-mesmo (*puruṣa*) e que compreendeu e concretizou a divindade em si próprio.

"Heroísmo, vigor, firmeza, desenvoltura, generosidade, lutar pelo que é correto e defender a justiça para manter a verdade" são as funções atribuídas a um *kṣatriya*.

"Aquele que cultiva, trata e cuida das necessidades da sociedade, conserva, é sóbrio e frugal, mas se esforça por obter sabedoria e virtude de acordo com sua capacidade mental" é um *vaiśya*; enquanto "aquele que é servil, adulador, submisso e trabalha arduamente" é um *śūdra*.

Essas características mentais existem consciente ou inconscientemente até hoje, em todos os tipos de vocação. Aqui se encontra um exemplo disto aplicado à disciplina yóguica. No começo da prática há um grande empenho e esforço, e há que suar o corpo e a mente profusamente para obter uma compreensão disso. É quase como um trabalho manual. Isto é *śūdra dharma*.

O segundo estágio de evolução na prática yóguica inicia quando o *yogin* se propõe conscientemente a acumular experiência para ensinar, a fim de sustentar-se. Isto é *vaiśya dharma*.

Quando constrói coragem e se torna firme em esforçar-se mais para desenvolver habilidade e domínio sobre o assunto, então adquire autoridade para dividir seu conhecimento e experiência, e para manter e defender os refinamentos sutis da arte. Deste modo, o *sādhana* é aquele do *kṣatriya*.

Se há prosseguimento em suas práticas com o objetivo de vivenciar o estado indivisível, elevado e absoluto do Ser (*jīvātman*) que é o corpo do Espírito Universal (*paramātman*), e a Ele se rende em palavras, pensamentos e ações, o *sādhana* yóguico é aquele de um *brāhmaṇa*. Este é o fervor religioso no *yoga* – o objetivo de cada praticante.

A vida das pessoas é dividida, de modo semelhante, em quatro estágios de desenvolvimento. São eles o de estudante (*brahmacaryāśrama*), o do chefe de família comum (*gṛhasthāśrama*), o do chefe de família que começa a aprender o não-apego (*vānaprasthāśrama*) e, finalmente, daquele que se desapegou dos pensamentos mundanos e apegou-se a Deus (*sannyāsāśrama*). O espaço de cem anos de vida humana divide-se em quatro partes com 25 anos cada uma, para que possa ajustar a vida à evolução por meio destes quatro estágios e quatro objetivos de vida, direcionando-se para a vivência do Verdadeiro Ser.

Os objetivos (*puruṣārthas*) são *dharma*, *artha*, *kāma* e *mokṣa*.

*Dharma* corresponde à observação cuidadosa dos deveres éticos, sociais, intelectuais e religiosos na vida cotidiana. A rigor, isso é ensinado durante a vida de estudante, porém deve seguir-se por toda a vida; sem essa qualidade religiosa no dia a dia, a conquista espiritual não é possível.

*Artha* significa a aquisição de fortuna a fim de progredir em direção a objetivos mais elevados na vida, incluindo a compreensão do principal propósito dela. Se não se ganha o próprio sustento, depender de outro conduzirá a uma vida parasítica. Não se deve ser ganancioso enquanto se acumula fortuna, tão somente satisfazer às próprias necessidades de forma que o corpo se mantenha nutrido para que a pessoa possa estar livre de preocupações e ansiedades. É neste estágio também que a pessoa encontra um parceiro com quem levar uma vida de família. O amor humano é compreendido por meio da amizade e compaixão pelos indivíduos, desta forma possibilitando que mais tarde se desenvolva um sentimento de fraternidade universal que conduza à concretização do amor divino. Espera-se que o chefe de família cumpra suas responsabilidades criando seus filhos e ajudando seus semelhantes. Portanto, a vida conjugal nunca foi considerada um impedimento à felicidade, ao amor divino ou à união com a Alma Suprema.

*Kāma* quer dizer gozar os prazeres da vida, desde que não se perca a saúde física, ou a harmonia e o equilíbrio mentais. O Si-mesmo não pode ser experimentado por um fracote, e o corpo – o templo da alma – tem de ser tratado com cuidado e respeito. *Āsana*, *prāṇāyāma* e *dhyāna*, assim, são essenciais para purificar o corpo, estabilizar a mente e clarear a inteligência. É necessário aprender a usar o corpo como um arco e *āsana*, *prāṇāyāma* e *dhyāna* como setas a serem apontadas para o alvo – aquele que vê ou a alma.

*Mokṣa* significa libertação, livrar-se do aprisionamento dos prazeres mundanos. É a vivência da emancipação e beatitude somente possível quando se está livre das aflições físicas, psicológicas, intelectuais e ambientais (veja *sūtras I.30-31*), e da pobreza, ignorância e orgulho. Neste estado percebe-se que poder, conhecimento, fortuna e prazer são meramente fases passageiras. Cada indivíduo tem que trabalhar arduamente para libertar-se das qualidades da natureza (*guṇas*), para dominá-las e tornar-se um *guṇātītan*. Esta é a própria essência da vida: um estado de beatitude indivisível, infinito, completo e genuíno.

Estas metas envolvem ações virtuosas e estão conectadas às qualidades da natureza e ao desenvolvimento da consciência. Quando alcançado o objetivo da libertação, as qualidades restringentes da consciência e da natureza deixam de existir. Neste ponto de conquista o *yogin* percebe que aquele que busca, aquele que vê e o instrumento utilizado para conhecer aquele que vê é *ātman*. Esta consciência absoluta não é nada mais do que aquele que vê. Agora ele está instituído em sua própria natureza. Isto é *kaivalya avasthā*.

A prática de *yoga* serve a todos os propósitos de vida. Por intermédio do uso apropriado dos órgãos de ação, sentidos de percepção, mente, ego, inteligência e consciência, finda a função deles de servir a seu Senhor, aquele que vê, e estas vestimentas daquele que vê, juntamente com as qualidades da natureza, involuem e recuam para fundir-se na raiz da natureza (*mūla prakṛti*).

Lá são armazenadas e isoladas. Desta maneira *citta* se torna pura e suprema. Neste estado supremo, *citta* se merge divinamente na morada daquele que vê, assim possibilitando que aquele que vê resplandeça em seu estado de solitude límpido, puro e imaculado. Agora o *yogin* brilha como um rei dentre os humanos. É coroado com a sabedoria espiritual. É um *kṛtārthan*, uma alma realizada que aprendeu a controlar a propriedade da natureza. Ele fornece pureza de inteligência para si (veja *sūtra III.56*). Agora está livre das mutações rítmicas dos *guṇas*, do tempo e, deste modo, livre dos objetivos e objetos já que sua busca pela alma findou. Todos os vinte e quatro princípios da natureza (veja *sūtra II.19*) retornam para a natureza e o vigésimo quinto – aquele que vê – se apresenta sozinho em *kaivalya*. Ele é um sem um segundo, vive em liberdade benevolente e beatitude. Com este poder da pura consciência, *citta śakti*, rende-se completamente à semente de todos os videntes, Paramātman ou Deus.

O Senhor Kṛṣṇa (*Bhagavad Gītā, XVIII.61-62*) explica que "o Supremo Soberano habita no coração de todos os seres e guia-os, montando-os em rodas de conhecimento para a evolução espiritual". Diz ele: "aquele que adquiriu este conhecimento divino deveria buscar refúgio, rendendo todas as ações, assim como a si próprio, ao Espírito Supremo ou Deus", de forma a viajar da revelação do Si-mesmo para a revelação de Deus.

Patañjali começou a jornada em direção ao domínio espiritual com a palavra *atha*, que significa "agora". Ele finaliza com a palavra *iti*, que quer dizer "isto é tudo". O *yogin* alcançou seu objetivo.

Aqui termina a exposição de *kaivalya*, o quarto *pāda* dos *Yoga Sūtras* de Patañjali.

# Epílogo

Terminam aqui os *Yoga Sūtras* de Patañjali, o maior pensador que a Índia já conheceu, falando-nos através dos séculos, em uma época em que a humanidade, com seu progresso técnico e social, associado à escassez de valores humanos e espirituais, encontra-se em uma encruzilhada.

Com a conclusão dos *sūtras* advém a esperança de um novo começo, uma nova era, reacendendo o interesse na filosofia universal de Patañjali, cujo objetivo é o bem de toda a humanidade.

Minhas palavras seriam inúteis se, próximo ao final deste século, o *yoga* não tivesse se tornado um sucesso retumbante, tão amplamente praticado. Mas o *yoga* não é mais considerado como um tema "marginal" meramente destinado a uns poucos da elite, embora trate do transcendental. Não é uma quimera, porém algo tangível, científico e de valor comprovado. A chama do *yoga* iluminou o caminho para a saúde física, o vigor mental e o crescimento espiritual para *sādhakas* de todas as partes do mundo.

Acredita-se que a Índia é a mãe da civilização. Patañjali é conhecido como o pai do *yoga*. Nas nossas próprias preces invocatórias o chamamos de patriarca, pai espiritual de muitas gerações e sábio reverenciado.

Seu *Yoga Sūtras* é uma obra concisa, de estilo eloquente, com um mínimo de palavras e uma riqueza de significado sem paralelo.

Os *sūtras* são suscintos, contudo, estão cheios de joias de sabedoria sobre as quais ponderar e por meio das quais viver. Patañjali estudou a condição humana em profundidade e mostrou porque o ser humano sofre, assim como de que modo pode superar seus sofrimentos: como cada um de nós pode levar uma vida mais plena e feliz.

Ele foi o analista da consciência, seus vários estados e humores. Sua metodologia demonstra uma mente original, um intelecto claro e penetrante, e uma impressionante capacidade analítica.

Ele nos proporciona um modelo completo da consciência, tanto no aspecto interno quanto externo; como ela se volta para fora, como se volta para dentro e como pode repousar tranquilamente dentro de si própria. Oferece-nos uma clara explicação sobre o mundo natural e físico sempre que se relaciona com a consciência, a percepção consciente sensorial e a ação humana. Apresenta um método gradual de evolução e transcendência da consciência. Descreve as diferenças entre os indivíduos de acordo com as três qualidades da natureza e explica como cada um, conforme sua aptidão e estado de inteligência, pode integrar a si próprio por intermédio da busca pela libertação. É interessante notar que ele não considera que as pessoas sejam diferentes no coração. Ele nos conduz a partir do específico e diferenciado para o Absoluto e Indivisível.

Ainda assim, não é um psicólogo ou filósofo árido. Ele não nos guia para o labirinto de ramificações da mente e da consciência, mas para o nosso si-mesmo interior, no qual podemos buscar abrigo e paz. Essa paz está eternamente presente no núcleo do nosso ser, esperando-nos, guiando-nos, por vezes oculta, às vezes repreendendo-nos, outras vezes acolhendo-nos. Encontramos essa paz interna por meio da nossa prática de *yoga*.

Patañjali não omite a contribuição tradicional e única da Índia para a elevação humana, as técnicas de *āsana* e *prāṇāyāma* que desempenham seus papéis na produção dos estados de *pratyāhāra*, *dhāraṇā*, *dhyāna* e *samādhi* após o firme estabelecimento da base por meio de *yama* e *niyama*. Uma vida que não inclua isso torna-se mecânica, teórica e estática.

Os *Yoga Sūtras* estão situados em um contexto universal como um guia para a existência humana, válido para todos. Não buscamos todos evitar o sofrimento e encontrar o prazer? O método pedagógico de Patañjali é excepcionalmente prático: proporciona um mínimo de "o quê" e um máximo de "como". Mostra-nos, passo a passo, como crescer a partir das aflições de nossas vidas em direção à libertação. Lendo e relendo os *sūtras* notamos com que frequência Patañjali lança uma tábua de salvação para que todos possam pegá-la em alguma parte. Cada capítulo explica, lança luz sobre e integra outros capítulos.

Os sentidos e a mente são postos sob controle por meio da prática. Por intermédio da prática superamos as aflições e desenvolvemos estabilidade e uma inteligência madura. Mediante a inteligência madura advém a renúncia. Patañjali é totalmente imparcial na exploração acerca de como alguém obtém sucesso ou porque falha. Ele diz: "Faça isso e verá por si próprio". Ele não nos promete recompensas materiais; os prêmios mais tentadores devem ser evitados.

Se atingimos ou não a meta nessa vida, a jornada do *yoga* para o cultivo do si-mesmo é um esforço válido intrinsecamente: todos queremos refinar nossa inteligência e progredir na nossa maneira de pensar. Quando terminamos *kaivalya pāda*, perdura em nós a impressão de luminosidade, fragrância, clareza, simplicidade e determinação incessante. Embora Patañjali seja um professor austero, é um guia totalmente compassivo, sempre ao nosso lado.

Em última instância, o sistema de *yoga* de Patañjali não pode ser comparado a outras estruturas tradicionais ou modernas de pensamento, conhecimento ou sabedoria. Sua obra possui integridade absoluta e permanente, não podendo ser julgada de fora. Somente o praticante, se praticar com fé e renúncia amorosa, descobrirá a sua verdade.

Se seguirmos os ensinamentos de Patañjali meticulosa e diligentemente, e contemplarmos seu significado interno nas profundezas de nosso si-mesmo interior, aprenderemos a compreender a nós mesmos e aos outros sob uma nova luz. Vamos agora resumir brevemente como isso ocorre.

De acordo com o *yoga*, existem três qualidades na natureza (*guṇas*) que permeiam a mente (*manas*), a inteligência (*buddhi*) e a consciência (*citta*). A inteligência, por sua vez, pode ser classificada em três níveis: sutil (*sūkṣma*), mais sutil (*ati sūkṣma*) e sutilíssima (*parama sūkṣma*), o que pode ser interpretado como sensibilidade intelectual "mediana, aguçada e intensamente aguçada".

Patañjali, portanto, define vários estados de inteligência e de percepção consciente da consciência, de forma que aquele que pratica *yoga* estará apto para reconhecer seu nível de evolução pessoal e, por meio da prática, transcendê-lo até alcançar o próprio núcleo do ser – aquele que vê. A partir daí, viverá na morada da alma. Esta fonte não tem começo nem fim. É um fluxo eterno, ininterrupto de força vital.

A consciência (*citta*) tem sete facetas: emergente, imobilizada, criada, tranquila, atenta, fissurada e, finalmente, pura, eterna ou divina (*vyutthāna, nirodha, nirmāṇa, praśānta, ekāgratā, chidra* e, finalmente, *śuddha, nitya* ou *divya*).

Se um praticante descobre esses sete aspectos da consciência, alcança aquele estado da existência sublime, indivisível, no qual a busca pelo si-mesmo termina e aquele que busca se converte naquele que vê.

Patañjali dirige-se a cada tipo de *sādhaka* de acordo com seu nível de inteligência e percepção consciente. Para aqueles de intelecto mediano explica os cinco tipos de aflições (*kleśas*) e as formas como causam perturbações em *citta*. Para aqueles de intelecto aguçado salienta o estudo das cinco flutuações (*vṛttis*) que podem conduzir às aflições. Dirigindo-se aos mais intensamente sensíveis explica as fissuras que podem ocorrer no próprio nível da consciência. Ele guia cada nível de praticante de maneira adequada para sua própria evolução na superação dos obstáculos que encontra em seu caminho de desenvolvimento espiritual.

Patañjali tece sua temática ao longo da obra e certas ideias se repetem. A cada vez que reaparecem é dado um *insight* ligeiramente diferente e mais profundo. Por exemplo, ao discutir os efeitos das ações (*karmaphala*), explica que, embora possam variar ligeiramente, seu conteúdo permanece intacto (compare os *sūtras II.13-14* com *IV.1-2*). São dadas explicações quase idênticas nos *sūtras II.20* e *IV.18*. Para aqueles de intelecto mediano, narra as tristezas e os sofrimentos que ainda podem advir e como podem ser evitados por meio da disciplina (*sūtra II.16*); para aqueles de intelecto mais sutil e sensível, explica que o efeito das fissuras criadas na consciência é imediatamente vivenciado (*sūtra IV.28*). E oferece maneiras idênticas de superar as aflições e perturbações nos *sūtras I.23, 29, II.11* e *IV.6* – porém, a essa altura, a compreensão do praticante é mais profunda e sutil.

Estes exemplos não são exaustivos. Seria benéfico, futuramente, fazer um estudo comparativo maior dos *sūtras* e sua relevância em diversos campos – por exemplo, na educação infantil.

O disciplinamento inicial de uma criança por meio dos "não faça" e "faça" é comparável aos *yamas* e *niyamas*. Enquanto cresce, ela é encorajada a jogar com outras crianças, aprendendo a coordenar seus órgãos de ação com seus órgãos de percepção. Nesse processo desenvolve amizade, compaixão e espírito esportivo. Isto corresponde a *āsana* e *prāṇāyāma*. Quando começa a ir para a escola sua mente se volta da diversão para o estudo: aqui vemos a aplicação do princípio de *pratyāhāra*. O processo de imergir nos estudos é *dhāraṇā*. Alcançar a meta de sua educação é *dhyāna*. Neste ponto o jovem começa a questionar se seu progresso teve motivação egoística ou não, e percebe que somente a abordagem generosa o conduzirá à profundidade da vida.

Entretanto, a mensagem mais importante deste inspirado vidente que chega até nós através dos séculos, é que o verdadeiro propósito da nossa vida é cruzar o oceano da ilusão desde a margem dos prazeres mundanos até a outra margem, a da emancipação e eterna beatitude.

# Apêndice I
# Chave temática para os *Yoga Sūtras*

Neste apêndice analítico, abordei todo o *aṣṭāṅga yoga* de Patañjali: os métodos de sua prática, as causas dos sofrimentos, aflições e perturbações e os meios para superá-los, a renúncia aos prazeres mundanos, as propriedades, os efeitos do *yoga* e os caminhos para a emancipação.

Os temas principais estão ordenados de maneira a oferecer uma referência rápida para o leitor compreendê-los e assimilá-los mais facilmente.


*abhyāsa*, *anuṣṭhāna* ou *sādhana* (prática), I.1-2, 12-14, 20, 23, 32-39; II.1, 25-26, 29-34, 43, 46-47, 49-51, 54; III.1-3, 6, 9-12, 15; IV.3

absorção. Ver *samādhi* e *samāpatti*

adeptos. Ver *siddha yogins*

aflições. Ver *kleśas*

*antarāyas* (obstáculos), I.30-31; II.33-34; III.38, 52; IV.4-5, 10, 27

*anuṣṭhāna* (prática). Ver *abhyāsa*, *anuṣṭhāna* e *sādhana*

aquele que vê (*puruṣa*),
- conjunção entre a natureza e aquele que vê. Ver *prakṛti puruṣa saṁyoga*

aspirantes. Ver *sādhakas*

*aṣṭāṅga yoga* (oito partes do *yoga*),
- (i) oito aspectos, II.29
- (ii) efeitos em geral, I.3, 17-19, 29, 41-51; II.2, 11, 25, 27-28, 35-45, 48, 52-53, 55; III.5, 13, 46-47, 51, 53, 55; IV.5, 23, 25-26, 29-34
- (iii) efeitos instantâneos, I.21; III.54
- (iv) efeitos com duração limitada, I.22; II.22; III.15; IV.6, 30

*ātma jñāna* (conhecimento do Si-mesmo), II.20; III.36; IV.18, 22

*ātman* (Si-mesmo), I.3, 16, 41, 47; II.20; III.35-36, 56; IV.25, 29, 34

*cakras* (centros de energia),
- III.29 *dhruva* corresponde a *ājñā cakra*
- III.30 *nābhi cakra* corresponde a *maṇipūraka cakra*
- III.31 *kaṇṭha kūpa* corresponde a *viśuddhi cakra*
- III.32 *kūrma nāḍī* corresponde a *svādhiṣṭāna cakra*
- III.33 *mūrdha jyoti* corresponde a *sahasrāra cakra*
- III.35 *hṛdaya* corresponde a *anāhata cakra*

causa e efeito, teoria. Ver *karma cakra*

centros de energia. Ver *cakras*

*citta* (consciência),
(i) ondulações na consciência, I.5-6, 30-31, 41; II.3-4, 11; III.9-13, 50; IV.4-5, 15-17, 20-27
(ii) controle da consciência, I.2, 23, 32-39, 51; II.1, 11, 25-26, 28-32, 34, 46, 49-51, 54; III.1-3, 6, 9-12, 14-15, 53; IV.3-4, 13-22, 24

*citta jñāna* (conhecimento da consciência), I.5-6, 30-31, 41; II.3-4, 11; III.9-13, 50; IV.4-5, 15-17, 19-24, 26-27

*citta prasādanam* (consciência pacífica), I.33-39, 47; II.1, 52; III.5; IV.25

consciência. Ver *citta*
(flutuações na). Ver *kleśas* e *vṛttis*
(conhecimento da). Ver *citta jñāna*
(paz na). Ver *citta prasādanam*

conhecimento da consciência. Ver *citta jñāna*

conhecimento da natureza. Ver *prakṛti jñāna*

conhecimento do si-mesmo. Ver *ātma jñāna*

conquistas ou propriedades do *yoga*. Ver *vibhūtis*

Deus. Ver *puruṣa viśeṣa* ou Īśvara

disciplinas éticas. Ver *yama* e *niyama*

era. Ver *kāla*

flutuações (*vṛttis*). Ver *kleśas* e *vṛttis*

*kaivalya* ou *mokṣa* (liberação), I.3, 47, 51; II.18, 25, 27, 29; III.36, 51, 56; IV.18, 25, 29, 32-34

*kāla* (era), I.21-22, 51; II.47; III.9-10, 12-16, 53; IV.12-15, 20, 32-33

*karma cakra* (teoria da causa e efeito),
(i) geral, II.15, 22; IV.7-11, 13
(ii) cessação da causa e efeito, I.41, 43, 45, 50; II.15, 22-23, 25-26; III.5, 53; IV.7, 29-30, 32

*kleśas* e *vṛttis*,
(aflições e flutuações na consciência)
(esses dois aspectos estão inter-relacionados e entretecidos, e também estão relacionados com doença; ver I.30-31)
(i) geral, I.4, 30-31; II.3
(ii) causas, II.3, 11-14, 17, 21-24, 34; III.38, 52; IV.10, 27-28
(iii) tipos diferentes, I.5-11, 30-31; II.3, 5-9
(iv) qualidades, I.5-11; II.4-10; IV.13
(v) métodos para minimizá-los ou erradicá-los, I.29, 39; II.2; III.5; IV.6, 29
(vi) métodos para preveni-los, I.32-33; II.16, 26, 33; III.51; IV.28

liberação. Ver *kaivalya* ou *mokṣa*

*mokṣa*. Ver *kaivalya* ou *mokṣa*

natureza,
(conjunção entre a natureza e aquele que vê). Ver *prakṛti puruṣa saṁyoga*
(conhecimento da). Ver *prakṛti jñāna*

*niyama*. Ver *yama* e *niyama*

obstáculos. Ver *antarāyas*

paz na consciência. Ver *citta prasādanam*

percepção consciente (*prajñā*). Ver efeito do *sādhana* sobre a qualidade da percepção consciente

*prajñā*. Ver efeito do *sādhana* sobre a qualidade da percepção consciente

*prakṛti jñāna* (conhecimento pessoal e real da natureza), II.18-19

*prakṛti puruṣa saṁyoga* (conjunção entre a natureza e aquele que vê), I.4; II.17-18, 20-23; III.45-48; IV.7

prática. Ver *abhyāsa, anuṣṭhāna* ou *sādhana*

*puruṣa* (aquele que vê),
conjunção entre a natureza e aquele que vê. Ver *prakṛti puruṣa saṁyoga*

*puruṣa viśeṣa* ou Īśvara (Deus),
(i) definição, I.24-26; IV.34
(ii) meditação sobre Deus, I.27-29

renúncia. Ver desapego ou *vairāgya*

*sādhakas* (aspirantes),
características dos aspirantes, I.20-22

*sādhana* (prática). Ver *abhyāsa, anuṣṭhāna* ou *sādhana*

*sādhana* (seus efeitos sobre a qualidade da percepção consciente), I.48-49; III.6, 15

*samādhi* e *samāpatti* (absorção), I.17-19, 41-51; II.2, 45; III.3, 8, 11; IV.25, 29, 31

si-mesmo. Ver *ātman*

*siddha yogins* (adeptos), I.19, 40; IV.1-3

*vairāgya* (renúncia ou desapego),
(i) prática necessária para desenvolver a renúncia, I.12-16, 23, 32-33; II.4, 11, 20, 29-30, 32-33, 43-47, 49, 51, 54; III.51
(ii) métodos, I.2, 12-16, 23, 32-33, 40, 49-51; II.29, 33, 54; III.51

*vibhūtis* (conquistas ou propriedades do *yoga*), II.27-28, 35-36; III.16-50, 54-55

*vṛttis* (flutuações). Ver *kleśas* e *vṛttis*

*yama* e *niyama*, II.30-45

*yoga* (oito partes do).
Ver *aṣṭāṅga yoga*

# Apêndice II
# Interconexão dos *Sūtras*

O leitor notará que muitas das ideias de Patañjali são recorrentes ao longo dos *Yoga Sūtras*. Alguns temas-chave têm ocorrências repetidas, a cada vez dando um novo *insight* que aprofunda nossa compreensão. No final do comentário de cada *sūtra*, listei os *sūtras* que transmitem o mesmo significado. Essa referência cruzada é um guia sintético para esses *sūtras* tematicamente interconectados. Os leitores que usarem-na como um auxílio para seu estudo, notarão um grande aumento na sua compreensão do texto de Patañjali e do *yoga*.

| ***sūtra*** **referência** | ***sūtras*** **que transmitem ideia semelhante** | ***sūtras*** **que auxiliam a compreensão** |
|---|---|---|
| I.2 | I.18; II.28 | — |
| I.3 | I.16, 29, 47, 51; II.21, 23, 25; III.49, 56; IV.22, 25, 34 | — |
| I.4 | II.20; IV.22 | I.18-19, 23, 27-28, 33-39; II.12, 29 |
| I.5 | I.30-31; II.3, 12, 16-17 | — |
| I.7 | — | I.49; III.55; IV.26 |
| I.8 | II.5 | — |
| I.11 | II.5 | — |
| I.12 | II.29-32, 35-53 | I.4-6; II.28-29 |
| I.13 | I.20 | — |
| I.15 | — | I.40; II.28, 53-55 |
| I.16 | I.17-51; III.51; IV.34 | II.19; IV.29, 31 |
| I.17 | II.18-19, 21; III.45, 48 | — |
| I.18 | — | I.50-51; II.9 |
| I.19 | — | I.10, 18; III.44 |
| I.20 | — | I.17-19 |

| | | |
|---|---|---|
| I.21 | — | III.4 |
| I.24 | — | II.3; III.36 |
| I.25 | III.50; IV.31 | — |
| I.28 | I.23, 41; II.1 | — |
| I.29 | — | I.30-31 |
| I.30 | — | I.29 |
| I.31 | I.6; II.3, 17, 34 | — |
| I.33 | II.30 | — |
| I.34 | — | I.34-39 |
| I.36 | I.45 | — |
| I.38 | III.11-12 | — |
| I.39 | — | II.9 |
| I.40 | I.45 | — |
| I.44 | I.41 | — |
| I.45 | II.19 | — |
| I.46 | — | I.18; IV.4 |
| I.47 | I.3 | — |
| I.49 | I.7 | — |
| I.51 | — | I.18, 50; III.56 |
| II.1 | II.29 | — |
| II.3 | I.8 | — |
| II.6 | IV.4 | II.17, 21-23; III.36 |
| II.9 | III.10; IV.10 | — |
| II.10 | II.3-4, 11, 48, 54 | II.4 |
| II.11 | I.17 | — |
| II.12 | — | I.5 |
| II.14 | — | I.33; II.30, 32-33 |
| II.15 | — | II.7-8 |
| II.17 | — | IV.4 |
| II.19 | II.13 | — |
| II.20 | I.3; IV.22 | — |
| II.24 | — | I.4, 8, 30-31; II.5 |
| II.25 | I.45 | I.3, 5; IV.34 |
| II.27 | — | III.9-11; IV.27,29 |
| II.32 | — | I.33 |

| | | |
|---|---|---|
| II.40 | II.43 | — |
| II.45 | I.16; IV.29 | — |
| II.46 | I.20 | II.48; III.1-2 |
| II.49 | III.40 | — |
| II.54 | — | IV.19 |
| III.1 | II.53 | — |
| III.2 | II.1, 11 | — |
| III.3 | I.27-28, 41, 43 | — |
| III.5 | I.47; III.36; IV.29 | — |
| III.6 | I.17, 40; II.27 | — |
| III.8 | I.16-18, 41-45; III.13 | I.2; III.7-8 |
| III.9 | I.18, 20 | I.34 |
| III.10 | I.12, 33, 47; II.9, 47; IV.29, 32 | — |
| III.11 | I.2, 5, 32, 43, 50 | — |
| III.12 | I.47, 51; II.19-20 | — |
| III.13 | I.3; II.15, 18-20; III.5, 45, 48 | II.26 |
| III.15 | I.18, 19; IV.32 | — |
| III.16 | IV.1, 28 | — |
| III.17 | IV.1; 28 | — |
| III.18 | II.12-13, 39; IV.33 | — |
| III.23 | II.12; III.14-15, 18; IV.7 | — |
| III.24 | I.33 | — |
| III.27 | — | II.27 |
| III.32 | I.18-19 | — |
| III.36 | I.3; II.18, 20; III.35; IV.34 | — |
| III.37 | III.26, 34 | — |
| III.44 | I.19 | — |
| III.45 | II.18-19 | I.27 |
| III.46 | I.30-31, 40; II.55 | — |
| III.48 | II.6, 21-22; IV.4 | III.45 |
| III.49 | I.41, 48; III.26, 37 | — |
| III.50 | I.36, 47; II.18, 20; III.36; IV.25 | — |
| III.51 | I.3; II.25; IV.27-30 | IV.28 |
| III.52 | I.16, 21, 48; II.27 | — |
| III.53 | IV.1-13 | I.20 |

| | | |
|---|---|---|
| III.55 | I.36; II.52; III.34, 36 | — |
| III.56 | II.23; III.49; IV.26 | — |
| IV.3 | I.2, 18, 29-39; II.2, 12-13, 18, 29-22; III.15 | — |
| IV.4 | I.2; II.6; III.12-13 | — |
| IV.5 | I.2, 17; II.6; III.13-14; IV.1, 3 | — |
| IV.6 | I.23, 29, 32; II.11-12; III.51; IV.1 | — |
| IV.7 | II.12-15; IV.4 | — |
| IV.8 | I.12, 43; II.12-13, 28; III.18, 23, 38 | — |
| IV.10 | I.35; II.1, 9; III.51 | — |
| IV.11 | I.4; II.3-9, 12-14, 18 | — |
| IV.12 | III.14, 16; IV.33 | — |
| IV.13 | II.18-19 | — |
| IV.14 | II.18-19 | — |
| IV.15 | I.41-43 | I.41-43; III.56 |
| IV.16 | I.43; II.22; IV.22, 31-32 | — |
| IV.17 | I.2-4, 41; II.3, 12-14, 20 | — |
| IV.18 | II.17, 20, 22-24; IV.30 | — |
| IV.19 | II.19-20 | — |
| IV.20 | I.2, 33, 38, 47; III.10 | — |
| IV.21 | I.4-6, 17, 48; II.3-4 | I.6; II.3 |
| IV.23 | I.41; II.18, 23; IV.4 | — |
| IV.24 | I.41; II.18-19, 22-23; IV.27 | — |
| IV.25 | I.47; II.10-12; III.56 | — |
| IV.26 | I.49; II.25-26; III.55; IV.29 | — |
| IV.27 | I.50; III.55-56 | — |
| IV.29 | I.16, 49, 50; III.50, 55-56 | — |
| IV.30 | I.3-5, 47; II.12, 20-21, 24, 52; III.55-56; IV.3-4, 25 | — |
| IV.31 | I.3, 47; II.22, 52; III.49, 56 | — |
| IV.32 | II.18, 22-24 | — |
| IV.33 | II.18; III.13, 15, 53 | — |

# Apêndice III
# Índice alfabético dos *Sūtras*


| | |
|---|---|
| *abhāvapratyayālambanā vṛttirnidrā* | I.10 |
| *abhyāsavairāgyābhyām tannirodhaḥ* | I.12 |
| *ahiṁsāpratiṣṭhāyām tatsannidhau vairatyāgaḥ* | II.35 |
| *ahiṁsāsatyāsteyabrahmacharyāparigrahāḥ yamāḥ* | II.30 |
| *anityāśuciduḥkhānātmasu nityaśucisukhātmakhyātiravidyā* | II.5 |
| *anubhūtaviṣayāsaṁpramoṣaḥ smṛtiḥ* | I.11 |
| *aparigrahasthairye janmakathaṁtāsaṁbhodhaḥ* | II.39 |
| *asteyapratiṣṭhāyāṁ sarvaratnopasthānam* | II.37 |
| *atha yogānuśāsanam* | I.1 |
| *atītānāgataṁ svarūpato styadhvabhedāddharmāṇām* | IV.12 |
| *avidyā kṣetramuttareṣām prasuptatanuvichinnodārāṇām* | II.4 |
| *avidyāsmitārāgadveṣābhiniveśāḥ kleśāḥ* | II.3 |
| *bahirakalpitā vṛttirmahāvidehā tataḥ prakāśāvaraṇakṣayaḥ* | III.44 |
| *bāhyābhyantarastambhavṛttirdeśakālasaṁkhyābhiḥ paridṛṣṭo dīrghasūkṣmaḥ* | II.50 |
| *bāhyābhyantaraviṣayākṣepī caturthaḥ* | II.51 |
| *baleṣu hastibalādīni* | III.25 |
| *bandhakāraṇaśaithilyāt pracārasaṁvedanācca cittasya paraśarīrāveśaḥ* | III.39 |
| *bhavapratyayo videhaprakṛtilayānām* | I.19 |
| *bhuvanajñānaṁ sūrye saṁyamāt* | III.27 |
| *brahmacaryapratiṣṭhāyāṁ vīryalābhaḥ* | II.38 |
| *candre tārāvyūhajñānam* | III.28 |
| *citerapratisaṁkramāyāstadākārāpattau svabuddhisaṁvedanam* | IV.22 |
| *cittāntaradṛśye buddhibuddheratiprasaṅgaḥ smṛtisaṅkaraśca* | IV.21 |
| *deśabandhaścittasya dhāraṇā* | III.1 |
| *dhāraṇāsu ca yogyatā manasaḥ* | II.53 |
| *dhruve tadgatijñānam* | III.29 |
| *dhyānaheyāstadvṛttayaḥ* | II.11 |

| | |
|---|---|
| *draṣṭā dṛśimātraḥ śuddho'pi pratyayānupaśyaḥ* | II.20 |
| *draṣṭṛdṛśyayoḥ saṁyogo heyahetuḥ* | II.17 |
| *draṣṭṛdṛśyoparaktaṁ cittaṁ sarvārtham* | IV.23 |
| *dṛkdarśanaśaktyorekātmatevāsmitā* | II.6 |
| *dṛṣṭānuśravikaviṣayavitṛṣṇasya vaśīkārasaṁjñā vairāgyam* | I.15 |
| *duḥkhadaurmanasyāṅgamejayatvaśvāsapraśvāsā vikṣepasahabhuvaḥ* | I.31 |
| *duḥkhānuśayī dveṣaḥ* | II.8 |
| *ekasamaye cobhayānavadhāraṇam* | IV.20 |
| *etayaiva savicārā nirvicārā ca sūkṣma viṣayā vyākhyātā* | I.44 |
| *etena bhūtendriyeṣu dharmalakṣaṇavasthāpariṇāmā vyākhyātāḥ* | III.13 |
| *etena śabdādyantardhānamuktam* | III.22 |
| *grahaṇasvarūpāsmitānvayārthavattvasaṁyamādindriyajayaḥ* | III.48 |
| *hānameṣāṁ kleśavaduktam* | IV.28 |
| *hetuphalāśrayālambanaiḥ saṅgṛhītatvādeṣāmabhāve tadabhāvaḥ* | IV.11 |
| *heyaṁ duḥkhamanāgatam* | II.16 |
| *hṛdaye cittasaṁvit* | III.35 |
| *Īśvarapraṇidhānādvā* | I.23 |
| *janmauṣadhimantratapaḥ samādhijāḥ siddhayaḥ* | IV.1 |
| *jātideśakālasamayānavacchinnāḥ sārvabhaumāḥ mahāvratam* | II.31 |
| *jātideśakālavyavahitānāmapyānantaryaṁ smṛtisaṁskārayorekarūpatvāt* | IV.9 |
| *jātilakṣaṇadeśairanyatānavacchedāt tulyayostataḥ pratipattiḥ* | III.54 |
| *jātyantarapariṇāmaḥ prakṛtyāpūrāt* | IV.2 |
| *kaṇṭhakūpe kṣutpipāsānivṛttiḥ* | III.31 |
| *karmāśuklākṛṣṇaṁ yoginastrividhamitareṣām* | IV.7 |
| *kāyākaśayoḥ saṁbandhasaṁyamāllaghutūlasamāpatteścā 'kāśagamanam* | III.43 |
| *kāyarūpasaṁyamāt tadgrāhyaśaktistambhe cakṣuḥprakāśāsamprayoge 'ntardhānam* | III.21 |
| *kāyendriyasiddhiraśuddhikṣayāttapasaḥ* | II.43 |
| *kleśakarmavipākāśayairaparāmṛṣṭaḥ puruṣaviśeṣa Īśvaraḥ* | I.24 |
| *kleśamūlaḥ karmāśayo dṛṣṭādṛṣṭajanmavedanīyaḥ* | II.12 |
| *kramānyatvaṁ pariṇāmānyatve hetuḥ* | III.15 |
| *kṛtārthaṁ pratinaṣṭamapyanaṣṭaṁ tadanyasādhāraṇatvāt* | II.22 |
| *kṣaṇapratiyogī pariṇāmāparāntanirgrāhyaḥ kramaḥ* | IV.33 |
| *kṣaṇatatkramayoḥ saṁyamādvivekajaṁ jñānam* | III.53 |
| *kṣīṇavṛtterabhijātasyeva maṇergrahītṛgrahaṇagrāhyeṣu tatsthatadañjanatā samāpatti* | I.41 |
| *kūrmanāḍyām sthairyam* | III.32 |

| | |
|---|---|
| *maitrīkaruṇāmuditopekṣāṇāṁ sukhaduḥkhapuṇyāpuṇya viṣāyāṇaṁ bhāvanātaścittaprasādanam* | I.33 |
| *maitryādiṣu balāni* | III.24 |
| *mṛdumadhyādhimātratvāt tato 'pi viśeṣaḥ* | I.22 |
| *mūrdhajyotiṣi siddhadarśanam* | III.33 |
| *na ca tatsālambanaṁ tasyāviṣayībhūtatvāt* | III.20 |
| *na caikacittatantraṁ cedvastu tadapramāṇakaṁ tadā kiṁ syāt* | IV.16 |
| *na tat svābhāsaṁ dṛśyatvāt* | IV.19 |
| *nābhicakre kāyavyūhajñānam* | III.30 |
| *nimittamaprayojakaṁ prakṛtīnāṁ varaṇabhedastu tataḥ kṣetrikavat* | IV.3 |
| *nirmāṇa cittānyasmitāmātrāt* | IV.4 |
| *nirvicāravaiśāradye 'dhyātmaprasādaḥ* | I.47 |
| *paramāṇuparamamahattvānto 'sya vaśīkāraḥ* | I.40 |
| *pariṇāmaikatvādvastutattvam* | IV.14 |
| *pariṇāmatāpasaṁskāraduḥkhairguṇavṛttivirodācca duḥkhameva sarvaṁ vivekinaḥ* | II.15 |
| *pariṇāmatrayasaṁyamādatītānāgatajñānam* | III.16 |
| *pracchardanavidhāraṇābhyām vā prāṇasya* | I.34 |
| *prakāśakriyāsthitiśīlaṁ bhūtendriyātmakaṁ bhogāpavargārthaṁ dṛśyam* | II.18 |
| *pramāṇaviparyayavikalpanidrāsmṛtayaḥ* | I.6 |
| *prasaṁkhyāne 'pyakusīdasya sarvathā vivekakhyāterdharmameghaḥ samādhiḥ* | IV.29 |
| *prātibhādvā sarvam* | III.34 |
| *pratyakṣānumānāgamāḥ pramāṇāni* | I.7 |
| *pratyayasya paracittajñānam* | III.19 |
| *pravṛttibhede prayojakaṁ cittamekamanekeṣām* | IV.5 |
| *pravṛttyālokanyāsāt sūkṣmavyavahitaviprakṛṣṭajñānam* | III.26 |
| *prayatnaśaithilyānantasamāpattibhyām* | II.47 |
| *puruṣārthaśūnyānāṁ guṇānāṁ pratiprasavaḥ kaivalyaṁ svarūpapratiṣṭhā vā citiśaktiriti* | IV.34 |
| *ṛtaṁbharā tatra prajñā* | I.48 |
| *rūpalāvaṇyabalavajrasaṁhananatvāni kāyasampat* | III.47 |
| *sa eṣa pūrveṣāmapi guruḥ kālenānavacchedāt* | I.26 |
| *sa tu dīrghakālanairantaryasatkārāsevito dṛḍhabhūmiḥ* | I.14 |
| *śabdajñānānupātī vastuśūnyo vikalpaḥ* | I.9 |
| *śabdārthapratyayānāmitaretarādhyāsāt saṅkarastatpravibhāgasaṁyamāt sarvabhūtarutajñanam* | III.17 |
| *sadā jñātāścittavṛttayastatprabhoḥ puruṣasyāpariṇāmitvāt* | IV.18 |

| | |
|---|---|
| *samādhibhāvanārthaḥ kleśatanūkaraṇārthaśca* | II.2 |
| *samādhisiddhirīśvarapraṇidhānāt* | II.45 |
| *samānajayājjvalanam* | III.41 |
| *saṁskārasākṣātkaraṇāt pūrvajātijñānam* | III.18 |
| *śāntoditāvyapadeśyadharmānupātī dharmī* | III.14 |
| *santoṣādanuttamaḥ sukhalābhaḥ* | II.42 |
| *sarvārthataikāgratayoḥ kṣayodayau cittasya samādhipariṇāmaḥ* | III.11 |
| *sati mūle tadvipāko jātyāyurbhogāḥ* | II.13 |
| *sattvapuruṣānyatākhyātimātrasya sarvabhāvādhiṣṭhātṛtvaṁ sarvajñātṛtvaṁ ca* | III.50 |
| *sattvapuruṣayoḥ śuddhisāmye kaivalyamiti* | III.56 |
| *sattvapuruṣayoratyantāsaṁkīrṇayoḥ pratyayāviśeṣo bhogaḥ parārthatvāt svārthasaṁyamāt puruṣajñānam* | III.36 |
| *sattvaśuddhisaumanasyaikāgryendriyajayātmadarśanayogyatvānica* | II.41 |
| *satyapratiṣṭhāyāṁ kriyāphalāśrayatvam* | II.36 |
| *śaucasantoṣatapaḥsvādhyāyeśvarapraṇidhānāni niyamāḥ* | II.32 |
| *śaucāt svāṅgajugupsā parairasaṁsargaḥ* | II.40 |
| *smṛtipariśuddhau svarūpaśūnyevārthamātranirbhāsā nirvitarkā* | I.43 |
| *sopakramaṁ nirupakramaṁ ca karma tatsaṁyamādaparāntajñānamariṣṭebhyo vā* | III.23 |
| *śraddhāvīryasmṛtisamādhiprajñāpūrvakaḥ itareṣām* | I.20 |
| *śrotrākaśayoḥ saṁbandhasaṁyamāddivyaṁ śrotram* | III.42 |
| *śrutānumānaprajñābhyāmanyaviṣayā viśeṣārthatvāt* | I.49 |
| *sthānyupanimantraṇe saṅgasmayākaraṇaṁ punaraniṣṭaprasaṅgāt* | III.52 |
| *sthirasukhamāsanam* | II.46 |
| *sthūlasvarūpasūkṣmānvayārthavattvasaṁyamādbhūtajayaḥ* | III.45 |
| *sukhānuśayī rāgaḥ* | II.7 |
| *sūkṣmaviṣayatvaṁ cāliṅgaparyavasānam* | I.45 |
| *svādhyāyādiṣṭadevatāsamprayogaḥ* | II.44 |
| *svapnanidrājñānālambanaṁ vā* | I.38 |
| *svarasavāhī viduṣo 'pi tathārūḍhōbhiniveśaḥ* | II.9 |
| *svasvāmiśaktyoḥ svarūpopalabdhihetuḥ saṁyogaḥ* | II.23 |
| *svaviṣayāsamprayoge cittasya svarūpānukāra ivendriyāṇāṁ pratyāhāraḥ* | II.54 |
| *tā eva sabījaḥ samādhiḥ* | I.46 |
| *tacchidreṣu pratyayāntarāṇi saṁskārebhyaḥ* | IV.27 |
| *tadā draṣṭuḥ svarūpe 'vasthānam* | I.3 |
| *tadā sarvāvaraṇamalāpetasya jñānasyānantyāt jñeyamalpam* | IV.31 |
| *tadā vivekanimnaṁ kaivalyaprāgbhāram cittam* | IV.26 |
| *tadabhāvāt saṁyogābhāvo hānam taddṛśeḥ kaivalyam* | II.25 |

| | |
|---|---|
| *tadapi bahiraṅgaṁ nirbījasya* | III.8 |
| *tadartha eva dṛśyasyātmā* | II.21 |
| *tadasaṅkhyeya vāsanābhiścitramapi parārthaṁ saṁhatyakāritvāt* | IV.24 |
| *tadevārthamātranirbhāsaṁ svarūpaśūnyamiva samādhiḥ* | III.3 |
| *taduparāgāpekṣitvāccittasya vastu jñātājñātam* | IV.17 |
| *tadvairāgyādapi doṣabījakṣaye kaivalyam* | III.51 |
| *tajjaḥ saṁskāro 'nyasaṁskārapratibandhī* | I.50 |
| *tajjapastadarthabhāvanam* | I.28 |
| *tajjayāt prajñālokaḥ* | III.5 |
| *tapaḥsvādhyāyeśvarapraṇidhānāni kriyāyogaḥ* | II.1 |
| *tārakaṁ sarvaviṣayaṁ sarvathāviṣayamakramaṁ ceti vivekajaṁ jñānaṁ* | III.55 |
| *tāsāmanāditvaṁ cāśiso nityatvāt* | IV.10 |
| *tasminsati śvāsapraśvāsayorgativicchedaḥ prāṇāyāmaḥ* | II.49 |
| *tasya bhūmiṣu viniyogaḥ* | III.6 |
| *tasya heturavidyā* | II.24 |
| *tasya praśāntavāhitā saṁskārāt* | III.10 |
| *tasya saptadhā prāntabhūmiḥ prajñā* | II.27 |
| *tasya vācakaḥ praṇavaḥ* | I.27 |
| *tasyāpi nirodhe sarvanirodhānnirbījaḥ samādhiḥ* | I.51 |
| *tataḥ kleśa karma nivṛttiḥ* | IV.30 |
| *tataḥ kṛtārthānāṁ pariṇāma krama samāpattirguṇānām* | IV.32 |
| *tataḥ kṣīyate prakāśāvaraṇam* | II.52 |
| *tataḥ paramā vaśyatendriyāṇām* | II.55 |
| *tataḥ prātibhaśrāvaṇavedanādarśāsvādavārtā jāyante* | III.37 |
| *tataḥ pratyakcetanādhigamo 'pyantarāyābhāvāsca* | I.29 |
| *tataḥ punaḥ śāntoditau tulyapratyayau cittasyaikāgratāpariṇāmaḥ* | III.12 |
| *tatastadvipākānuguṇānāmevābhivyaktirvāsanānām* | IV.8 |
| *tato dvandvānabhighātaḥ* | II.48 |
| *tato manojavitvaṁ vikaraṇabhāvaḥ pradhānajayaśca* | III.49 |
| *tato 'ṇimādiprādurbhāvaḥ kāyasampat taddharmānabhighātaśca* | III.46 |
| *tatparaṁ puruṣakhyāterguṇavaitṛṣṇyam* | I.16 |
| *tatpratiṣedhārthamekatattvābhyāsaḥ* | I.32 |
| *tatra dhyānajamanāśayam* | IV.6 |
| *tatra niratiśayam sarvajñabījam* | I.25 |
| *tatra pratyayaikatānatā dhyānam* | III.2 |
| *tatra śabdārthajñānavikalpaiḥ saṅkīrṇā savitarkā-samāpattiḥ* | I.42 |
| *tatra sthitau yatno 'bhyāsaḥ* | I.13 |

| | |
|---|---|
| *te hlādaparitāpaphālaḥ puṇyāpuṇya hetutvāt* | II.14 |
| *te pratiprasavaheyāḥ sūkṣmāḥ* | II.10 |
| *te samādhāvupasargā vyutthāne siddhayaḥ* | III.38 |
| *te vyaktasūkṣmā guṇātmānaḥ* | IV.13 |
| *tīvrasaṁvegānāmāsannaḥ* | I.21 |
| *trayamantaraṅgaṁ pūrvebhyaḥ* | III.7 |
| *trayamekatra saṁyamaḥ* | III.4 |
| *udānajayājjalapaṅkakaṇṭakādiṣvasaṅga utkrāntiśca* | III.40 |
| *vastusāmye cittabhedāt tayorvibhaktaḥ panthāḥ* | IV.15 |
| *viparyayo mithyājñānamatadrūpapratiṣṭham* | I.8 |
| *virāmapratyayābhyāsapūrvaḥ saṁskāraśeṣo 'nyaḥ* | I.18 |
| *viṣayavatī vā pravṛttirutpannā manasaḥ sthitinibandhanī* | I.35 |
| *viśeṣadarśina ātmabhāvabhāvanāvinivṛttiḥ* | IV.25 |
| *viśeṣāviśeṣaliṅgamātrāliṅgani guṇaparvāṇi* | II.19 |
| *viśokā vā jyotiṣmatī* | I.36 |
| *vītarāgaviṣayaṁ vā cittam* | I.37 |
| *vitarkā hiṁsādayaḥ kṛtakāritānumoditā lobhakrodhamohapūrvakā mṛdumadhyādhimātrā duḥkhājñānānantaphalā iti pratipakṣabhāvanam* | II.34 |
| *vitarkabādhane pratipakṣabhāvanam* | II.33 |
| *vitarkavicārānandāsmitarūpānugamāt samprajñātāḥ* | I.17 |
| *vivekakhyātiraviplavā hānopāyaḥ* | II.26 |
| *vṛttayaḥ pañcatayyaḥ kliṣṭākliṣṭāḥ* | I.5 |
| *vṛttisārūpyamitaratra* | I.4 |
| *vyādhistyānasaṁśaya pramādālasyāvirati bhrāntidarśanālabdha bhūmikatvānavasthitatvāni cittavikṣepāste 'ntarāyāḥ* | I.30 |
| *vyutthānanirodhasaṁskārayor abhibhavaprādurbhāvau nirodhakṣaṇacittānvayo nirodhapariṇāmaḥ* | III.9 |
| *yamaniyamāsanaprāṇāyāmapratyāhāradhāraṇādhyānasamādhayo 'ṣṭāvaṅgāni* | II.29 |
| *yathābhimatadhyānādvā* | I.39 |
| *yogāṅgānuṣṭhānādaśuddhikṣaye jñānadīptirāvivekakhyāteḥ* | II.28 |
| *yogaścittavṛtti nirodhaḥ* | I.2 |

# Apêndice IV
# *Yoga* em síntese

**Diagrama 7. Cosmogonia**

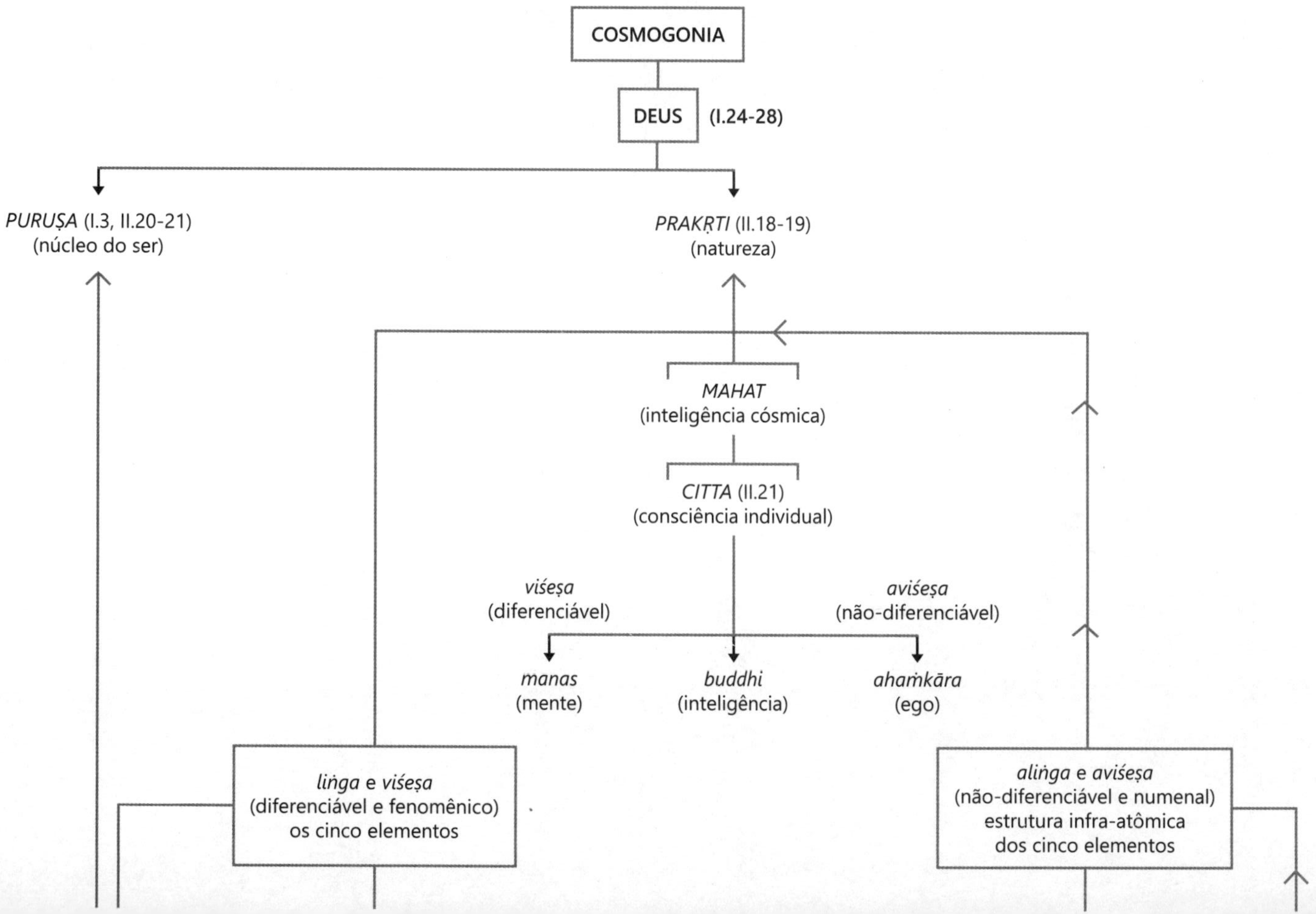
COSMOGONIA
DEUS
(I.24-28)
PURUṢA (I.3, II.20-21)
(núcleo do ser)
PRAKṚTI (II.18-19)
(natureza)
MAHAT
(inteligência cósmica)
CITTA (II.21)
(consciência individual)
viśeṣa
(diferenciável)
aviśeṣa
(não-diferenciável)
manas
(mente)
buddhi
(inteligência)
ahaṁkāra
(ego)
liṅga e viśeṣa
(diferenciável e fenomênico)
os cinco elementos
aliṅga e aviśeṣa
(não-diferenciável e numenal)
estrutura infra-atômica
dos cinco elementos

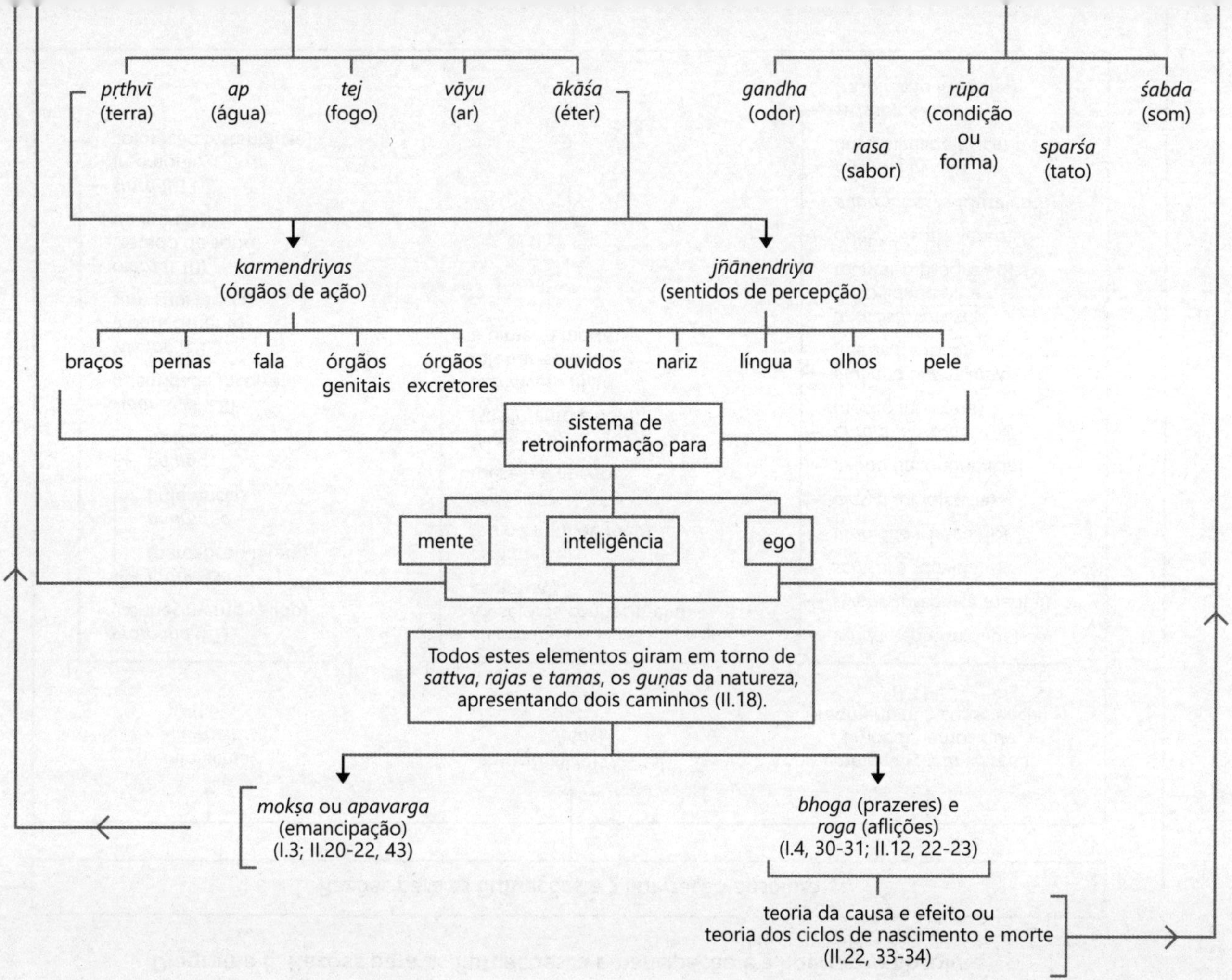

pṛthvī (terra)
ap (água)
tej (fogo)
vāyu (ar)
ākāśa (éter)
gandha (odor)
rasa (sabor)
rūpa (condição ou forma)
sparśa (tato)
śabda (som)
karmendriyas (órgãos de ação)
jñānendriya (sentidos de percepção)
braços
pernas
fala
órgãos genitais
órgãos excretores
ouvidos
nariz
língua
olhos
pele
sistema de retroinformação para
mente
inteligência
ego
Todos estes elementos giram em torno de sattva, rajas e tamas, os guṇas da natureza, apresentando dois caminhos (II.18).
mokṣa ou apavarga (emancipação) (I.3; II.20-22, 43)
bhoga (prazeres) e roga (aflições) (I.4, 30-31; II.12, 22-23)
teoria da causa e efeito ou teoria dos ciclos de nascimento e morte (II.22, 33-34)

**Diagrama 8. Razões para as flutuações, a emancipação e a libertação absoluta**

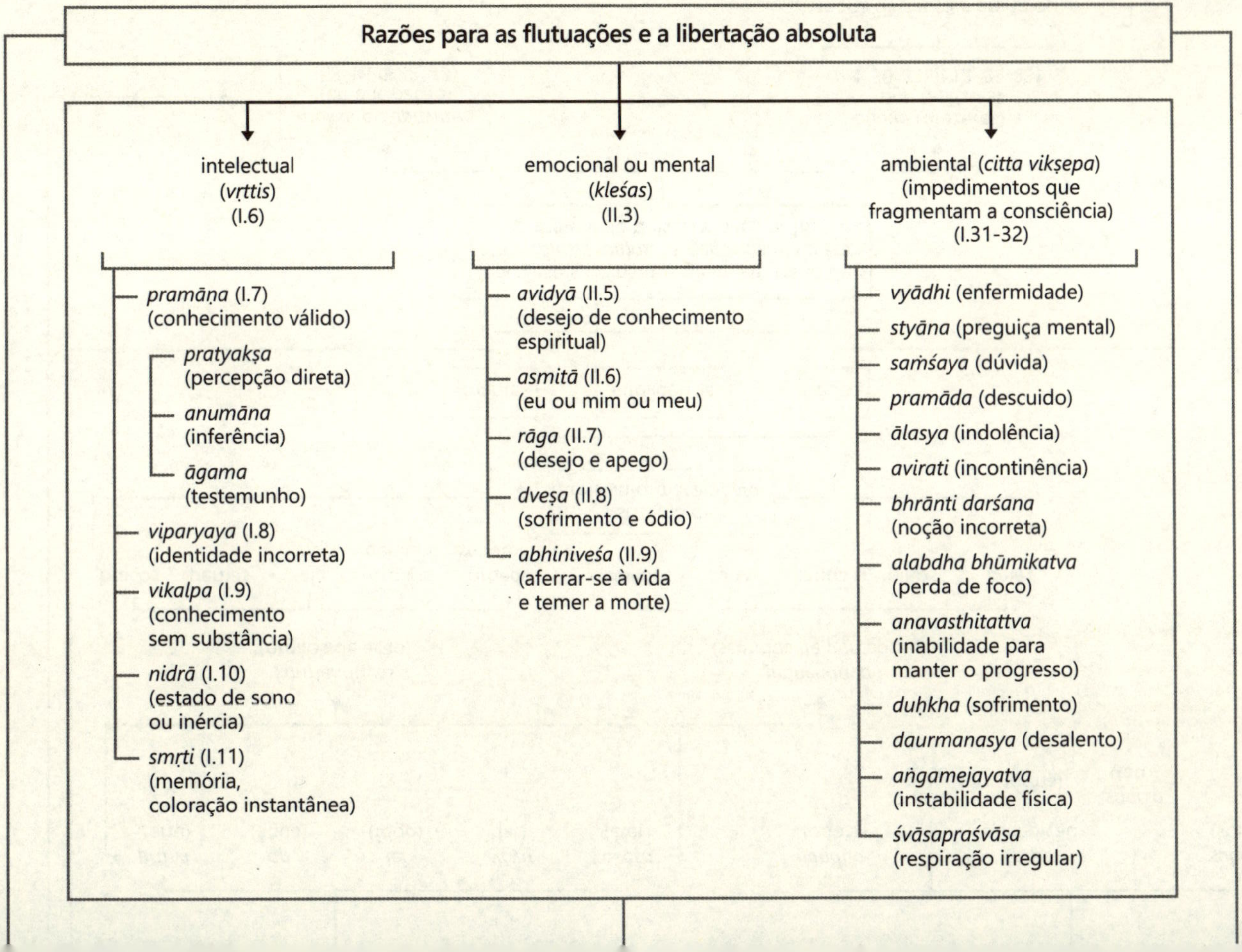

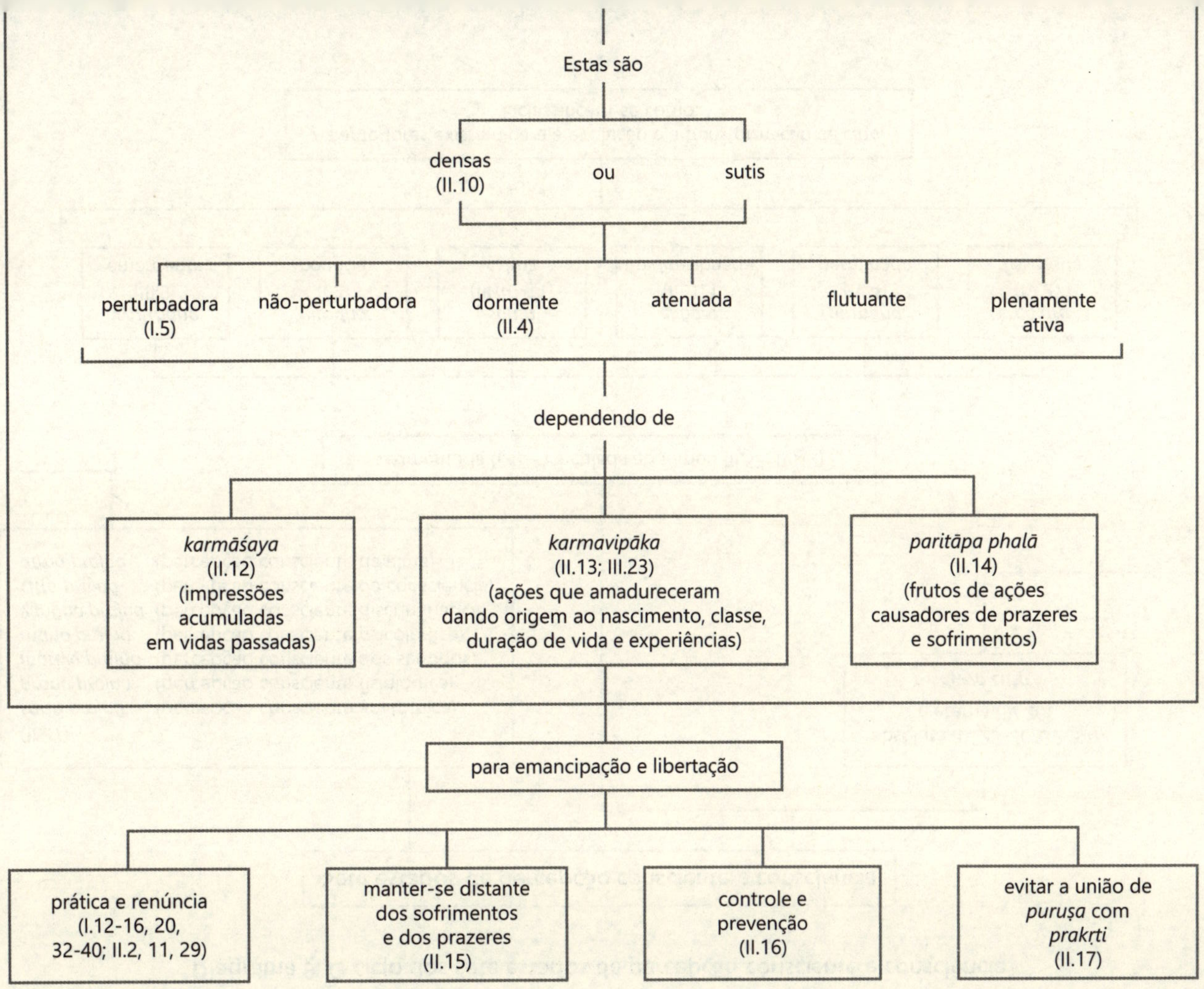

Estas são
densas (II.10)
ou
sutis
perturbadora (I.5)
não-perturbadora
dormente (II.4)
atenuada
flutuante
plenamente ativa
dependendo de
karmāśaya (II.12) (impressões acumuladas em vidas passadas)
karmavipāka (II.13; III.23) (ações que amadureceram dando origem ao nascimento, classe, duração de vida e experiências)
paritāpa phalā (II.14) (frutos de ações causadores de prazeres e sofrimentos)
para emancipação e libertação
prática e renúncia (I.12-16, 20, 32-40; II.2, 11, 29)
manter-se distante dos sofrimentos e dos prazeres (II.15)
controle e prevenção (II.16)
evitar a união de puruṣa com prakṛti (II.17)

Diagrama 9. O ciclo dos sete estados de percepção consciente e consciência

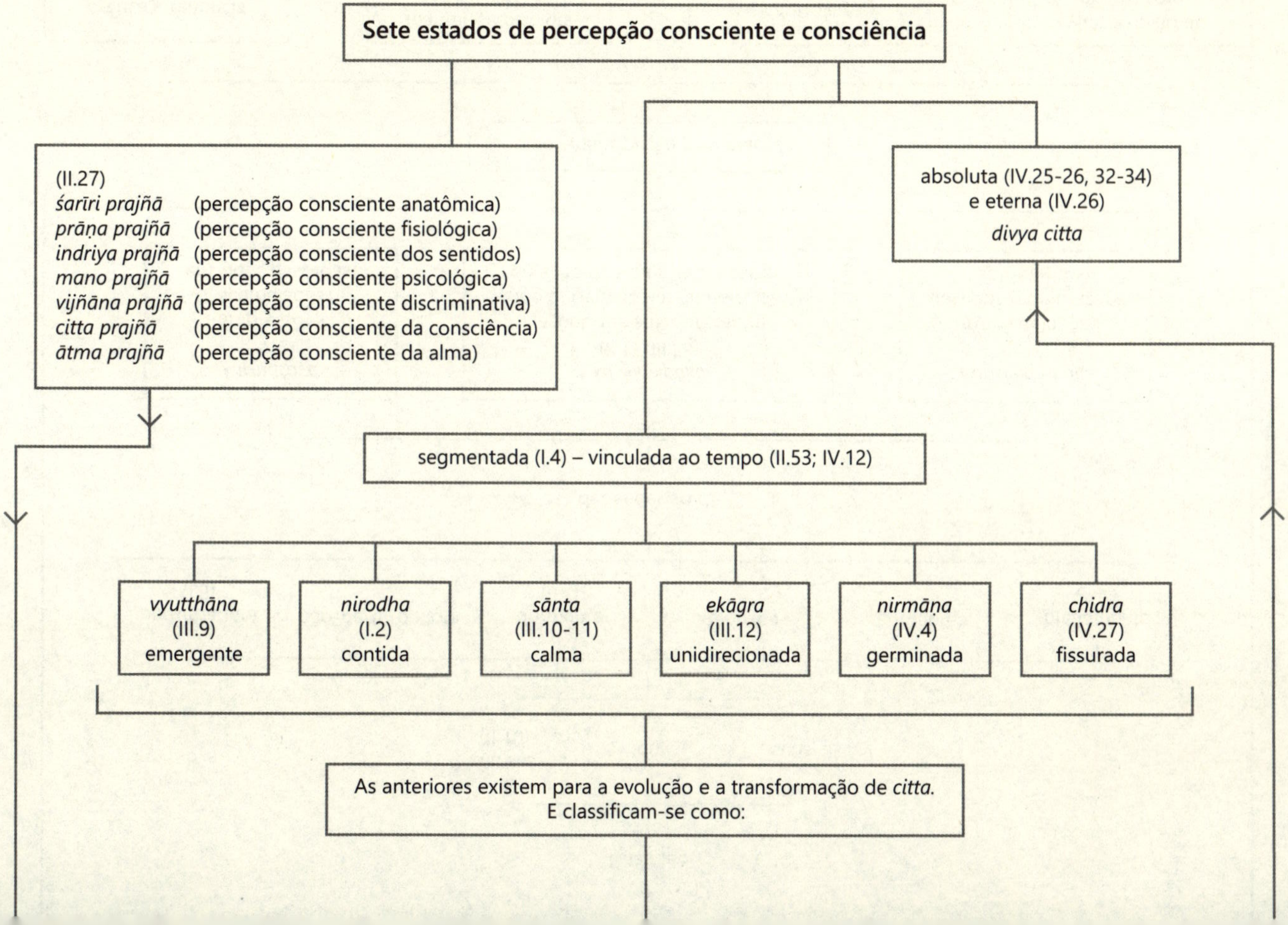

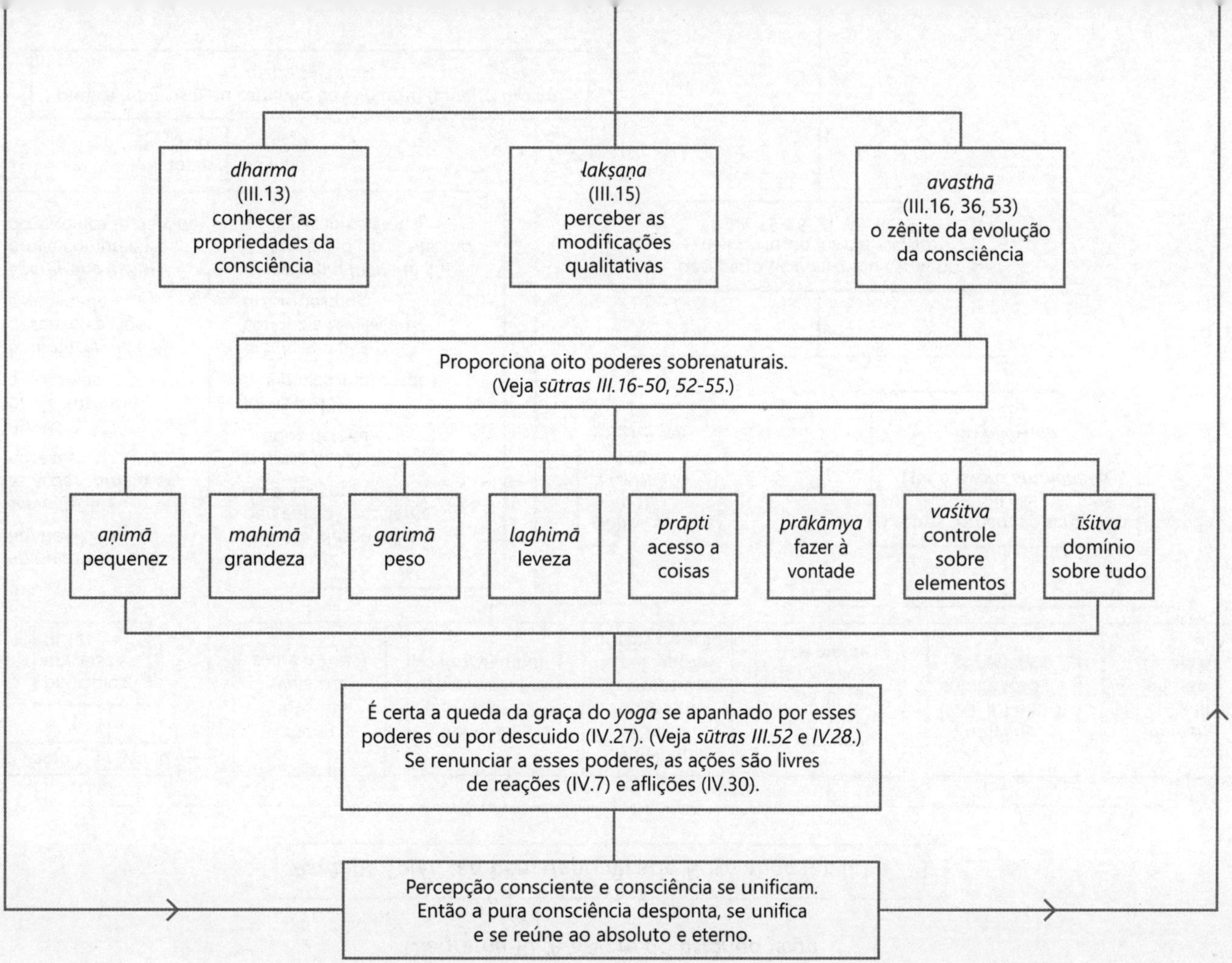

*dharma*
(III.13)
conhecer as propriedades da consciência
*lakṣaṇa*
(III.15)
perceber as modificações qualitativas
*avasthā*
(III.16, 36, 53)
o zênite da evolução da consciência
Proporciona oito poderes sobrenaturais.
(Veja *sūtras III.16-50, 52-55*.)
*aṇimā* pequenez
*mahimā* grandeza
*garimā* peso
*laghimā* leveza
*prāpti* acesso a coisas
*prākāmya* fazer à vontade
*vaśitva* controle sobre elementos
*īśitva* domínio sobre tudo
É certa a queda da graça do *yoga* se apanhado por esses poderes ou por descuido (IV.27). (Veja *sūtras III.52* e *IV.28*.)
Se renunciar a esses poderes, as ações são livres de reações (IV.7) e aflições (IV.30).
Percepção consciente e consciência se unificam.
Então a pura consciência desponta, se unifica e se reúne ao absoluto e eterno.

**Diagrama 10. A árvore do *aṣṭāṅga yoga***

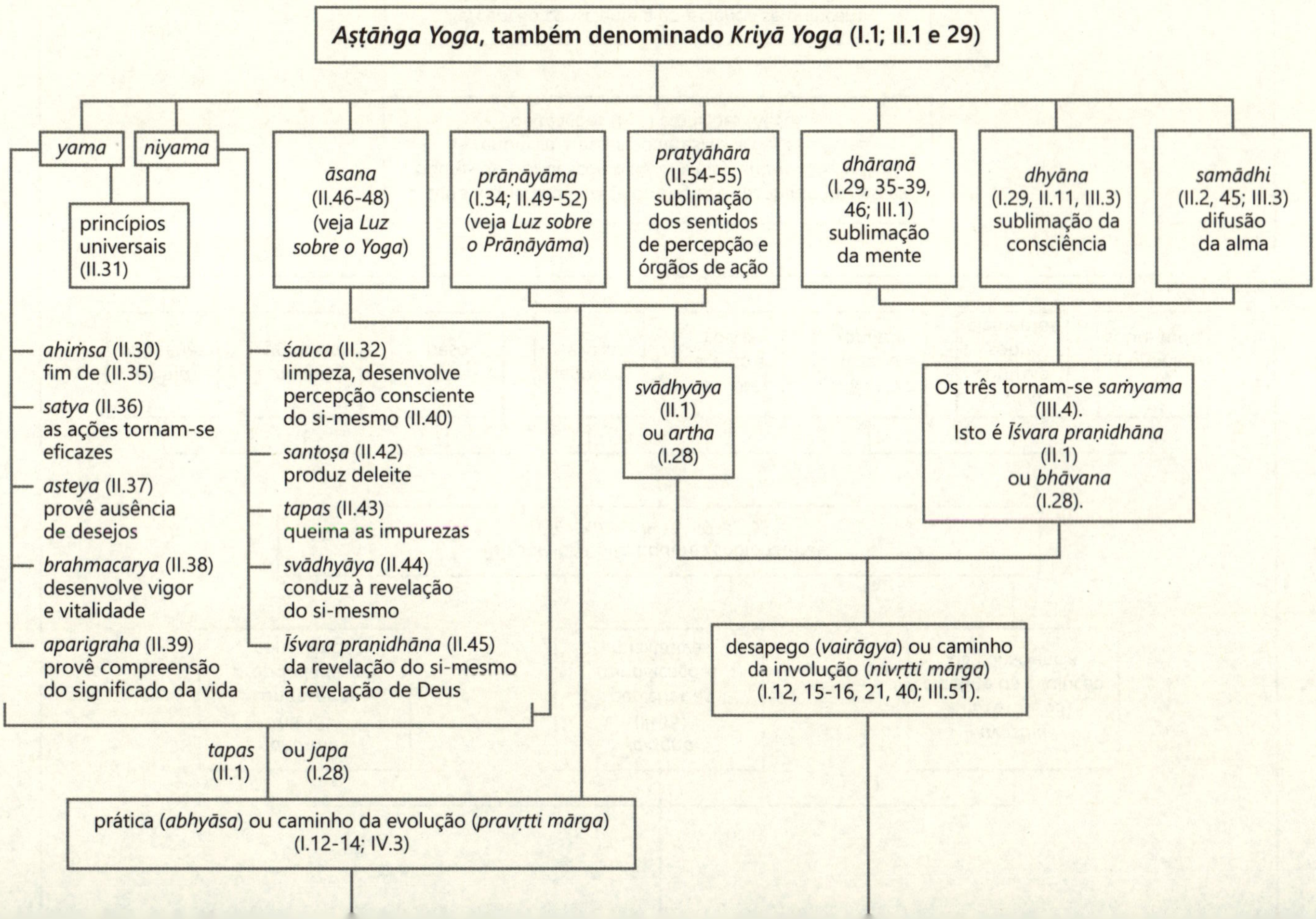

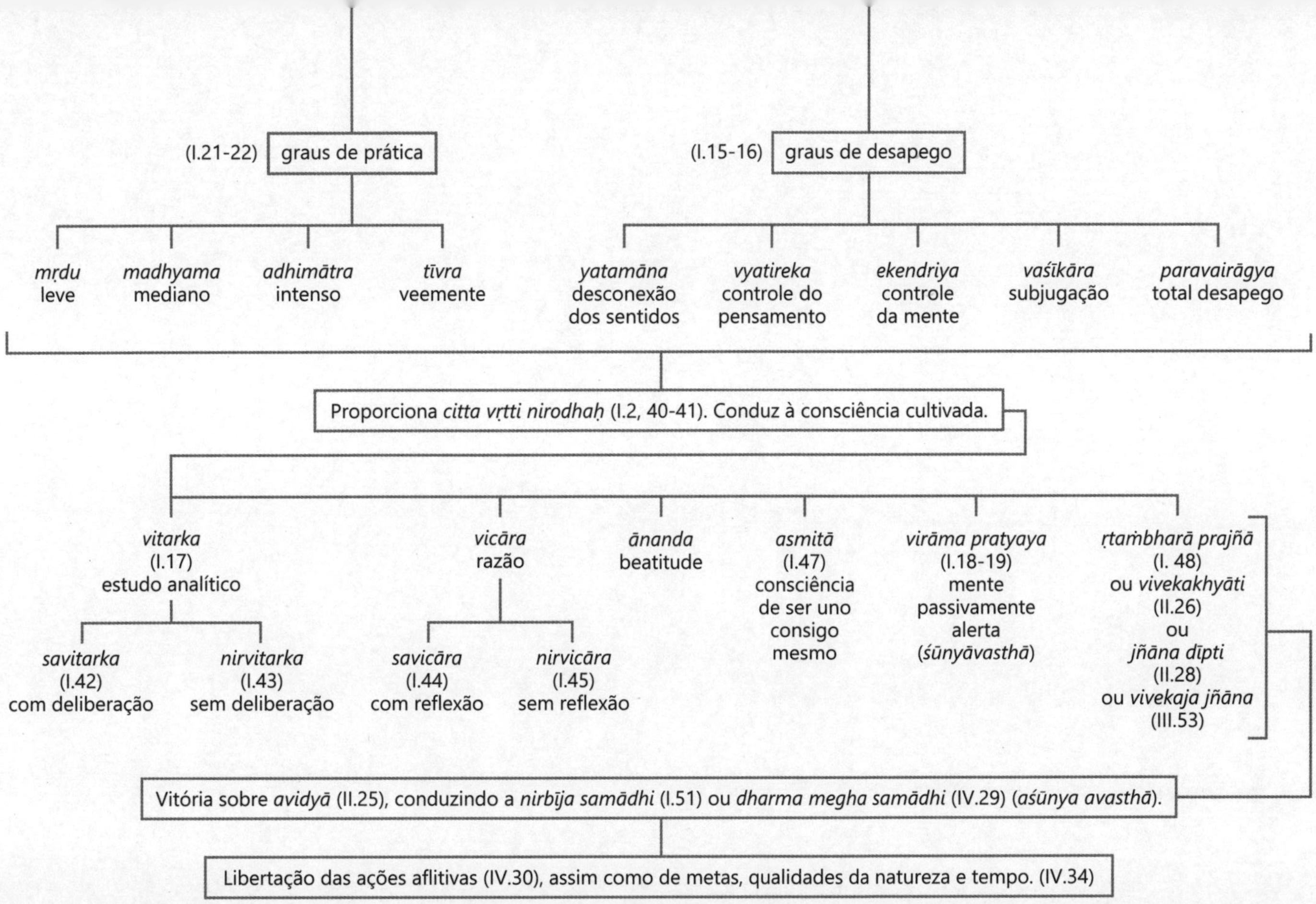


*** ASSIM TERMINA A JORNADA ESPIRITUAL ***

# Glossário

*a-* não-.
*abhāva* não-existência, não-ocorrência, ausência de sentimento.
*abhedya* existência indivisível.
*abhibhava* dominar, subjugar.
*abhijāta* transparente, culto, inato, ilustre, nobre.
*abhiniveśa* agarrar-se à vida, medo da morte, disposição afetiva.
*abhivyakti* manifestação, revelação.
*ābhyantara* interno.
*abhyāsa* prática, repetição.
*ādarśa* faculdade da visão, reflexo.
*ādhibhautika roga* doenças causadas pelo desequilíbrio dos elementos no corpo.
*ādhidaivika roga* doenças alérgicas ou genéticas.
*adhigama* encontrar, descobrir, adquirir domínio.
*adhimātra* intenso, compreensão aguçada.
*adhimātratama* supremamente intenso.
*adhiṣṭhātṛtvam* soberano, onipotente.
*adhva bheda* condição diferente.
*ādhyaḥ* representa.
*adhyāsa* superposição.
*adhyātma* Alma Suprema (manifestada como uma alma individual).
*adhyātma prasādanam* expansão daquele que vê, difusão da alma, visão da alma.
*ādhyātmika roga* doenças autoinfligidas.
*ādi* assim por diante.
*ādīni* os outros.
Ādiśeṣa O Senhor das Serpentes, sofá do Senhor Viṣṇu.
*adṛṣṭa* imperceptível, invisível, sina, destino.
*advaita* monismo exposto por *śrī* Śaṅkarācārya.[52]

52. *Advaita vedānta*, *vedānta* não dualista, é uma das maiores escolas filosóficas de *vedānta darśana*, agora proximamente associada aos ensinamentos de Śaṅkara (Śaṅkarācārya), cujo texto mais antigo,

*āgama* testemunho de doutrinas espirituais.

Agastya nome de um sábio.

*Ahalyā* esposa do sábio Gautama.

*ahaṁ* pronome pessoal "eu".

*ahaṁkāra* ego, orgulho, a construção de si-próprio, senso de identidade.

*ahiṁsā* não-violência, não causar dano, inofensividade.

*ājñā cakra* centro de energia situado entre as duas sobrancelhas.

*ajñāna* ignorância.

*ajñāta* desconhecido.

*akalpita* inimaginável.

*ākāṅkṣā* ambições.

*ākāra* forma.

*ākāraṇam* inexecução, insucesso.

*ākāśa* éter, espaço, um dos cinco elementos da natureza.

*akliṣṭā* irreconhecível, imperturbado, indolor.

*akrama* sem sucessão, sem sequência.

*akṛṣṇa* não-preto.[53]

*akusīda* livre de desejos e aversões.

*alabdha bhūmikatva* incapacidade de manter o que foi conquistado, perda do foco.

*ālambana* suporte, dependente de.

*ālasya* preguiça.

*aliṅga* (*a* = não; *liṅga* = marca) – sem marcas; uma forma imanifestada, sem sinal característico.

*āloka* olhar, ver, visão, luz, brilho, esplendor.

*ālokya* *insight*.

*alpam* reduzido, pequeno, trivial.

*amanaskatva* (*a* = não; *manas* = mente) – um estado de ser, isto é, sem a influência da mente.

Amaraka nome de um rei.

*amṛta* néctar.

*amṛta manthana* néctar produzido pelos anjos e demônios na época em que bateram o oceano.[54]

---

*Gauḍapādīa kārikā*, propõe a natureza não dualista da realidade última, Brahman, e a identidade completa entre Brahman e *ātman*. (N.T.)

53. A palavra "*kṛṣṇa*" é um adjetivo que significa as cores "preto", "azul" ou "azul-escuro". Como um substantivo feminino, "*kṛṣṇa*" é usado no sentido de "noite", "escuridão" no *Ṛgveda*. Kṛṣṇa é também o nome do oitavo avatar de Viṣṇu, cuja pele é retratada na cor preta ou azul-escura, conforme descrito nas escrituras, embora em representações pictóricas mais modernas seja geralmente representado com a pele azul. (N.T.)

54. Refere-se ao *Samudramanthana* (agitação do oceano), mito épico e purânico narrado no *Mahābhārata* que conta como no começo dos tempos os *devas* (deuses) e os *daityas* (demônios) agitaram o oceano primevo para obter a *amṛta*, o néctar da imortalidade. (N.T.)

**anabhighāta** não resistência, indestrutibilidade, cessação das perturbações.

**anāditvaṁ** tempos imemoriais, eternamente existente.

**anāgata** desconhecido, futuro.

**anāhata cakra** centro de energia situado na sede do coração.

**ānanda** beatitude, alegria intensa, felicidade.

**ānanda prajñā** o conhecimento da beatitude.

**ānandamaya kośa** o invólucro beatífico.

**ananta** infinito, eterno, ilimitado, inesgotável.

**ānantaryam** sequência ininterrupta.

**anāśayam** liberação das impressões ou influências.

**anaṣṭam** não destruído, não perdido.

**anātma** o que não é o si-mesmo, algo diferente da Alma.

**anavaccheda** não limitado, contínuo, indefinido, sem limites.

**anavadhāraṇam** incompreensível.

**anavasthitattva** inabilidade de manter o progresso adquirido.

**anekeṣām** incontável.

**aṅga** um aspecto componente, membro, corpo, elemento constituinte, parte, divisão.

**aṅgamejayatva** instabilidade ou tremores no corpo.

**Āṅgīrasa** autor do *Ṛgveda.*

**aṇimā** tão diminuto quanto o átomo, atomização, a capacidade de tornar-se infinitamente pequeno, um dos oito poderes sobrenaturais.

**aniṣṭa** indesejável, desfavorável.

**anitya** não eterno.

**annamaya kośa** corpo anatômico humano.

**antaḥkaraṇa** consciência íntima.

**antara** interno.

**antara kumbhaka** (*antara* = interno; *kumbhaka* = retenção da respiração) – retenção da respiração após a inspiração.

**antara vṛtti** inspiração, ondas internas de pensamento.

**antaraṅga** (*antara* = interno; *aṅga* = parte) – interno, parte interna.

**antaraṅga sādhana** prática relativa à busca interior.

**antarātmā** Ser Universal.

**antarātma sādhana** prática relativa à busca íntima.

**antarāyā** impedimento, entrave, obstáculo.

**antardhānam** invisibilidade, desaparecimento.

**antardṛśya** visão intuitiva.

**anubhavika jñāna** conhecimento obtido por meio da experiência.

**anubhūta** percepção.

**anugamāt** seguindo, aproximando-se.

**anuguṇānām** de acordo com.

**anukāraḥ** imitar, seguir.

**anumāna** lógica, dúvida, reflexão, inferência.

**anumodita** em observância, assistência.

**anupaśya** ver, perceber, aquele que vê.

**anupātī** seguir uma sequência, seguir de perto.

**anuśāsanam** instruções, direções, código de conduta, recomendação, ordem, comando, introdução ou orientações formuladas como modo de procedimento.

**anuśayī** (*anu* = próximo; *śayī* = conexão) – conexão próxima, ligação próxima.

**ānuśravika** escutar ou ouvir, apoiado nos *Vedas* ou na tradição.

**anuṣṭhāna** prática devotada.

**anuttama** supremo.

**anvaya** onipresença, associação, interpenetração.

**anya** outro, adicional, de outro modo, distinto.

**ap** água, um dos cinco elementos da natureza.

**apāna** uma das cinco energias vitais, que se move na parte inferior do tronco, controlando a eliminação de urina, sêmen e fezes.

**aparānta** morte, no final.

**aparigraha** libertação da avareza, sem ganância, não-aceitação de oferendas.

**apariṇāmitva** imutabilidade.

**āpattau** idêntico, identificado, considerado, tendo realizado.

**apavarga** emancipação, libertação, beatitude, liberação.

**āpetasya** desprovido de, destituído de, removido.

**api** também, ademais, embora.

**apramāṇakam** irreconhecível, despercebido.

**apratisaṁkramāyāḥ** imutável, inamovível.

**aprayojakaṁ** inútil, sem utilidade.

**apuṇya** vício.

**āpūrāt** tornar-se pleno, estar completo.

**ārambha avasthā** estágio inicial.

**ariṣṭa** augúrios, presságios.

**Arjuna** herói do épico *Mahābhārata*, receptor do conhecimento do *yoga* diretamente do Senhor Kṛṣṇa no *Bhagavad Gītā*.

**artha** meio de subsistência, propósito, recurso, a segunda das quatro metas de vida.

**artha mātra nirbhāsā** (*artha* = causa, meta, propósito, recurso, razão; *mātra* = único; *nirbhāsā* = manifestação) – brilhando unicamente em sua forma mais pura.

**arthavattva** propósito, completude.

**āśā** desejo.

**asamprajñātā** (*a* = não; *samprajñātā* = diferenciação) – um estado não-diferenciado.

**asaṁpramoṣaḥ** sem se apropriar de nada mais, sem escapar.

**asamprayogaḥ** sem entrar em contato.

**asaṁsaktaḥ** indiferença ao elogio e à crítica, desapego.

**asaṁsargaḥ** sem contato, sem intercurso.

**āsana** assento, postura, posição, o terceiro dos oito estágios do *aṣṭāṅga yoga*.

**asaṅgaḥ** sem contato.

**asaṅkhyeya** inumerável.

**asaṅkīrṇayoḥ** distinto um do outro.

**āsannaḥ** atraído para perto, aproximado.

**asat** não-ser.

**āśayaḥ** uma câmara, reservatório.

**āsevitaḥ** praticado primorosamente, executado assiduamente.

**āśīṣaḥ** desejos.

**asmitā** orgulho, egoísmo, consciência do "eu".

**āśrama** estágios de desenvolvimento, ermida.

**āśraya** suporte.

**āśrayatvam** substrato, fundação, dependência.

**aṣṭa siddhi** oito poderes sobrenaturais: *aṇimā*, *mahimā*, *laghimā*, *garimā*, *prāpti*, *prākāmya*, *īśitva* e *vaśitva*.[55]

**aṣṭāṅga yoga** oito partes da disciplina ou aspectos do *yoga*: *yama*, *niyama*, *āsana*, *prāṇāyāma*, *pratyāhāra*, *dhāraṇā*, *dhyāna* e *samādhi*.[56]

**aṣṭau** oito.

**asteya** não-furtar,[57] não se apropriar indevidamente.

---

55. Veja cada um dos verbetes neste *Glossário*. (N.T.)

56. Veja cada um dos verbetes neste *Glossário*. (N.T.)

57. *Asteya* possui o significado amplo de não se apropriar daquilo que não lhe pertence ou cabe. A palavra empregada no original é "*stealing*" que, em inglês, significa tanto furto quanto roubo. Para nós, entretanto, furto é subtrair para si ou para outrem, e roubo é furto com emprego de violência ou grave ameaça, portanto, crimes diferentes e de gravidade diversa. Como a palavra em sânscrito tem o sentido de apropriação indevida, isto é, sem necessidade de emprego de violência ou grave ameaça, traduzimos por "não furtar". (N.T.)

***asthi*** ossos.

***asti*** existe.

***aśuci*** impuro.

***aśuddhi*** impurezas.

***aśukla*** não-branco.

***asura*** demônio.

***āsvāda*** faculdade do paladar.

***asya*** disto.

***atadrūpa*** não em sua própria forma.

***atala*** mundo subterrâneo ou região inferior, um dos sete *pātālas*,[58] o primeiro deles.

***atha*** agora.

***atikrānthi bhāvanīya*** a sensação do conhecimento mais elevado daquele que vê e a conquista do poder de *paravairāgya*[59].

***atiprasaṅgaḥ*** demasiado, supérfluo.

***atīta*** o passado.

***ātmā, ātman*** o indivíduo, espírito individual.

***ātma bhāva*** sentir a alma.

***ātma bīja*** semente da alma.

***ātma darśana*** reflexo da alma.

***ātma jñāna*** conhecimento do si-mesmo.

***ātma jyoti*** luz da alma.

***ātma prasādanam*** o vislumbre ou o reflexo da alma.

***ātma sākṣātkāra*** revelação[60] da alma, habitar na morada da alma.

***ātmakaṁ*** unicidade com o si-mesmo.

***atyanta*** absoluto, extremo.

***āuṁ*** sílaba sagrada, Śabda Brahman.

***aura*** brilho espiritual.

**Aurobindo** sábio de Pondicherry.

***auṣadha*** uma droga, erva, medicamento, remédio.

***auṣadhi*** ervas.

***āvaraṇa*** véu, cobertura.

***avasthā*** uma condição, estado.

---

58. *Pātālas* é o termo genérico empregado para os sete mundos subterrâneos repletos de maravilhas e tesouros que, de acordo com a cosmologia purânica, são governados pelos *nāgas* e outros seres sobrenaturais. Veja *Viṣṇu Purāṇas*, Capítulo V – sobre as sete regiões de *pātāla*, abaixo da terra, *atala, vitala, nitala, gabhastimat, mahātala, sutala* e *pātāla*. (Disponível em https://www.wisdomlib.org/hinduism/book/vishnu-purana-wilson/d/doc115965.html. Acesso em: 8 fev. 2021.) (N.T.)

59. Veja o verbete neste *Glossário*. (N.T.)

60. Veja o verbete *sākṣātkaraṇa* neste *Glossário*. (N.T.)

**avasthā pariṇāma** transformação em direção ao estado final de refinamento.

**avasthānam** ficar, repousar, habitar, morar, residir.

**āveśaḥ** ocupação, ingresso.

**avidyā** desejo de conhecimento espiritual, falta de sabedoria, ignorância.

**aviplavā** invariável, imperturbável.

**avirati** desejos, gratificações.

**aviṣayī** despercebido, fora do alcance da mente.

**aviśeṣa** (*a* = alto, chegando a; *viveka* = compreensão discriminativa[61]; *khyāte* = ápice do conhecimento) – a glória ou a essência do conhecimento.

**avyapadeśya** latente, repousando na forma potencial.

**āyāma** ascensão, expansão, extensão.

**āyuḥ** período de vida.

**āyurveda** ciência da vida e da saúde, medicina da Índia.

**bādhana** obstrução.

**bahiraṅga** parte externa, membro exterior.

**bahiraṅga sādhana** busca exterior.

**bāhya** fora, externo.

**bāhya vṛtti** expiração, movimento da expiração, ondas de pensamento externas.

**bala** força moral e física.

**bandha** bloquear, travar, uma prática do *haṭha yoga.*

**Bhagavad Gītā**[62] texto clássico do *yoga*, um diálogo entre o Senhor Kṛṣṇa e Arjuna contendo os pronunciamentos celestiais do Senhor Kṛṣṇa.

**bhaktam** devoto.

**bhakti** devoção.

**bhakti mārga** caminho da devoção.

**bhakti yoga** *yoga* da devoção.

**bhāram** gravidade [a força da].

**Bhārata** Índia.

**Bhāratī** esposa de Mandana Miśra, um ferrenho praticante de *pūrva mīmāṁsā*[63].

61. *"Discriminative"*, no contexto da obra, significa discriminativo que, por sua vez, significa a ação ou capacidade de discernir, de distinguir com sensatez e clareza, a capacidade para perceber a diferença entre o certo e o errado. Não se confunde com a acepção de discriminar, de segregar alguém, tratando essa pessoa de maneira diferente e parcial, por motivos de diferenças sexuais, raciais, religiosas; ato de tratar de forma injusta. (N.T.)

62. Significa "A canção divina". (N.T.)

63. Mais conhecida simplesmente como *mīmāṁsā*, é um dos seis *darśanas*, a escola exegética védica cujo principal texto é o *Mīmāṁsa Sūtra*. (N.T.)

***bhāṣya*** comentário.[64]

***bhava*** em um estado de ser, existência.

***bhāvanā*** sensação, compreensão, reflexão.

***bhāvana arthaḥ*** contemplação com significado e sentimento.

***bhedaḥ*** divisão.

***bhedāt*** ser diferente.

***Bhīma*** herói do *Mahābhārata*, irmão de Arjuna.

***bhoga*** deleite, prazer, a experimentação da satisfação sensual.

***bhogāsana*** *āsanas* de prazer.

***bhrānti darśana*** fantasia, ideia falsa, suposição, desorientação, perplexidade, confusão.

***bhraṣṭa*** caído, decaído, marcado por, depravado, caído em desgraça.

***bhū*** ser, vir a ser, terra, terreno.

***bhūloka*** o mundo terrestre, a terra.

***bhūmiṣu*** grau, estágio.

***bhūta*** seres vivos.

***bhūtatvāt*** em vida.

***bhūtendriyeṣu*** no caso dos elementos, do corpo, dos sentidos de percepção e dos órgãos de ação.

***bhuvarloka*** região aérea, uma das divisões do universo, o espaço entre a terra e o céu.

***bīja*** semente, fonte, origem, princípio.

***biṁba pratibiṁba vada*** (*biṁba* = refletor; *pratibiṁba* = imagem refletida; *vada* = exposição) – exposição de duplo reflexo.

**Brahmā** a primeira divindade da tríade hindu, o Criador.

***brahma jñāna*** a revelação do Supremo, o mais alto conhecimento.

***Brahmā Sūtra*** tratado sobre o conhecimento do Si-mesmo.

***brahmacārin*** celibatário.

***brahmacarya*** celibato, continência, castidade, fase de estudo no qual se aprendem os conhecimentos mundano e espiritual, o primeiro dos quatro estágios da vida.

***brahmacaryāśrama*** a primeira das quatro ordens ou estágios religiosos.

***brahmakapāla***[65] centro de energia, inteligência mental, *cakra* das mil pétalas.

---

64. De acordo com Prashant Iyengar, a palavra *bhāshya*, frequentemente traduzida como comentário, significa decodificação autêntica, esclarecimento, e não propriamente um comentário (*Light on Vyāsa Bhāṣya*. 1. ed. Puna, Índia, RIMYI, 2017, p. 4.). No mesmo sentido, *Monier-Williams*: qualquer trabalho de explanação, elucidação, esclarecimento que traga luz sobre algo (Disponível em: https://sanskritdictionary.com/bh%C4%81%E1%B9%A3ya/163741/1. Acesso em: 8 fev. 2021.) (N.T.)

65. *Kapāla* significa crânio. (Disponível em: https://sanskritdictionary.com/kap%C4%81la/49152/1. Acesso em: 8 fev. 2021.) (N.T.)

**Brahman** o Espírito Universal, a Alma Universal.

***brāhmaṇa*** classe sacerdotal, aquele que revelou o Si-mesmo, um dos quatro *varṇas* ou classes do hinduísmo.

***brahmavariṣṭa*** viver na visão da alma.

***brahmavid variṣṭa*** visão da alma, além das palavras.

**Bṛhaspati** preceptor de Indra, o Senhor dos Céus.

***Buddha*** fundador do budismo.

***buddhi*** inteligência.

***buddhi buddheḥ*** conhecimento dos conhecimentos.

***ca*** e, ambos, bem como, também.

**Caitanya** santo de Bengala (Índia).

***cakra*** centro de energia situado no interior da coluna vertebral.

***cakṣu*** olho.

***candra*** Lua, relativo à mente.

***candra sthāna*** centro do sistema nervoso parassimpático.

***caritādhikāra*** poder de atingir o objetivo, servir a um propósito.

***caturtha*** o quarto [4º].

***ced*** se.

***chidra*** um poro, uma fissura, um rasgão,[66] uma falha.

***cintā*** pensamento perturbado, pensamento ansioso.

***cintana*** pensamento deliberado.

***cit*** pensamento, emoção, intelecto, sentimento, disposição, visão, perceber, notar, conhecer, compreender, desejar.

***citi*** o si-mesmo, aquele que vê.

***citiśakti*** o poder do si-mesmo.

***citra nāḍī*** uma das *nāḍīs* que brota do coração.

***citram*** brilhante, diversificado, equipado.

***citta*** consciência, uma palavra composta para mente, intelecto e ego (orgulho ou senso de identidade).

***citta bhāva*** sensação de consciência.

***citta jñāna*** conhecimento da consciência.

***citta laya*** consciência em repouso, dissolução da consciência.

***citta maya*** pleno de consciência.

***citta prasādanam*** difusão da consciência, disposição favorável da consciência.

---

66. A palavra usada no original é *"rent"*, rasgão. *Chidra* significa perfurada, gotejante, que contém lacunas. (Disponível em: https://spokensanskrit.org/index.php?mode=3&script=hk&tran_input=chidra&direct=se&anz=100. Acesso em: 8 fev. 2021.) Guruji explica no comentário ao *sūtra IV.27* que *chidra citta* é a consciência fissurada por força das impressões latentes passadas que cria lacunas entre a consciência e aquele que vê. (N.T.)

***citta śakti*** poder da consciência.

***citta śuddhi*** pureza de consciência.

***citta vikṣepa*** consciência fragmentada, distração.

***citta vṛtti*** movimento na consciência.

***dairghyatā*** expansão, expansivo.

***dármico*** pertencente ao *dharma.*

***darśana***[67] ver, olhar, ver a mente, perceber, visão, perspectiva, conhecimento.

***darsinaḥ*** aquele que vê.

***daurmanasya*** volubilidade, desespero.

***dehābhimānatva*** crer que o corpo perecível é o si-mesmo (*ātman*).

***deśa*** lugar, local, região.

***deva*** anjo.

***devadatta*** *upa vāyu* que provoca bocejar e induz ao sono.

**Devayānī** irmã de Śukrācārya – o preceptor dos demônios, esposa do rei Yayāti.

***dhairya*** coragem.

***Dhammapāda*** tratado do budismo.

***dhanaṁjaya*** *upa vāyu* que produz fleuma[68], nutre e permanece no corpo mesmo após a morte e incha o cadáver.

***dhāraṇā*** concentração, atenção, foco, o sexto dos oito aspectos do *aṣṭāṅga yoga.*

***dharma*** o primeiro dos quatro objetivos da vida, ciência do dever, obrigação religiosa, virtude.

***dharma megha*** (*dharma* = dever; *megha* = nuvem) – nuvem de chuva de justiça, deliciosa fragrância de virtude.

***dharma pariṇāma*** transformação em direção àquilo que deve ser firmemente mantido ou guardado, virtude, justiça.

***dharmendriya*** senso de virtuosidade.

***dharmin*** virtuoso, religioso, pio, característico.

***dhātu*** elemento constituinte ou ingrediente essencial do corpo.

**Dhruva** filho de Uttānapāda que se tornou rei de Dhruva Loka[69]; estável, constante, permanente, ponta do nariz.

---

67. *Darśana:* método, ponto de vista doutrinário, escola de pensamento, sistema filosófico. (Disponível em: https://sanskrit.inria.fr/DICO/31.html#darzana. Acesso em: 8 fev. 2021.) (N.T.)

68. Na medicina antiga, fleuma era o humor corporal supostamente causador de indolência e apatia. Na medicina atual, a fleuma é um muco secretado pelas membranas mucosas de humanos e outros animais. (N.T.)

69. Conforme relatado no *Viṣṇu Purāṇa,* Dhruva Loka ou Dhruva Nakṣatra, a Estrela Polar, foi criada por Viṣṇu como recompensa às grandes austeridades praticadas pelo rei Dhruva, assim colocando-o no centro do céu para que todas as estrelas girassem em torno dele, já que ele não desejava mais fortuna ou reinos. (N.T.)

**Dhruva Nakṣatra** a Estrela Polar, o Polo Norte.

***dhyāna*** meditação, reflexão, observação, contemplação, o sétimo dos oito aspectos do estágio do *aṣṭāṅga yoga*.

***dhyānajam*** nascido da meditação.

***dīpti*** radiação, fulgor, brilho.

***dīrgha*** longo (como o espaço ou o tempo), duradouro.

***divya*** divino.

***divya citta*** consciência divina.

***draṣṭā***[70] *puruṣa*, aquele que vê, testemunha.

***draṣṭṛ*** o conhecedor, aquele que vê.

***dṛḍha bhūmi*** (*dṛḍha* = firme; *bhūmi* = terreno) – terreno firme.

***dṛk*** poder da consciência.

***dṛśam*** objeto visto.

***dṛṣṭa*** visível, perceptível.

***dṛśya*** ser visto, ser olhado, visível.

***dṛśyatvāt*** em razão da possibilidade de ser conhecido ou percebido.

***duḥkha*** sofrimento, dor, pesar, aflição.

***dvandvaḥ*** dualidades, oposição.

***dveṣa*** aversão, ódio, repulsa.

***eka*** um, singular, sozinho, único.

***eka rūpatva*** uno na forma.

***eka samaya*** ao mesmo tempo.

***ekāgra*** atenção sobre um objeto, atenção unidirecional, concentração, fixação. Também: *eka* = um sem um segundo; *agra* = proeminente, origem, fundamento, excelente, ápice, isto é, a alma indivisível.

***ekāgratā pariṇāma*** modo de transformação para a atenção unidirecional.

***ekāgratā*** atenção unidirecionada sobre o indivisível si-mesmo.

***ekatānatā*** fluxo ininterrupto de percepção consciente atenta.

***ekātmatā*** que possui a mesma natureza.

***ekatra*** juntos, em conjunto.

***ekatvāt*** devido à singularidade, em decorrência da unidade.

***ekendriya*** um sentido: a mente.

***ēṣa*** deus.

***eṣām*** desses.

***etena*** por meio disto.

70. Patañjali emprega as palavras *draṣṭṛ* / *draṣṭṛā* (da raiz *dṛṣ*: ver) diversas vezes. Por "ver" não pretende se referir à faculdade da visão (*draṣṭritva*) gerada por meio dos olhos, mas à percepção consciente do si-mesmo, *puruṣa*, a consciência pura, conforme enfatizado nesta obra. (N.T.)

***eva*** também, só, somente.

***gamana*** passagem, ir, movimento, ação.

***gandha*** odor.

***garimā*** tornar-se mais pesado, um dos oito poderes sobrenaturais.

***gati*** movimento, ação, caminho, causa de um evento.

***ghaṭa avasthā*** (*ghaṭa* = o corpo comparado ao pote; *avasthā* = estágio) – o segundo estágio da prática, no qual é necessário entender as funções do corpo.

**Goṇikā** mãe de Patañjali.

***grahaṇa*** apropriar-se, perceber, entender, compreender.

***gṛahītṛ*** aquele disposto a se apropriar ou tomar, o perceptor.

***grāhya*** para ser apropriado, percebido, compreendido.

***gṛhasthāśrama*** o segundo dos quatro estágios religiosos da vida, aquele de chefe de família.

***guṇa*** qualidades da natureza: *sattva*, *rajas* e *tamas*.

***guṇa parvāṇi*** modificações ou estágios nas qualidades.

***guṇa vaitṛṣṇyam*** indiferença diante das qualidades da natureza.

***guṇātītan*** aquele que está liberto das qualidades da natureza.

***guṇātmānaḥ*** natureza das qualidades.

***guru*** (*gu* = escuridão; *ru* = luz) – um mentor espiritual que remove a ignorância e confere conhecimento.

***ha*** aquele que vê, o sol; no *Haṭha Yoga Pradīpikā* representa o *praṇa*.

***halāhala*** um tipo de veneno mortal.

***hānam*** ato de abandonar, parar, largar.

***hānopāyaḥ*** significa remover deficiências.

**Hanumān** nome de um chefe-macaco de extraordinária força, filho do vento.

***hasti*** elefante.

***haṭha*** força de vontade, poder.

***haṭha yoga*** um caminho específico de *yoga* que conduz em direção à revelação do Si-mesmo por meio da disciplina vigorosa e rigorosa.

***haṭha yogin*** aquele que pratica *haṭha yoga*, um mestre em *haṭha yoga*.

***hetu*** motivo, causa, base, razão, propósito.

***hetutvāt*** causado por, em razão de.

***heya*** pesar, desgosto.

***heyakśīṇa*** sofrimento a ser descartado, eliminado, destruído.

**Himālaya**[71] morada das neves.
***hiṁsā*** violência, dano.
***hiraṇyagarbha*** útero de ouro, Brahman.
***hlāda*** aprazível.
***hṛdaya*** o coração, a mente, a alma.
***hṛdaya puṇḍarīka*** o lótus do coração.
***icchā*** causar o desejo, vontade.
***icchā prajñā*** conhecimento da vontade.
***iḍā*** uma *nāḍī* que corresponde ao sistema nervoso simpático.
**Indra** o Senhor do Céu.
***indriya*** sentidos de percepção, órgãos de ação, mente.
***indriyamaya*** unidade com os sentidos.
***īśaḥ*** Deus.
***īśitva*** supremacia sobre tudo, um dos oito poderes sobrenaturais.
***iṣṭa devatā*** a deidade desejada.
**Īśvara** Deus, Senhor.
***Īśvara praṇidhāna*** (*pra* = plenitude; *ni* = sob; *dhāna* = colocação) – entregar-se a Deus.
***itaratra*** em outras vezes, em outra parte.
***itareṣām*** outro, restante, enquanto que, diferente de, para outros.
***itaretara*** um para o outro.
***iti*** isto é tudo, assim.
***iva*** como, como se fosse, como se, aparência.
***jaḍa*** frio, lento, entorpecido, tolo, sem emoções.
**Jaḍa Bharata** nome de um sábio.
***jaḍa citta*** sem inteligência ou estado de consciência entorpecida.
***jāgrata*** cônscio, atento, desperto.
***jāgrata avasthā*** estado desperto.
***jaḥ*** nascido.
***jala*** água.
***janma*** nascimento, existência, vida, duração da vida.
***jaya*** conquista, domínio.
***jāyantara pariṇāma*** transformação no estado de nascimento.
***jayante*** produzido.
**Jayavantyāmbikā** mãe de Jaḍa Bharata.
***jihvāgra*** raiz da língua.
***jijñāsā*** conhecer, investigar.

71. Nome da cordilheira que separa as planícies do subcontinente indiano do platô tibetano. (N.T.)

**_jivāmṛta_** néctar da vida.

**_jīvātmam_** a alma viva ou individual entesourada no corpo humano, o princípio vital, aquele princípio da vida que torna o corpo capaz de ação e sensação.

**_jñāna_** conhecer, conhecimento, cognição, sabedoria.

**_jñāna gaṅgā_** um rio Ganges de sabedoria, rio de conhecimento.

**_jñāna mārga_** caminho do conhecimento.

**_jñāna yoga_** *yoga* do conhecimento.

**_jñānendriya_** sentidos de percepção.

**Jñāneśvar** santo de Mahārāṣṭra do século XIII.

**_jñānin_** uma pessoa culta, uma pessoa sábia.

**_jñāta_** conhecido, percebido, compreendido.

**_jñeyam_** o estado de ser passível de conhecimento.

**_jugupsā_** repulsa, censura, abuso, reprovação.

**_jvalanam_** brilhante, ardente, flamejante.

**_jyotiṣi_** luz.

**_jyotiṣmatī_** luminoso, brilhante.

**Kabīr** poeta dos séculos XV e XVI, devoto do Senhor Rāma.

**_kaivalya_** estado de absoluta solitude, emancipação eterna.

**_kaivalya pāda_** a quarta parte dos *Yoga Sūtras*, que trata da emancipação perfeita.

**_kāka mudrā_** (*kāka* = corvo; *mudrā* = selo) – um dos selos, no qual a língua é enrolada para tocar no palato superior.

**_kāla_** época, período de tempo.

**_kāla cakra_** roda do tempo, movimento dos momentos.

**_kāla phala_** fruto do tempo.

**Kālimātā** Deusa da Destruição.

**_kāma_** anseio, desejo, amor, luxúria, o terceiro dos quatro objetivos de vida.

**_kanda_** uma raiz bulbosa.

**_kandasthāna_** raiz central das *nāḍīs* na região do umbigo.

**_kaṇtaka_** espinho, ponta de uma agulha ou alfinete.

**_kaṇṭha_** garganta.

**_kaṇṭha kūpa_** fossa da garganta (*viśuddhi cakra*).

**Kapila** nome de um sábio, o fundador da filosofia *sāṁkhya*.

**_kāraṇa_** causa.

**_kāraṇa śarīra_** corpo causal.

**_kārita_** provocar.

**_kāritvāt_** em razão de, por causa disto.

**karma** um ato, ação, desempenho, dever, lei universal de causa e efeito.

**karma mārga** caminho da ação.

**karma phala** fruto da ação.

**karma yoga** *yoga* da ação.

**karmendriya** órgãos de ação.

**karuṇā** compaixão.

**kārya śarīra** corpo físico.

**kārya śuddhi** limpo de ação.

**kathaṁtā** como, de que forma, de onde.

**kauśalam** bem-estar, habilidade, esperteza.

**kāya** corpo, ação física, ação.

**kevala** único, puro, sem mistura, perfeito em si próprio.

**kevala kumbhaka** retenção não deliberada da respiração.[72]

**khecarī mudrā** cortar o freio da língua e aumentar seu comprimento para tocar a sobrancelha, e então dobrá-la para trás para fechar a traqueia e o esôfago.

**kiṁ** o que.

**kleśa** aflição, sofrimento, angústia.

**kliṣṭā** aflito, atormentado, sofrido, ferido.

**kośa** invólucro, camada.

**krama** curso regular, sucessão regular, ordem, sequência.

**kriyā** ação, execução, prática, desempenho.

**kriyā yoga** *yoga* da ação.

**kriyamāṇa karma** ação que gera frutos em vidas futuras.

**kṛkara** um dos cinco *upa vāyus*, o qual evita que as substâncias passem através das passagens nasais provocando espirros ou tosse.

**krodha** raiva.

**Kṛṣṇa** a oitava encarnação de Viṣṇu e quem recitou a *Bhagavad Gītā*; também significa preto.

**kṛta** diretamente efetuado.

**kṛtārtham** cujo propósito foi realizado.

**kṛtārthan** uma alma realizada.

**kṣaṇa** um momento, uma unidade infinitesimal de tempo.

**kṣaṇa cakra** procissão de momentos ordenados ritmicamente.

**kṣatriya** classe de guerreiros, raça marcial, um dos quatro *varṇas* ou castas do hinduísmo.

---

72. Quando a prática de *kumbhaka* (processo respiratório) se torna tão perfeita que é instintiva, ela recebe o nome de *kevala kumbhaka*. (Veja *Luz sobre o Yoga*, p. 549, "Glossário".) (N.T.)

**kṣaya** diminuir, destruir, decair, destruir.

**kṣetra** local, campo, origem.

**kṣetrika** um lavrador, camponês.

**kṣetrikavat** como um lavrador.

**kṣīṇa** descartado, destruído.

**kṣiptā** negligente ou distraído.

**kṣīyate** destruído, dissolvido.

**kṣut** fome.

**kumbhaka** retenção da respiração.

**kuṇḍalinī** energia cósmica divina.

**kūpa** fosso, poço.

**kūrma** tartaruga, segunda encarnação do Senhor Viṣṇu; um dos *upa vāyus*, o qual regula os movimentos das pálpebras e regula a intensidade da luz por meio do controle do tamanho da íris para a visão.

**kūrma nāḍī** nome de uma *nāḍī* na região epigástrica.

**kuśala** proficiência.

**kūṭastha nityam** o imutável vidente.

**lābhaḥ** adquirido, conquistado, obtido, lucrado.

**laghimā** sem peso, um dos oito poderes sobrenaturais.

**laghu** leve.

**lakṣaṇa** caráter, qualidade, marca distintiva.

**lakṣaṇa pariṇāma** transformação em direção a uma mudança qualitativa.

**lāvanya** graça, encanto, compleição.

**laya** dissolução; descanso, repouso.

**liṅga** com marca.

**liṅga mātra** marca, indicador.

**lobha** ganância.

**madā** orgulho.

**madhu** doce, aprazível, agradável, adorável.

**madhu bhūmika** um *yogin* da segunda ordem.

**madhu pratīka** voltado para o adorável estado aprazível.

**Madhva** o *ācārya* do século XIII que expôs a filosofia *dvaita* (dualista).

**madhya** moderado, mediano, central.

**madhyama** moderado.

**mahā** grande.

**mahā videha** grande desencarnação, estado desincorporado.

**mahā vidyā** conhecimento sublime.

**Mahābhāṣya** um tratado sobre a gramática.

**mahāloka** uma das regiões aéreas.

**mahat** grande, poderoso, o grande princípio, inteligência cósmica, consciência universal.

**mahātman** grande alma.

**mahāvrata** voto poderoso.

**mahimā** grandeza, majestade, glória; um dos poderes sobrenaturais, o de aumentar de tamanho a vontade, volume ilimitável.

**maitrī** amabilidade.

**majjan** medula, um dos sete componentes do corpo.

**mala** impureza.

**māṁsa** carne, um dos sete componentes do corpo.

**manas** mente.

**manas cakra** assento da mente.

**manasā** pensamento.

**Maṇḍana Miśra** um seguidor de *pūrva mīmāṁsā*, também conhecido como Karmakāṇda.

**Māṇḍavya** um sábio que tinha poderes sobrenaturais.

**maṇi** joia, gema, um cristal impecável.

**maṇipūraka cakra** centro de energia na região do umbigo.

**manojavitvam** velocidade mental, rapidez mental.

**manojñāna** conhecimento da mente.

**manolaya** estado mental de alerta passivo.

**manomaya kośa** o invólucro mental ou emocional.

**manoprajñā** percepção consciente da mente.

**manovṛtti** ondas de pensamento.

**mantra** encantamento.

**manuṣya** a humanidade.[73]

**mārga** caminho.

**mātra** só, somente.

**mātsarya** malícia.

**matsya** peixe.

**Matsyendranāth** pai do *haṭha yoga*.

**meda** gordura, um dos sete componentes do corpo.

**Meru** nome de uma montanha.

**mithyā jñāna** (*mithyā* = falso; *sham* = ilusório; *jñāna* = conhecimento) – conhecimento falso.

**moha** fantasia, delírio, paixão, erro, o estado de enamoramento.

---

73. Disponível em: https://www.wisdomlib.org/definition/manushya. Acesso em: 8 fev. 2021. (N.T.)

***mokṣa*** libertação, livramento, liberação, o quarto estágio religioso ou ordem de vida.

***mṛdu*** leve, frágil.

***mūḍha*** estúpido, entorpecido, ignorante.

***muditā*** alegria.

***mudrā*** selo; uma prática de *haṭha yoga*.

***mūla prakṛti*** raiz da natureza.

***mūlādhāra cakra*** centro de energia situado na raiz da coluna.

***Muṇḍaka Upaniṣad*** uma das principais *Upaniṣads*.

***mūrdha*** a cabeça, o topo.

***mūrdha jyoti*** centro de energia no assento do *ājñā cakra*.

***mūrdhani*** o centro da cabeça.

***na*** não.

***nābhi*** umbigo.

***nābhi cakra*** controle de energia na área do umbigo (também conhecido como *maṇipūraka cakra*).

***nāḍī*** canal de energia por meio do qual a energia flui no corpo sutil (as *nāḍīs* principais são: *iḍā, piṅgalā, suṣumṇā, citrā, gāndhārī, hastijihvā, pūṣā, yaśasvinī, alambuṣā, kuhū, sarasvatī, vārunī, viśvodharī, payasvinī, śaṅkhiṇī, kauśikī, sūrā, rākā, vijñāna e kūrma*).

***nāga*** um dos cinco *upa vāyus*, o qual alivia a pressão abdominal fazendo com que a pessoa arrote.

**Nahuṣa** rei que se tornou Senhor dos Céus.

**Nandanār** um devoto do Sul da Índia.

**Nandī** filho de Kāmadhenu, provedor da abundância, veículo do Senhor Śiva.

**Nara Nārāyaṇa** filho de Dharma e neto de Brahmā.

**Nārada** sábio e autor dos aforismos sobre *bhakti* ou devoção (*Nārada Bhakti Sūtras*).

**Narasiṁha** encarnação de Viṣṇu na forma de metade homem e metade leão.

***nāsāgra*** ponta do nariz.

***naṣṭam*** perdido, destruído, desaparecido.

***nibandhanī*** fundação, origem.

***nidrā*** sono, estado sonolento.

***nimittam*** causa eficiente.

***nirantara*** ininterrupto.

***nirbhāsam*** brilhante, aparência.

***nirbīja*** sem semente.

***nirgrāhya*** perfeitamente reconhecível.

***nirmāṇa*** formar, criar, fabricar.

***nirmāṇa citta*** consciência cultivada.

***nirmita*** mensurado, formado, fabricado, criado.

***nirmita citta*** consciência criada ou refinada.

***nirodha*** contenção, controle, obstrução.

***nirodha citta*** consciência contida.

***nirodha kṣaṇa*** momento de contenção.

***nirodha pariṇāma*** transformação na direção da contenção.

***nirodha saṁskāra*** supressão das ondas de pensamento emergentes.

***niruddha*** detido, contido, obstruído.

***nirupakrama*** ações que não dão resultados rápidos.

***nirvicāra*** sem reflexão.

***nirvitarka*** sem análise.

***niṣpatti avasthā*** estado de unidade entre corpo, mente e alma.

***nitya*** eterno.

***nivṛtti*** renúncia, abstenção, cessação.

***nivṛtti mārga*** caminho da abstenção das preocupações e compromissos mundanos.

***niyama*** cinco observâncias éticas para o indivíduo, o segundo dos oito aspectos do *aṣṭāṅga yoga*, pureza, contentamento, autodisciplina, estudo do Si-mesmo e entrega-se a Deus.

***nyāsāt*** direcionar, projetar, estender.

***ojas*** vitalidade, poder, força, virilidade, energia, luz, esplendor.

***pāda*** quarta parte, parte, capítulo.

***pakṣa*** ir com a corrente, alinhar-se com, adotar um lado.

***pañcamahābhūtaḥ*** os cinco elementos da natureza: terra, água, fogo, ar e éter.

***pañcatayyaḥ*** quíntuplo.

***paṅka*** barro, lama.

***panthāḥ*** caminho, maneira de ser.

***para*** de outros, de outrem.

***parakāya*** corpo de outrem.

***parakāya praveśa*** entrar no corpo de outrem, um dos poderes sobrenaturais.

***parama*** mais elevado, mais excelso, melhor.

***paramamahatvā*** infinitamente grande, mais distante.

***paramāṇu*** uma partícula infinitesimal.

***paramātman*** Deus, Alma Suprema, Si-mesmo Universal.

***paramparā*** ligado pela tradição, linhagem, um seguindo o outro, procedendo um do outro.

***parārtham*** em benefício de outro.

| | |
|---|---|
| ***parārthatvāt*** | separado de outro. |
| ***parārtha bhāvana*** | reabsorção da criação fenomênica, não-percepção de objetos. |
| ***paravairāgya*** | a mais elevada e pura forma de renúncia. |
| ***paricaya*** | familiaridade, intimidade. |
| ***paricaya avasthā*** | estágio de aquisição. |
| ***pariḍṛṣtaḥ*** | regulado, mensurado. |
| ***parijñāta*** | conhecido. |
| ***pariṇāma*** | modificação, alteração, transformação. |
| ***pariṇāma nitya*** | término da mutação ou transformação. |
| ***paripakva*** | altamente cultivado, bastante maduro. |
| ***paripakva citta*** | consciência amadurecida, consciência madura. |
| ***paripūrṇa*** | completamente preenchido, bem cheio, perfeito. |
| ***pariśuddhi*** | completa purificação, pureza. |
| ***paritāpa*** | sofrimento, angústia, aflição, pesar. |
| ***paryavasānam*** | fim, término, conclusão. |
| ***pātāla*** | uma das sete regiões debaixo da terra. |
| **Patañjali** | (*pata* = cair; *añjali* = oração) o autor dos *Yoga Sūtras.* |
| ***phala*** | fruto, resultado. |
| ***piṅgalā*** | uma das *nāḍīs* principais, a que controla o sistema nervoso simpático. |
| ***pipāsa*** | sede. |
| ***pracāra*** | apresentar-se, tornar-se manifestado, ser usado ou aplicado. |
| ***pracchardana*** | expelir. |
| ***pradhāna*** | matéria-prima, causa primária, princípio primordial. |
| ***prādurbhāva*** | tornar-se existente, manifestação. |
| ***prāg*** | em direção a. |
| ***prāgbhāraṁ*** | força gravitacional. |
| **Prahlāda** | filho do demônio Hiraṇyakaśipu. |
| ***prajñā*** | percepção consciente. |
| ***prajñā jyoti*** | luz da sabedoria. |
| ***prajñatan*** | pessoa sábia, pessoa culta. |
| ***prākāmya*** | livre-arbítrio, conquista de todos os desejos, um dos oito poderes sobrenaturais. |
| ***prakāśa*** | evidente, luminoso, brilhante, esplendor. |
| ***prakṛti*** | natureza. |
| ***prakṛti jaya*** | conquista da natureza. |
| ***prakṛti jñāna*** | conhecimento da natureza. |
| ***prakṛti laya*** | fundir-se na natureza. |

***prakṛtīnām*** potencialidades da natureza.

***pramāda*** descuido.

***pramāṇa*** noção correta, concepção correta.

***prāṇa*** força vital, energia vital, alento.

***prāṇa jñāna*** conhecimento da energia vital.

***prāṇa prajñā*** percepção consciente da energia.

***prāṇa vāyu*** um dos cinco tipos de energia vital, causadora da respiração, cuja sede é o topo do tórax.

***prāṇa vṛtti*** regulação da respiração ou energia.

***prāṇamaya kośa*** o corpo vital, invólucro orgânico do corpo.

***praṇava*** a sílaba sagrada āuṁ.

***prāṇāyāma*** (*prāṇa* = energia vital; *āyāma* = expansão, extensão) – expansão da energia vital ou força vital por meio do controle da respiração; o quarto dos oito aspectos do *aṣṭāṅga yoga*.

***praṇidhāna*** deitar sobre, direcionar para, meditação religiosa profunda, entrega.

***prānta bhūmi*** (*prānta* = borda, fronteira, limite; *bhūmi* = província, região, lugar) – estágios de crescimento no campo do *yoga*

***prāpti*** o poder de obter tudo, um dos poderes sobrenaturais.

***prāpya*** conquista.

***prārabdha karma*** mérito ou demérito proveniente de vidas passadas a experienciar na vida presente.

***prasādaḥ*** assentar, tornar claro, pureza, disposição serena.

***prasaṁkhyāna*** a mais elevada forma de inteligência.

***prasaṅga*** evento, conexão.

***praśānta*** tranquilidade.

***praśānta citta*** consciência tranquila.

***praśānta vāhinī*** fluxo de quietude.

***praśānta vṛtti*** movimento de tranquilidade.

***prasava*** criação, procriação, evolução.

***prasupta*** dormente, adormecido.

***praśvāsa*** saída de ar, expiração.

***prathama*** primeiro, principal.

***prathama kalpita*** progresso inicial, recém-iniciado.

***prati*** contrário, em oposição.

***prati prasava*** involução, voltar ao estado original.

***pratibandhī*** contradizer, objetar, impedir.

***prātibhā*** luminoso, concepção brilhante, genial.

***prātibhāt*** a luz fulgurante da sabedoria.

***pratipakṣa*** o lado oposto, ao contrário.
***pratipattiḥ*** compreensão, conhecimento.
***pratiṣedha*** manter à distância ou afastar.
***pratiṣṭhā*** estabelecimento, consagração.
***pratiṣṭham*** ocupar, ver.
***pratiṣṭhāyām*** manter-se firme.
***pratiyogī*** sequência ininterrupta, mesmo nível.
***pratyāhāra*** o quinto dos oito aspectos do *aṣṭāṅga yoga*, retração dos sentidos para dentro da mente.
***pratyakcetana*** aquele que vê.
***pratyakṣa*** verdadeiro, autoevidente.
***pratyaya***[74] instrumento, equipamento, firme convicção, fé.
***pravibhāga*** distinção, diferenciação.
***pravṛtti*** evoluir, avançar.
***pravṛtti mārga*** caminho da evolução.
***prayatna*** esforço perseverante, grande empenho.
***prayojakam*** utilidade, efeito.
***pṛthvī*** um dos cinco elementos, a terra.
***puṇaḥ*** novamente.
***puṇya*** virtude.
***puṇya apuṇya*** virtudes e vícios.
***purāṇa*** lenda, pertencente a tempos antigos.
**Puru** filho do rei Yayāti.
***puruṣa*** aquele que vê, a alma.
***puruṣa jñāna*** conhecimento da alma.
***puruṣa khyāti*** percepção daquele que vê.
***puruṣa viśeṣaḥ*** entidade especial, um *puruṣa* diferenciado, Deus.
***puruṣārtha*** os quatro objetivos ou metas da vida: *dharma* (cumprimento do dever), *artha* (aquisição de fortuna), *kāma* (gratificação de desejos) e *mokṣa* (emancipação final).
***puruṣārtha śūnya*** destituído das quatro metas da vida.
***puruṣayoḥ*** da alma.
***pūrva*** antes de, anterior, prévio, precedente.
***pūrva mīmāṁsā*** uma investigação sistemática da porção ritualística dos *Vedas*, fundada por Jaimini.
***pūrvebhyaḥ*** relacionado com os antecedentes.
***pūrveśām*** primeiro, principal.

---

74. No *sūtra III.36*, atribui à palavra *pratyaya* também a tradução "percepção consciente". (N.T.)

**rāga** desejo, apego,[75] prazer.

**rajas** uma das três qualidades da natureza, vibração.

**rajásico** o que pertence à qualidade de *rajas.*

**rakta** sangue, um dos sete componentes do corpo.

**Rāmakṛṣṇa Paramahaṁsa** um grande sábio do século XIX, guru do *svāmi* Vivekānanda, uma alma realizada.

**Ramaṇa Maharṣi** santo de Aruṇācala do século XX.

**Rāmānujācārya** professor de *ṣrī vaiṣṇava*[76] do século XII, expoente do *viśiṣṭādvaita* ou monismo qualificado.

**rasa** gosto, sabor, quilo, um dos sete componentes do corpo.

**rasātala** uma das sete regiões debaixo da terra.

**rasātmaka jñāna** a essência do conhecimento verdadeiro.

**ratna** pedras preciosas, objeto precioso.

**ratna pūrita dhātu** a joia do sangue.

**Ratnākara** nome anterior do sábio Vālmīki.

**roga** doença, moléstia, enfermidade.

**rogin** pessoa doente.

**Ṛṣabha** pai de Jaḍa Bharata, rei de Bhārata.

**ṛṣi** um sábio patriarca, santo, vidente.

**ṛtambharā** repleto de verdade, pleno de essência intelectual.

**ṛtambharā prajñā** sabedoria apoiada na verdade.

**rūdhaḥ** que ascendeu, estabelecido.

**rūpa** forma, aparência externa, beleza.

**ruta** som.

**sa** este.

**śabda** palavra, som.

**śabda jñāna** conhecimento verbal.

**śabdādi** som e outros.

**sabīja** com semente.

**Śachi** esposa de Indra, Senhor do Céu.

**sadā** sempre.

**sadājñata** sempre alerta e cônscio.

---

75. Guruji explica em que acepção deve ser entendida a palavra apego nesta obra: "apego é a relação entre o ser humano e a matéria". (Veja p. 57 desta edição.) (N.T.)

76. Adjetivo aplicado à tradição *śrī vaiṣṇava*, seus seguidores sendo chamados de *ṣrī vaiṣṇavas.* (Disponível em: https://www.oxfordreference.com/view/10.1093/oi/authority.20110803100526280. Acesso em: 9 fev. 2021.) O nome deriva de *śrī* (fortuna), referindo-se à Deusa Lakshmi, sendo que o Deus Viṣṇu é também cultuado. (Disponível em: https://en.wikipedia.org/wiki/Sri_Vaishnavism. Acesso em: 9 fev. 2021.) (N.T.).

**Sadānandācārya** aluno de *śrī* Śaṅkarācārya que tinha o hábito de caminhar sobre as águas, e que é também conhecido como Padmapādācārya, porque tinha a flor de lótus tatuada nos pés.

***sādhaka*** aspirante, praticante.

***sādhana*** prática.

***sādhana pāda*** segunda parte dos *Yoga Sūtras*, sobre a prática.

***sādhāraṇa*** comum a todos, universal.

**Sagara** rei de Ayodhyā.

***saguṇa*** boas qualidades, qualidades virtuosas.

***saḥ*** aquele.

***sahabhuvaḥ*** lado a lado, concorrente.

***sahaja*** natural.

***sahasrāra*** *cakra* ou centro de energia situado no topo da cabeça, simbolizado pelo lótus de mil pétalas.

***sahita*** deliberado.

**Sai Bābā** santo de Śirḍi do século XX.

***śaithilya*** lassidão.

***sākṣātkaraṇa***[77] ver diretamente com os próprios olhos e mente.

***śakti*** poder, capacidade, faculdade.

***sālambana*** com suporte.

***samādhi*** reunir, meditação profunda, oitavo e último aspecto do *aṣṭāṅga yoga*.

***samādhi pāda*** primeira parte dos *Yoga Sūtras*, sobre a absorção total.

***samādhi pariṇāma*** transformação em direção à tranquilidade.

***samādhi saṁskāra*** impressões de tranquilidade.

***samāhita citta*** consciência cultivada, consciência estável.

***samāna*** um dos *vayūs*, energia vital que auxilia a digestão.

***samāpatti*** transformar, assumir a forma original, contemplação.

***samāpti*** o fim.

***samaya*** condição, circunstância, tempo.

***saṁbandha*** relação.

***saṁhananatva*** compacidade, firmeza.

***saṁhatya*** bem entrelaçado, firmemente unido.

***saṁjñā*** resolução, compreensão, conhecimento.

---

77. *Sākṣātkaraṇa* significa colocar diante dos olhos, tornar evidente aos sentidos, percepção intuitiva ou visível, experimentar o resultado de ou recompensa por. (Disponível em: http://spokensanskrit.org/index.php?tran_input=sAkSAt&direct=se&script=hk&link=yes&mode=3. Acesso em: 9 fev. 2021.) (N.T.)

***sāṁkhya*** minúcia, precisão; uma das divisões da filosofia enumerando os princípios da natureza e da Alma.

***saṁpat*** fortuna, perfeição.

***samprajñāta*** distinguir, saber realmente.

***samprajñāta samāpatti*** transformação sem máculas da consciência.

***samprayoga*** comunhão.

***saṁskāra*** impressões subliminares.

***saṁskāra phala*** efeitos das impressões subliminares.

***saṁskāra śeṣaḥ*** equilíbrio das impressões subliminares.

***saṁvedana*** percepção, consciência, compreensão, a ser conhecido, a ser compreendido.

***saṁvega*** alegre, rápido.

***saṁyama*** manter juntos, integração.

***saṁyama yoga*** *yoga* da integração.

***saṁyata*** equanimidade.

***sāmye*** ser igual.

***saṁyoga*** união.

***sānanda*** beatitude genuína.

***sañcita karma*** mérito ou demérito acumulado em vidas anteriores.

***saṅga*** associação, união.

***saṅgṛhītatva*** manter unidos.

***sañjīvanī*** uma planta que restaura a vida.

**Śaṅkarācārya** professor do século VIII que expôs a filosofia monista (*advaita*).

***saṅkaraḥ*** junção, mistura, confusão.

***saṅkīrṇa*** disperso, batidos juntos.

***sannidhau*** proximidade.

***sannyāsāśrama*** o quarto estágio da ordem religiosa, no qual todas as posses e afetos mundanos são abandonados.

***sannyāsin*** aquele que descarta todas as posses e afetos mundanos, um asceta.

***śānta*** apaziguado, acalmado, pacificado.

***śanti*** quietude, paz, serenidade, calma.

***santoṣa*** contentamento.

***saptadhā*** sétuplo.

***saptarṣi*** os sete *ṛṣis* ou grandes sábios: Agastya, Aṅgirā, Atri, Bharadvāja, Jamadagni, Kaśyapa e Vasiṣṭha.

**Śāradā** um monastério construído em Śṛṅgeri por Ādi Śaṅkarācārya em homenagem a Bhāratī, a esposa de Maṇḍana Miśra.

***śarīra*** corpo.

***śarīra jñāna*** conhecimento do corpo.

***śarīra prajñā*** percepção consciente do corpo.

**Śarmiṣṭhā** filha do rei dos demônios e esposa de Yayāti.

***sarpa*** cobra, ir rápido.

***sarpobhava*** torne-se uma cobra.

***sārūpyam*** proximidade, semelhança, intimidade.

***sārvabhaumāḥ*** universal.

***sarvajña*** conhecimento pleno, onisciente, sapientíssimo.

***sarvam*** todo, inteiro.

***sarvārtham*** onipresente.

***sarvārthatā*** onidirecionalidade, multidirecionalidade.

***sarvathā*** inteiramente, de todos os modos, sempre.

***sāsmitā*** senso de individualidade sátvico.

***śāstras*** tratados.

***sat*** ser, puro.

***satcitānanda*** (*sat* = pureza; *cit* = consciência; *ānanda* = beatitude genuína) – beatitude genuína pura.

***sati*** ser, estar realizado.

***sātkāra*** dedicação, devoção.

***sattva*** luminosidade, branco, puro.

***sattva buddhi*** inteligência iluminadora.

***sattva śuddhi*** pureza em *sattva.*

***sattvāpatti*** vivenciar puro *sattva.*

***sátvico*** relativo à qualidade de *sattva.*

***satya*** veracidade, honestidade, lealdade, um dos cinco *yamas.*

***satyaloka*** uma das sete regiões aéreas.

***śauca*** limpeza, pureza.

***śavāsana*** um *āsana* usado para a prática de técnicas de relaxamento e meditação.

***savicāra*** reflexão correta, deliberação, consideração.

***savitarkā*** análise correta.

***siddha*** o ser perfeito.

***siddhi vidyā*** conhecimento das conquistas.

***siddhiḥ*** conquista, perfeição.

***śīlam*** virtude.

***śīrṣāsana*** apoio sobre a cabeça.

**Śiva** auspicioso, próspero; a terceira deidade da trindade hindu, o Destruidor.

**Śiva Saṁhitā**[78] um texto clássico sobre *haṭha yoga*.

***smaya*** assombro.

***smṛti*** memória, lembrança.

***sopakrama*** efeitos imediatos das ações.

***sparśa*** tato.

***śraddhā*** fé, reverência, confiança.

***śravaṇa*** faculdade da audição.

***Śrīmad Bhāgavatam*** um dos sagrados *Purāṇas*.

**Śṛṅgeri** um local de devoção no sul da Índia.

**Śṛṅgeri Śaṅkarācārya Maṭha** um eremitério destinado ao aprendizado de acordo com os ensinamentos de Śaṅkara.

***śrotra*** órgão da audição.

***stambha*** retenção, suspensão.

***stambha vṛtti*** ato de reter a respiração.

***sthairya*** estabilidade, imobilidade.

***sthāna*** posição, classificação.

***sthira*** firme.

***sthita*** constante, estável.

***sthita prajñā*** um perfeito *yogin*, uma pessoa inabalável.

***sthūla*** denso.

***styāna*** langor, indolência, falta de interesse.

***śubhecchā*** desejo correto.

***śuci*** puro.

***śuddha buddhi*** inteligência pura.

***śuddham*** uma pessoa pura.

***śuddhi*** limpeza, pureza.

***śūdra*** classe operária, um dos quatro *varṇas* ou classes do hinduísmo.

**Śuka** filho de Vyāsa.

***sukha*** felicidade, prazer.

***śukla*** branco.

***śukra*** sêmen, um dos sete componentes do corpo.

**Śukrācārya** preceptor dos demônios e inventor do elixir da vida.

***sūkṣma*** sutil, suave, fino, minúsculo.

***sūkṣma śarīra*** corpo sutil.

***sūkṣmottama*** o mais sutil dos sutis.

***sūrya*** o Sol.

***sūrya sthāna*** centro de energia do sistema nervoso simpático.

78. *Saṁhitā*: ciência, *Śiva Saṁhitā* significa "A ciência de *Śiva*". (N.T.)

***suṣumṇā*** *nāḍī* que controla o sistema nervoso central.

***suṣupti*** sono.

***suṣupti avasthā*** estado do sono.

***sutala*** um dos sete submundos.

***suvarloka*** um dos sete mundos aéreos.

***sva*** si próprio.

***svābhāsaṁ*** luz própria.

***svādhiṣṭāna cakra*** centro de energia situado acima dos órgãos reprodutores.

***svādhyāya*** estudo do Si-mesmo, estudo das escrituras espirituais.

***svāmi*** proprietário, amo, senhor, aquele que vê.

***svāmi* Brahmendra** *guru* de Bājirao I de Mahārāṣṭra (Índia), que usualmente sentava-se sobre uma folha de palmeira para flutuar sobre as águas.

***svāmi* Rāmdās** santo de Mahārāṣṭra.

***svapna*** sonho.

***svapna avasthā*** estado repleto de sonhos.

***svarasa vāhinī*** fluxo de fragrância da consciência.

***svarasavāhī*** corrente de amor pela vida.

***svārtha*** si próprio, interesse próprio.

***svarūpa*** em seu próprio estado, na verdadeira forma.

***svarūpa mātra jyoti*** luz da sua própria forma, aparência própria, visão de si próprio.

***svarūpa śūnya*** desprovido de natureza própria.

***śvāsa*** entrada de ar, inspiração.

***śvāsa praśvāsa*** respiração pesada, trabalhosa ou irregular.

***svayambhū*** (*svayam* = por conta própria; *bhū* = existente) encarnação por vontade própria.

***syāt*** aconteceria.

***tā*** eles.

***tad*** deles, seu, daquele.

***tadā*** então, naquele momento.

***tadañjanatā*** tomar a forma de quem vê ou do que é conhecido.

***tadarthaḥ*** por causa disso, para esse propósito.

***tadeva*** o mesmo.

***tajjaḥ*** nascido de, brotado de.

***talātala*** um dos sete mundos na região do mundo subterrâneo.

***tamas*** uma das qualidades da natureza, inércia ou obscuridade.

***tamásico*** relativo à qualidade de *tamas*.

***tantraṁ*** dependente.

***tanu*** fino, atenuado.

***tanū karaṇa arthaḥ*** reduzir com o objetivo de afinar, enfraquecer.

***tanumānasā*** desaparecimento da memória e da mente.

***tāpa*** dor, pesar, calor.

***tapas*** austeridade, penitência, prática espiritual, disciplina devotada, fervor religioso.

***tapoloka*** um dos sete mundos aéreos.

***tārā*** estrelas.

***tārakaṁ*** brilhante, claro.

***tāsām*** aqueles.

***tasmin*** sobre isto.

***tasya*** em conjunção, seu, aquele, ele, dele.

***tat*** este, aquele, seu, dele.

***tataḥ*** a partir disso, então, daí, portanto.

***tathā*** mesmo assim.

***tatparaṁ*** o mais elevado, o mais puro, o supremo.

***tatprabhoḥ*** de seu Senhor.

***tatra*** ali, desses.

***tatstha*** estabilizar-se.

***tattva*** princípio, estado verdadeiro, realidade, verdade, essência.

***tayoḥ*** ali, destes dois.

***te*** estes, eles.

***tejas tattva*** elemento fogo.

***ṭha*** no *Haṭha Yoga Pradīpikā*,[79] representa a consciência ou *citta* como a "Lua" que cresce e míngua.

**Tirumangai Ālwār** um devoto do sul da Índia (século VIII d.C.) que construiu o templo de *śrī* Raṅganātha em Śrīraṅgam, na margem do Kāveri, perto de Trichi.

***tīvra*** veemente, intenso, aguçado, supremo.

***traya*** três.

***tridoṣa*** desordens dos três humores do corpo, contaminação da bílis, do sangue e da fleuma.

***trimūrti*** a tríade formada por Brahmā (o criador), Viṣṇu (o protetor) e Śiva (o destruidor).

***trividham*** triplo.

***tu*** e, mas.

**Tukārām** santo de Mahārāṣṭra do século XVII.

---

79. Celebrado texto sobre *haṭha yoga* escrito por *Svāmi* Svātmārāma e cujo título significa "A luz sobre a união do Sol com a Lua". (N.T.)

***tūla*** fibra de algodão.

***tulya*** igual, similar exato.

***turyā avasthā*** o quarto estado da consciência, *kaivalya.*

***tyāga*** abandono, renúncia.

***ubhaya*** de ambos.

***udāna*** um dos cinco principais *vayūs* (energias vitais), situado na região da garganta e que controla as cordas vocais e a ingestão de ar e alimento.

***udārāṇām*** plenamente ativo.

***udaya*** o surgimento.

***udita*** ascendido, manifestado, gerado.

***uditau*** elevar.

***uktam*** descrito.

***upa prāṇa*** cinco *vayūs* coadjuvantes.

***upa vāyu*** o mesmo que *upa prāṇa.*

***upalabdhi*** encontrar, perceber, reconhecer.

***upanimantraṇe*** a convite, ao ser convidado.

**Upaniṣad** (*upa* = perto; *ni* = abaixo; *ṣat* = sentar-se) – literalmente, sentar-se abaixo e perto do *guru* para receber instruções espirituais.

***uparāga*** condição, cor.

***uparaktam*** tingido, refletido.

***upasarga*** impedimentos, obstáculos.

***upasthānam*** aproximar, surgir.

***upāya*** aquilo por meio do qual se alcançam as metas, os instrumentos, o caminho, o estratagema.

***upekṣā*** indiferença ou não-apego com relação aos prazeres e sofrimentos.

***upekṣitvāt*** expectativas.

**Ūrvaśi** uma famosa donzela mística filha de Nara Nārāyaṇa.

***utkrāntiḥ*** ascensão, levitação.

***utpannā*** nascido, produzido.

***utsāha*** alegria.

***uttareṣām*** o que se segue, subsequente.

***vā*** ou, uma opção, alternativa.

***vācā*** fala.

***vācakaḥ*** conotar, denotar, assinalar, significar.

**Vācaspati Miśra** grande erudito do século VI que escreveu um glossário sobre os comentários dos *Yoga Sūtras* de Vyāsa.

***vāhī*** corrente.

**vāhinī (vāhita)** fluxo.

**vaira** hostilidade.

**vairāgin** um renunciante.

**vairāgya** renúncia, desapego,[80] desprendimento.

**vairāgya mārga** caminho da renúncia ou desapego.

**vaiśāradye** habilidade, conhecimento profundo, fluxo imperturbado puro.

**vaiśya** classe mercantil, um dos quatro *varṇas* ou classes do hinduísmo.

**vajra** diamante, duro, firme.

**vāk** poder da fala.

**Vallabha** um *acārya* do sul da Índia do século XVI que acreditava no monismo puro.

**Vāmadeva** um sábio.[81]

**vānaprastha** o terceiro estágio ou ordem da vida (*aśrama*), no qual se começa a aprender o não-apego durante a vida em família.

**varaṇam** véu, obstáculos.

**varṇa** uma cor, uma cobertura, uma morada, um tipo, uma qualidade; as quatro ordens divididas de acordo com os diferentes estágios da evolução humana, conhecidas como *brāhmaṇa, kṣatriya, vaiśya* e *śūdra.*

**varṇa dharma** deveres comunitários.

**vārtāḥ** faculdade do olfato.

**vāsanā** desejos, impressões.

**vaśīkāra** libertar-se dos desejos, subjugando-os.

**vaśīkāra prajñā** conhecimento dos meios para subjugar os desejos.

**Vasiṣṭha** um *brahmarṣi* ou sábio.[82]

**vaśitva** o poder de subjugar qualquer pessoa ou coisa, um dos poderes sobrenaturais.

**vastu** coisa, substância, objeto.

**vastu śūnyaḥ** desprovido de substância, destituído de coisas.

**vaśyatā** ar, um dos cinco elementos da natureza.

**Veda** escrituras sagradas da religião hindu.

**vedana** faculdade do tato.

**vedanīyaḥ** ser conhecido, ser vivenciado.

---

80. *Vairāgya* significa libertação de todos os desejos e objetos mundanos, inclusive da própria vida, e o autor utiliza a palavra em inglês "*detachment*", para traduzi-la. Classicamente traduz-se para o português como "desapego", na acepção de falta de demonstração de interesse; particularidade da pessoa que expressa desprendimento, renúncia. (N.T.)

81. Vāmadeva é o nome de um *ṛṣi* a quem se credita a autoria do texto *Mandala* 4 do *Ṛg Veda*. (N.T.)

82. Célebre autor de diversos hinos védicos, cujo nome significa "o mais afortunado". (N.T.)

**vedānta** (*veda* = conhecimento; *anta* = final) – conhecimento final, um dos sistemas ortodoxos da filosofia indiana, posteriormente considerado como (*uttara*) *mīmāṁsā*; as *Upaniṣads* são *vedānta* (as partes finais = final dos *Vedas*).

**vibhaktaḥ** separado, diferente, partição.

**vibhūti** poderes, propriedades do *yoga*.

**vibhūti pāda** terceira parte dos *Yoga Sūtras*, que trata das propriedades do *yoga*.

**vicāra** razão, síntese, discriminação.

**vicāra prajñā** conhecimento do refinamento diferenciador.

**vicāraṇā** reflexão correta.

**vicchedaḥ** cessação, paralisação, interrupção.

**vicchinna** interrompido.

**videha** existente sem um corpo, incorpóreo.

**vidhāraṇābhyām** manter, segurar, conter.

**Vidura** conselheiro do rei Dhṛtarāṣṭra no *Mahābhārata*.

**viduṣaḥ** uma pessoa sábia, erudita.

**vidyā** conhecimento discriminativo.

**vigraha**[83] ídolo (*mūla vigraha* = ídolo principal; e *utsava vigraha* = réplica do ídolo principal).

**vijñāna** conhecimento discernidor.

**Vijñāna Bhikṣu** o grande erudito, autor do *Yoga Vārttika*, um comentário sobre os *Yoga Sūtras* (1525-1580 a.C.).

**vijñāna jñāna** estabilidade na inteligência.

**vijñānamaya kośa** o corpo intelectual ou discriminativo.

**vikalpa** imaginação, fantasia.

**vikaraṇa bhāva** conhecimento obtido sem auxílio dos sentidos, libertação dos sentidos de percepção.

**vikṣepa** distração.

**vikṣipta** agitação, fragmentação

**viniyogaḥ** aplicação.

**vipāka** amadurecido, maduro, resultado, fruição.

**viparyaya** invertido, contrário, conhecimento falso.

**viprakṛṣta** distante.

**virāma** cessação, descanso, repouso, pausa.

**virodhāt** obstrução, em razão de, oposto.

**vīrya** vigor, energia, coragem, potência, valor.

---

83. Disponível em: https://www.wisdomlib.org/definition/vigraha. Acesso em: 9 fev. 2021. (N.T.)

***viṣaya*** um objeto dos sentidos, objeto, matéria, região, esfera, referência, objetivo, domínio.

***viṣayavatī*** ligado ao objeto, relativo a.

***viśeṣa*** peculiar, especial por si próprio, particular, diferente.

***viśeṣa darśinaḥ*** diferente daquele que vê.

***viśeṣa vidhi*** injunções especiais.

**Viṣṇu** segunda deidade da trindade (ou *trimūrti*) hindu, o preservador ou protetor do universo.

***viśoka*** luz fulgurante livre de sofrimento.

***viśuddhi cakra*** centro de energia situado na região posterior da garganta.

***vitala*** um dos mundos subterrâneos.

***vīta rāga*** (*vīta* = livre de; *rāga* = desejo) – aquele que está livre do desejo, calmo, tranquilo.

***vitarka*** pensamento analítico, envolvido no estudo analítico.

***vitarka bādhana*** conhecimento dúbio, obstrução ao pensamento analítico.

***vitarka prajñā*** análise intelectual.

***vitṛṣṇa*** libertação dos desejos, contentamento.

***viveka*** discriminação, compreensão discriminativa.

***viveka jñānam*** conhecimento sublime, inteligência sublime, conhecimento espiritual sagrado.

***viveka khyāti*** inteligência discriminativa, coroação da sabedoria.

***viveka nimnam*** fluxo de elevada inteligência na consciência.

***vivekin*** aquele que distingue e separa a alma indivisível do mundo visível.

***vivekinaḥ*** o iluminado, pessoa com discernimento.

***vṛtti*** ondas, movimentos, mudanças, funções, operações, condições da ação ou conduta na consciência.

***vyādhi*** enfermidade, doença física.

***vyākhyātā*** relacionado, narrado, explicado, exposto, comentado, descrito.

***vyakta*** manifestar-se.

***vyāna*** uma das energias vitais que permeia todo o corpo, distribuindo a energia derivada da respiração e do alimento pelas artérias, veias e nervos.

**Vyāsa** um sábio, autor do *Vyāsa Bhāsya*, o mais antigo comentário sobre os *Yoga Sūtras*.

***vyatireka*** manter-se afastado do desejo.

***vyavahita*** oculto.

***vyavahitānām*** separado.

***vyavasāyātmika buddhi*** conhecimento subjetivo fruto da experiência.

***vyūha*** galáxia, arranjo ordenado de um sistema, disposição.

***vyutthāna*** surgimento de pensamentos, aparecimento de pensamentos, mente extrovertida.

**Yama** o Deus da Morte.

***yama*** o primeiro dos oito aspectos do *aṣṭāṅga yoga*, as cinco disciplinas éticas do *yoga*: não-violência, veracidade, não se apropriar indevidamente, celibato e não cobiçar.

***yatamāna*** desconectar os sentidos da ação.

***yathābhimata*** algo prazeroso, algo selecionado.

***yatnaḥ*** esforço, esforço contínuo.

**Yayāti** filho do rei Nahūṣa.

***yoga*** juntar, unificar, unir, contatar, união, associação, conexão, meditação profunda, concentração, contemplação sobre a suprema união entre corpo, mente e alma, união com Deus.

***yoga agni*** o fogo do *yoga.*

***yoga anuśāsanam*** o código de conduta *yóguico.*

***yoga bhraṣṭa*** aquele que decaiu da posição do *yoga*, desprovido de virtude, decaído da graça do *yoga.*

***Yoga Cūḍāmaṇi Upaniṣad*** uma das *Yoga Upaniṣads.*

***yoga darśana*** (*yoga* = união; *darśana* = espelho, *insight*) – como um espelho, o *yoga* reflete a alma da pessoa por meio dos seus pensamentos e ações.

***yoga śāstra*** ciência do *yoga.*

***Yoga Sūtras*** aforismos do *yoga* de Patañjali.

***yoga svarūpa*** constituinte natural do *yoga*, estados naturais do *yoga.*

***Yoga Vasiṣṭha*** tratado sobre o *yoga* narrado por Vasiṣṭha ao Senhor Rāma, rei de Ayodhyā, sétima encarnação do Senhor Viṣṇu.

***yogāsana*** uma postura yóguica.

***yogeśvara*** Senhor Kṛṣṇa, Senhor do *yoga.*

***yogī*** um homem adepto ao *yoga.*

***yoginaḥ*** de um *yogin.*

***yoginī*** uma mulher adepta ao *yoga.*

***yogirāja*** um rei entre os *yogins.*

***yogyatā manasaḥ*** (*yogyatā* = aptidão, habilidade, capacidade; *manasaḥ* = da mente) – uma mente madura.

***yogyatvāni*** adequado para ver.

**Yudhiṣṭira** filho de Pāṇḍu no *Mahābhārata.*

# Índice


Absorção (*samādhi*), meditação profunda e integração espiritual, 45-46, 48, 65, 68, 73, 77, 85-89, 90-146, 214, 219-221, 231, 233, 259, 283, 287
comparada à emancipação final (*kaivalya*), 48
e estado puro (*samāpatti*), 135-136, 140-141
e integração (*saṁyama*), 221-223, 225, 228-229, 240-241
estágios de percepção consciente, com semente (*saṁprajñāta samādhi*, ou *sabīja samādhi*), 45, 59, 108-110, 112, 140-142, 146
primeiro estágio: análise intelectual (*vitarka*), 59, 108-110, 112, 142
com deliberação (*savitarkā*), 109, 140-141, 142, 152*n*
com não-deliberação (*nirvitarka*), 109, 137-138, 140-142, 152*n*
segundo estágio: conhecimento diferenciado (*vicāra*), 59, 108-110, 112, 142
com ponderação (*savicāra*), 109, 138-142, 152*n*
com não-ponderação (*nirvicāra*), 109, 138-143, 152*n*
terceiro estágio: beatitude (*ānanda*), 59, 108-110, 112, 139, 141-142, 152*n*
quarto estágio: estado do "eu" (*asmitā* ou *asmitā rūpa saṁprajñāta samādhi*), 108-110, 112, 140-142, 152*n*
estágio transitório e passivo de quietude (*virāma pratyaya*, *asaṁprajñāta samādhi* ou *manolaya*), 59-61, 96, 109, 111-112, 141-142, 168
estágio final do *yoga* sem semente (*nirbīja samādhi*) ou nuvem de chuva de virtude (*dharma megha samādhi*), 45-46, 49, 59, 61, 109, 111-112, 115, 141-142, 145-146, 221, 321-322, 326
obstáculos, 75

Ações e reações, 60, 78
quatro tipos de (*karma*), 78, 283, 295-296
*veja também* causa e efeito (*karma*)

Ādiśeṣa, Senhor das serpentes, 41-42, 202-203

Afabilidade (*maitri*), 127, 247

Aflições (*kleśas*), 46-47, 62-63, 69, 119, 150, 152-153, 158-161, 335
aferrar-se à vida (*abhiniveśa*), 62-63, 152-153, 157, 170
apego (*rāga*), 57, 62, 152-153, 156, 170
aversão (*dveṣa*), 62-63, 152-153, 156, 170
egoísmo (*asmitā*), 51-52, 62, 80, 152-153, 155, 170
ignorância (*avidyā*), 46-47, 57, 62-63, 66, 79-80, 152-154, 170, 175

Agora (*atha*), 81, 87-88

Ahalyā, 47

Alegria (*muditā*), 127

Alma, espírito, 53-54
(*ātmā, ātman*), 51-52, 64
entidade especial (*puruṣa viśeṣa*), 119, 338-339
fusão com a natureza (*prakṛti*), 64-65, 90
grande (*mahātmā*), 122
individual no corpo humano (*jīvātmā*), 53
(*puruṣa*), 53, 64-65
(*puruṣa viśeṣan*), 53, 59
si-mesmo universal (*antarātmā*), 283
suprema (*paramātmā*), 44, 53, 131
visão da (*ātma darśana*), 86

Apego (*rāga*), 57, 62, 152-153, 156, 170

*Āuṁ*, *veja* sílaba sagrada *āuṁ*

Aversão (*dveṣa*), 62-63, 152-153, 156, 170

*Bhagavad Gītā*, 43, 112, 151, 228, 265, 295-296, 311, 315, 320, 323, 328-329

*Bhakti Sūtras*, 266

Bhāratī, Śrīmatī, 261-262

Brahma, 121-122, 202

*Brahma Sūtra*, 88

Brilho espiritual, resplendor (*dīpti*), 181

Caminho óctuplo do *yoga* (*aṣṭāṅga yoga*), 44, 63, 182, 217, 223

Causa e efeito (*karma*), lei da, 24, 39-40, 42-43, 243, 256

Centros de energia (*cakras*)
 ânus (*mūlādhāra*), 250
 coração (*anāhata*), 250, 256
 fronte (*ājñā*), 250
 garganta (*viśuddhi*), 250, 253
 sacro (*svādhiṣṭāna*), 250
 topo da cabeça (*sahasrāra*), 250, 255
 umbigo (*nābhi* ou *maṇipūraka*), 250, 252

Cérebro, 53, 109, 138, 141-142, 152*n*

Ciência espiritual (*mokṣa śāstra*), 87

Código de conduta disciplinar (*anuśāsanam*), 56, 87-88

Compaixão (*karuṇā*), 127-128

Concentração (*dhāraṇā*), 47, 68, 73, 91, 182, 207, 214, 218-219, 221, 224
 e controle da respiração (*prāṇāyāma*), 207, 217, 219
 e integração (*saṁyama*), 221, 225, 227
 e meditação (*dhyāna*), 219

Concepção incorreta (*viparyaya*), 55, 95, 98, 101, 170

Conhecimento, sabedoria (*jñāna*), 132, 143-144
 ilusória (*mīthyā jñāna*) ou incorreta, 98
 mais elevada (*vidyā*), 155
 verbal (*śabda jñāna*), 99
 verdadeira (*vivekaja jñānam*), 76, 97, 276-277
 *veja também* percepção consciente (*prajñā*); ignorância (*avidyā*)

Consciência (*citta*), 44, 54-57, 61-62, 73-74, 76-77, 79-81, 88-95, 98, 101-102, 105, 107, 130-131, 134, 138-139, 170, 178,180, 221, 226-241, 293-295, 305-321, 335
 cinco características da inteligência: ignorância (*mūḍa*), distração (*kṣiptā*), agitação (*vikśipta*), atenção (*ekāgra*) e controle (*niruddha*), 96, 101, 225
 cinco flutuações, 95-101
  conhecimento correto (*pramāṇa*), 95-98, 101, 170
  conhecimento fantasioso (*vikalpa*), 55, 95-96, 99, 101, 170
  memória (*smṛti*), 55, 96, 100-101, 170
  percepções ilusórias (*viparyaya*), 55, 95, 98, 101, 170
  sono (*nidrā*), 55, 95-96, 99-101, 132, 170
 contenção de (*citta vṛtti nirodha*), 51, 54, 88-91, 101-102, 145-146, 226-231
 cósmica, universal (*mahat*), 52, 54, 64, 89, 128, 139-140, 142, 170, 200, 205, 209, 307
 distrações (*citta vikṣepa*), 124, 128
 divina (*divya citta*), 54, 68, 293, 313
 e *nirbīja samādhi*, 145-146
 evolução da, 168
 flutuações (*vṛtti*)
  e movimentos na, 44, 47, 54, 88-97, 99-100, 103-104, 170, 308, 310-311, 335
   como estado visível (*dṛṣṭa*), estado invisível (*adṛṣṭa*), com sofrimento (*kliṣṭā*) e sem sofrimento (*akliṣṭā*), 93-94, 101-102
 ordem de transformações (*pariṇāma*), 230-233
  contenção (*nirodha pariṇāma*), 227, 230-233, 239, 293, 299
  para não-focada (*ekāgratā pariṇāma*), 227, 229, 232-233, 235, 238-239
  para *samādhi* (*samadhi pariṇāma*), 227-229, 231-233, 239
 quatro planos da: inconsciente (*nidrā*), subconsciente (*svapnā*), consciente (*jāgrata*) e supraconsciente (*tūrya* ou *samādhi*), 131-132, 238
 sete estados de percepção consciente, 67-68, 118, 170, 178-180
 três facetas: mente (*manas*), inteligência (*buddhi*), ego (*ahaṁkāra*), 86
 universal e individual (*cit, citta*), "aquele que vê" e "aquilo que é visto", 54, 79-80, 170, 174-175, 305-320

Consciência cósmica universal (*mahat*), 52, 54, 64, 89, 107, 139, 142, 169-170, 201, 205, 209, 307

Consciência íntima (*antaḥkāraṇa*), 54, 89-90, 134, 169

Contemplação, *veja* absorção (*samādhi*)

Contenção da consciência (*citta vṛtti nirodha*), 51, 54, 88-90, 101-102, 145-146, 226-230
 *veja também* desapego (*vairāgya*)

Contentamento (*santoṣa*), 69, 184-185, 195

Continência, castidade (*brahmacarya*), 69, 183, 191-192

Controle da respiração (*prāṇāyāma*), 43, 47, 68-69, 71-72, 110, 134, 182, 200-206, 219, 224, 228, 237-238, 304-305
 na concentração (*dhāraṇā*) e meditação (*dhyāna*), 207, 217, 219

Corpo (*śarīra*), 71, 201-203, 260-262
*veja também* invólucros (*kośa*)

Corpo celular, 97, 277

Deleite sensual (*bhoga*), 161, 166-167, 285

Desapego (*vairāgya*), 56-58, 64, 101-110, 175
caminho da renúncia (*vairāgya mārga* ou *virakti mārga*), 282
cinco estágios (*yatamāna, vyatireka, ekendriya, vaśikāra, paravairāgya*), 105-107
e recolhimento dos sentidos (*pratyāhāra*), 208-211
e renúncia, 57-59, 101-102, 274
supremo (*paravairāgya*), 105-106

Desejos, impressões (*vāsanā*), 55, 78, 296-297, 316-317
libertação dos, 48, 93, 101-102, 104-105, 131, 282

Deus (*Īśvara*), 53, 59, 119
entregar-se a (*Īśvara praṇidhāna*), 46, 62, 69, 118, 126, 149, 197

Dever (*dharma*), 44, 327, 328-329

*Dhammapāda*, 116

Dhruva, príncipe, 44, 251-252, 289

Disciplinas éticas (*yama*), 46, 68, 69, 76, 102, 128, 134, 182-184, 211, 214
e libertação da avareza (*aparigraha*), 68
efeitos das, 68
não-violência (*ahiṁsā*), veracidade (*satya*), não-furtar (*asteya*), continência (*brahmacarya*), 68, 183, 189-192

Disciplinas pessoais (*niyama*), 46, 68-70, 76, 102, 134, 184-185, 187, 198, 214

Discriminação (*viveka*), 66, 101

Drogas e ervas, 287

Ego (*ahaṁkāra*), 48, 51-52, 65, 73, 86, 88-89, 107, 134, 140, 169, 170

Egoísmo, noção de individualidade (*asmitā*), 51-52, 62, 80, 140, 152-153, 155, 170, 271, 291-292
estado puro (*sāsmitā*), 110, 142, 292

Elementos (*mahābhuta*) da natureza (*prakṛti*), 268-269
e respectivos *kośas*, 51, 90, 142
sutil (*tanmatra*), 65, 142
terra, água, fogo, ar, éter, 64, 90, 142, 234, 269

Emancipação, *veja* liberação (*kaivalya*)

Energia cósmica divina (*kuṇḍalinī*), 223

Energia da natureza (*prakṛti śakti* ou *kuṇḍalinī*), 223

Enfermidade, física (*vyādhi*), 124-125
(*rogas*), três tipos: autoinflingida, genética, causada pelo desequilíbrio dos elementos, 46, 126, 189

Esforço (*yatnaḥ*), 103

Estado de existência não-físico (*videha*), 113, 267

Estado de sono (*svapna*), 131-132

Estado desperto (*jāgrata avasthā*), 131, 238

Estado passivo e transitório de quietude (*manolaya*), 58-59, 61, 96, 109, 111-112, 141-142, 168

Estados dolorosos (*kliṣṭā*), 93-95

Estados indolores (*akliṣṭā*), 93-95

Estágios da vida (*āśrama*), 43

Estudo do Si-mesmo (*svādhyāya*), 46, 62, 69, 184, 196

Evolução e involução, 64-65, 102, 107, 170-171, 238
estágios de (*avasthā*), 58, 234-236

Fala (*vācā*), 122

Fé (*śraddhā*), 114, 116

Felicidade (*sukha*), 127, 154, 156, 195, 197

Fervor religioso (*tapas*), 46, 48, 62, 69, 77

Filosofia *sāṁkhya*, 64, 71

Filosofia *vedānta*, 88

Força vital (*prāṇa*), *veja* respiração

Ganância, abster-se da (*aparigraha*), 68, 183, 192-193

Gandhi, Mahātmā, 196, 223

Gonikā, *yoginī*, 42

Hanumān, Senhor, 44, 266

Ignorância (*avidyā*), 46-47, 57, 62-63, 66, 79, 80, 152-154, 170, 175
sete estados da, 66

Iluminadora (*sattvic*) qualidade da natureza, 51

Imaginação e fantasia (*vikalpa*), 55, 95, 99, 101, 170

Impressões, subliminares (*saṁskāra*), 45, 48, 55, 78, 111, 144, 230

Indiferença aos prazeres e sofrimentos (*upekṣā*), 127

Indra, Senhor, 202

Inércia, escuridão (*tamas*), 45, 168-169

Inferência (*anumāna*), 96, 143

Integração (*saṁyama*) da concentração, meditação e absorção, 73, 214, 221-223, 240, 256-257, 276, 283
comparado com *nirbīja samādhi*, 225
e poderes sobrenaturais, 241, 246-249, 259, 274

Inteligência (*buddhi*), 51, 74, 86, 88-90, 97-98, 140, 142, 169
pura, 98

Inteligência discriminativa (*viveka khyāti*), 321-322

Invólucro (*kośa*), 52, 86, 142
e elementos correspondentes, 90
mental e intelectual, 86

Jaḍa Bharata, 115, 126

Jñāneśvar, santo, 265

Joia perfeita (*abhijāta mani*), 136

Kālimātā, deusa, 115

Kapilā, 265

*Karma*, *veja* causa e efeito

Kṛṣṇa, Senhor, 164
*veja também Bhagavad Gītā*

*Kuṇḍalinī*, *veja* energia da natureza

Liberação, emancipação e libertação (*kaivalya*), 43-44, 48, 65, 76-77, 81, 107, 168, 176, 274, 280-331

Limpeza (*śauca*), 69, 184-185, 193-194

Luminosidade (*sattva*), 45, 77, 141

Luz, sem sofrimento (*viśoka jyotiṣmati*), 130
de percepção consciente (*prajñā ālokah*), 222

*Mahābhārata*, 164, 288

*Mahābhāsya*, 42

Māṇḍavya, sábio, 288

Matéria-prima (*pradhāna*), 140

Matsya, *yogī*, 48

Meditação (*dhyāna*), 43, 46-47, 68, 73-74, 91, 132, 134, 158, 182, 214, 218-219
e absorção (*samādhi*), 219-220
e controle da respiração (*prāṇāyama*), 207, 217, 219
e integração (*saṁyama*), 221, 225, 227

Memória (*smṛti*), 55, 78, 95, 100, 137, 170, 297

Mente (*manas*), 51-55, 64, 79-80, 86, 89, 122, 134, 169
maturidade da (*yogyatā manasāḥ*), 207
*veja também* consciência

Miśra, Maṇḍana, 261

Momento (*kṣaṇa*), 226-230, 235, 276
experiência do "agora", 276-277

Momento e movimento, 76, 301-302

Morte, medo da (*abhiniveśa*), 62, 152-153, 157, 170

*Muṇḍaka Upaniṣad*, 312

Nahūṣa, rei, 47, 160, 288

Nandī, 47, 160-161

Não-apego, *veja* desapego (*vairāgya*)

Não-existência (*abhāva*), 99-100

Não-furtar (*asteya*), 68, 183, 190

Não-violência (*ahiṁsā*), 68, 189

Natureza (*prakṛti*), 51, 63-67, 80, 106, 129, 139-140, 166-167, 169
cosmologia, 64-65
estágios não-específico (*aviśeṣa*) e manifestado (*visesa*), 64-65, 106-107, 167, 170-171
estágios numênico (*aliṅga*) e fenomênico (*liṅga*), 64-65, 106-107, 171
inteligência cósmica (*mahat*), 52, 54, 64, 89, 107, 140, 142, 169-170, 205, 209
raiz da natureza (*mūla prakṛti*), 64-65, 140, 142, 170
e ordem das transformações (*dharma*, *lakṣaṇa* e *avasthā pariṇāma*), 230, 234-236, 239-240
elementos (*mahābhuta*) da (terra, água, fogo, ar, éter), 64, 90, 142, 234, 269
energia de (*prakṛti śakti* ou *kuṇḍalinī*), 223
evolução e involução da, 64-65, 170-171
e estágios da, 107
fundir-se na (*prakṛti laya*), 113
libertação da (*guṇātītan*, *guṇa vaitṛṣṇyam*), 77, 106
princípios (*tattvas*) da, 64, 169
qualidades da (*guṇas*), 43, 64-65, 77-79, 107, 166-169

Nervos (*nāḍī*)
sistema nervoso simpático, parassimpático e central, 187, 252, 254-255

Objetivos da vida (*puruṣārtha*): ciência do dever (*dharma*), subsistência (*artha*), prazeres da vida (*kāma*)
e liberação da vida mundana (*mokṣa*), 43-44, 328-331
*veja também* emancipação (*kaivalya*)

Obstáculos (*antarāyā*), 60, 124-125

Palavra (*śabda*), 136, 241

Paz (*śānti*) 232-233, 236-238

Percepção consciente (*prajñā*), sete estados de, 66, 117-118, 170, 178-180

Percepção direta (*pratyakṣa*), 55, 96-98

Personalidade, cisão, 98

Poderes e propriedades do *yoga* (*vibhūti*), 43, 47-48, 74-77, 213-280
- como obstáculo ao progresso, 75-76, 214-215, 259-260, 274
- e integração (*saṁyama*), 242, 246-249, 258, 261-272, 276-278
- poderes sobrenaturais (*siddhis*), 74-75, 214-215, 240-241, 259, 266, 270

Posturas (*āsana*), 43, 47, 52, 68-71, 97, 110, 131, 133-134, 138, 182, 186-187, 197-199, 211, 219, 238, 277, 336
- efeitos das, 70-71

Prática (*abhyāsa*), repetitiva, mecânica, 45, 56-58, 61-62, 101-103, 107, 126, 181
- e desapego (*vairāgya*), 45, 101-102, 104, 107
- níveis de, 58
- religiosa, devocional (*anuṣṭhāna*), 101, 181

Prática (*sādhana*), 43, 45-47, 58, 60-61, 65, 72, 76-77, 94, 102, 105, 115-116, 147-211, 215, 283

Praticante (*sādhaka*)
- quatro níveis de, 58-59

Princípios da natureza (*tattva*), 64, 169

Recolhimento dos sentidos (*pratyāhāra*), 46, 68, 72, 134, 208-209

Renúncia, *veja* desapego

Respiração (*prāña*), 71, 122, 128-129, 131, 134, 200-206, 238

Revelação do Si-mesmo, 43, 60, 62, 66, 73, 105, 123, 140

Sabedoria, 47-49, 61, 104, 109, 112, 142
- iluminadora, 145
- (*prajñā*), sete estágios da, 66
- *veja também* conhecimento (*jñāna*)

Sabedoria apoiada na verdade (*ṛtaṁbharā prajñā*), 48, 143

Śaṅkara, sábio, 261-262

Sentidos de percepção, libertação dos (*vikaraṇa bhāvaḥ*), 272

Seres celestiais, 275

Sílaba sagrada *āum* (*praṇava*), 60, 121-123

Śiva, Senhor, 41-42, 122, 161, 202-203

Sofrimento (*duḥkha*), 125, 127, 156, 163, 188

Sol (*sūrya*), 250

Sono (*nidrā*), 55, 95, 99-101, 113-114, 131-132, 170
- três tipos de, 100

*Śrīmad Bhāgavatam*, 202

Tempo (*kāla*), 79, 240-241, 276-278, 301-302

Tirumangai Ālwār, santo, 264

Transformação (*pariṇāma*), *veja* consciência

Ūrvaṣi, 47

Uttānapāda, rei, 251, 289

Veracidade (*satya*), 68, 183, 190

Vibração, energia (*rajas*), 44, 166, 168

Vício (*apuṇya*), 127

Vida, aferrar-se a (*abhiniveśa*), 62-63, 152-153, 157, 170

Vigor (*vīrya*), 114, 116, 191

Violência, *veja* não-violência (*ahiṁsā*)

Virtude (*puṇya*), 127

*Viṣṇu Purāṇa*, 49

Viṣṇu, Senhor, 41-42, 122, 202-203, 251

Vyāsa, sábio, 47, 49, 112, 114, 180, 218, 224

Yayāti, rei, 288

*Yoga* da ação (*kriyā yoga*), 46, 62, 149-151

*Yogins*, 81, 275
- características do perfeito, 284
- cinco tipos de, 77, 287
- rei dentre (*yogirāja*), 80

Este livro foi impresso pela Gráfica Corprint
nas fontes Adobe Devanagari, Segoe UI e URW Palladio ITU
sobre papel Pólen Bold 70 g/m²
para a Mantra no outono de 2021.